Ouvrage dirigé par Laurence Brunel

POLITIQUES SOCIALES MÉMO + QCM

10e édition, revue et augmentée

Michelle GAGNADOUX

Sommaire

Sommaire

Sommaire

Introduction

Les politiques sociales peuvent être définies comme l'ensemble des actions mises en œuvre par les pouvoirs publics pour organiser et améliorer les conditions de vie des citoyens.

On a d'abord vu naître une politique sociale pour organiser le travail, puis sont apparus les premiers dispositifs de protection sociale, politique de la famille, puis les politiques sociales objet de protection des personnes ou des groupes dans un principe d'égalité et pour leur permettre d'accéder à l'autonomie. Selon Marie-Thérèse Join-Lambert, « *les politiques sociales sont une intervention nécessaire pour rendre gouvernable une société, organisée autour de principes de solidarité ; elles constituent un ensemble d'actions mises en œuvre par les pouvoirs publics pour parvenir à transformer les conditions de vie, d'abord des ouvriers, puis des salariés et éviter les explosions sociales, la désagrégation des liens sociaux* ».

Les politiques sociales peuvent être définies selon une approche sectorielle : elles s'adressent à un type de risque ou de problème politique de la santé, du logement ; catégorielle : elles s'adressent à une catégorie de personnes (personnes handicapées, personnes âgées, enfants) ; ou transversale : elles concernent plusieurs thèmes sur un territoire déterminé (lutte contre les exclusions, politique de la ville, de l'insertion...).

Cependant, un lien existe entre elles ; l'insertion en est une illustration : elle concerne une catégorie de personnes (bénéficiaires du RSA), qui s'inscrit dans le champ de la politique de la ville en matière de bassin d'emploi, logement, santé... Les thèmes qui feront l'objet du manuel sont au nombre de huit :
- exclusion/insertion ;
- handicap ;
- logement ;
- personnes âgées ;

Politiques sociales

- protection de l'enfance ;
- famille ;
- politique de la ville ;
- droit des étrangers/immigration.

Liste des principaux sigles

AAH : Allocation adulte handicapé
ACS : Aide à la complémentaire santé
AED : Aide éducative à domicile (mesure administrative)
AEEH : Allocation éducation enfant handicapé
AEMO : Aide éducative en milieu ouvert (mesure judiciaire)
AGEFIPH : Association de gestion de fonds pour l'insertion professionnelle des personnes handicapées
ALS : Allocation logement social
ALUR : Accès au logement et urbanisme rénové
AME : Aide médicale d'État
APA : Allocation personnalisée d'autonomie
API : Allocation parent isolé
APL : Aide personnalisée au logement
APRE : Aide personnalisée de retour à l'emploi
ARS : Agence régionale de santé (remplace les ARH, agence régionale d'hôpital)
ASE : Aide sociale à l'enfance
ASI : Allocation supplémentaire d'invalidité
ASLL : Accompagnement social lié au logement
ASPA : Allocation de solidarité aux personnes âgées
ASS : Allocation de solidarité spécifique
ATA : Aide temporaire d'attente
AVDL : Accompagnement vers et dans le logement
AVS : Auxiliaire de vie scolaire
CADA : Centre d'accueil des demandeurs d'asile
CAF : Caisse d'allocations familiales
CAI : Contrat d'accueil et d'intégration
CARSAT : Caisse d'assurance retraite et de santé au travail (nouveau nom de la CRAM depuis juillet 2010)
CCAPEX : Commission départementale de coordination et de prévention des expulsions locatives
CCAS : Centre communal d'action sociale
CD : Conseil départemental
CDALPD : Commission départementale d'action pour le logement des personnes défavorisées

CDAPH : Commission des droits et de l'autonomie des personnes handicapées
CDSP : Commission départementale des soins psychiatriques
CIVIS : Contrat d'insertion dans la vie sociale
CLCA : Complément libre choix d'activité
CLIS : Classe pour l'inclusion scolaire, rebaptisée ULIS (unité localisée pour l'inclusion scolaire) en août 2015
CMI : Carte mobilité inclusion
CMP : Centre médico-psychologique
CMPP : Centre médico-psycho-pédagogique
CMU : Couverture maladie universelle (remplacée par la PUMa)
CMU-C : Couverture maladie universelle complémentaire
CNAV : Caisse nationale d'assurance vieillesse
CNDA : Cour nationale du droit d'asile
CNSA : Caisse nationale de solidarité pour l'autonomie
CPAM : Caisse primaire d'assurance maladie
CPRAF : Cellule de prévention de la radicalisation et d'accompagnement des familles
CRIP : Cellule de recueil des informations préoccupantes
CVEC : Contribution de vie étudiante et de campus
DALO : Droit au logement opposable
DGCS : Direction générale de la cohésion sociale
DIHAL : Délégation interministérielle à l'hébergement et à l'accès au logement
DIRECCTE : Direction régionale des entreprises, de la concurrence, de la consommation, du travail et de l'emploi
EHPAD : Établissement d'hébergement pour les personnes âgées dépendantes
ESS : Économie sociale et solidaire
FICP : Fichier inscription incident de paiement
FNAVDL : Fonds national d'accompagnement vers et dans le logement
FNS : Fonds national de solidarité
FSL : Fonds de solidarité pour le logement
GISTI : Groupe d'informations et de soutien aux immigrés
GUL : Garantie universelle des loyers
HALDE : Haute Autorité de lutte contre les discriminations et pour l'égalité
HCI : Haut Conseil à l'intégration
HPST : Hôpital, patients, santé et territoires
INSEE : Institut national de la statistique et des études économiques
JAF : Juge aux affaires familiales

MAIA : Maison pour l'autonomie et l'intégration des malades d'Alzheimer
MAJ : Mesure d'accompagnement judiciaire
MNA : Mineurs non accompagnés
MASP : Mesure d'accompagnement social personnalisé
MDPH : Maison départementale des personnes handicapées
MIE : Mineurs isolés étrangers
MNA : Mineurs non accompagnés
MSA : Mutualité sociale agricole
NPNRU : Nouveau programme national de renouvellement urbain
OETH : Obligation d'emploi des travailleurs handicapés
OFII : Office français de l'immigration et de l'intégration
OFPRA : Office français de protection des réfugiés et apatrides
OMS : Organisation mondiale de la santé
ONPES : Observatoire national de la pauvreté et de l'exclusion sociale
PAP : Plan d'accompagnement personnalisé
PASS : Permanence d'accès aux soins de santé
PCH : Prestation de compensation pour handicap
PMI : Protection maternelle et infantile
PPS : Projet personnalisé de scolarisation
PRAPS : Programme régional d'accès à la prévention et aux soins
PRE : Programme de réussite éducative
PRP : Procédure de rétablissement personnel
PSD : Prestation spécifique dépendance
PUMa : Protection universelle maladie
QPPV : Quartier prioritaire de la politique de la ville
QRR : Quartier de reconquête républicaine
REAAP : Réseau d'écoute, d'appui et d'accompagnement des parents
RMI : Revenu minimum d'insertion
RQTH : Reconnaissance de la qualité de travailleur handicapé
RSA : Revenu de solidarité active
RUA : Revenu universel d'activité
SESSAD : Service d'éduction spéciale et de soins à domicile
SMOE : Service de la main d'œuvre étrangère
SSD : Service social départemental
SSR : Service de soins de suite et de réadaptation
UNAFAM : Union nationale des amis et familles de malades psychiques

UNCAF : Union nationale des caisses d'allocations familiales
ZAN : Zéro artificialisation nette
ZRU : Zone de redynamisation urbaine
ZUS : Zone urbaine sensible

Loi n° 2002-2 du 2 janvier 2002 rénovant l'action sociale et médico-sociale

1/ Contexte historique et sociétal

Les usagers et les droits de l'homme

La loi n° 2002-2 du 2 janvier 2002 pose les principes fondamentaux régissant l'action sociale d'aujourd'hui. Cette loi prend acte de l'évolution du concept de participation de l'usager dans le champ du travail social et socio-éducatif au titre des valeurs humanistes de ce champ d'activité, avec la prise en compte des droits de l'homme qui implique une considération de l'usager, non plus en tant qu'objet de la prise en charge, mais en tant que sujet, que citoyen et sujet de droit.

Rappelons que la Déclaration des droits de l'homme et du citoyen proclamée le 26 août 1789 (texte fondamental de la Révolution française) énonce les droits naturels, inaliénables et sacrés de l'homme, qui aboutissent aux principes fondateurs de la République « Liberté, Égalité, Fraternité ». L'article 1er dit que « *les hommes naissent et demeurent libres et égaux en droits* ». Néanmoins, au-delà de cette proclamation, les droits concrets liés à ces principes républicains ne verront le jour qu'au fil de divers mouvements pour faire émerger en France des droits sociaux (à partir de la seconde partie du XIXe siècle, le mouvement ouvrier, l'industrialisation, l'apparition des syndicats...). Cette déclaration est confortée et complétée le 10 décembre 1948 par la Déclaration universelle des droits de l'homme établie par l'Assemblée générale de l'Organisation des Nations unies (ONU), à Paris (palais de Chaillot) qui compte 58 États membres. Elle dit : « *la nation assure à l'individu et à la famille les conditions nécessaires à leur développement* ». Elle garantit à tous, à l'enfant, la mère, les vieux travailleurs, la protection de la santé (création de la Sécurité sociale en 1945), la sécurité matérielle, le repos, les loisirs. Ces dispositions posent le principe du devoir de protection par la collectivité pour les personnes les plus faibles. Pour commémorer cette adoption la Journée des droits de l'homme est célébrée chaque année le 10 décembre.

Ce document continue d'être une base pour promouvoir l'exercice universel des droits de l'homme sur lequel s'appuient de nombreuses conventions signées dans le cadre européen entre pays partenaires ; dans ce développement des droits de l'homme, il faut indiquer le rôle important des organisations humanitaires qui soulignent encore aujourd'hui l'écart entre les principes affirmés et la réalité vécue au regard des principes de liberté et de dignité des individus. C'est sur ces principes que se justifie en particulier le travail social qui a pour référence le droit des usagers : nous pouvons citer, pour les secteurs qui vous concernent en priorité, la Déclaration des droits des personnes handicapées adoptée en France le 9 décembre 1975 et la Convention internationale des droits de l'enfant de 1989. C'est à partir de cette même pensée que, dans le champ sanitaire et médico-social, des chartes sont devenues obligatoires pour le patient, la personne âgée.

Prémices des droits des usagers

L'affirmation des droits des usagers des établissements et services sociaux et médico-sociaux, telle qu'elle existe aujourd'hui, est le résultat d'un lent processus de maturation, qui a commencé avec la loi du 30 juin 1975 dans le secteur du handicap (rénovée par la loi de 2005), relative aux institutions sociales et médico-sociales. Cette loi prévoit d'associer obligatoirement les usagers, les familles et le personnel au travers d'un conseil de maison qui deviendra, en 1985, le conseil d'établissement. Il se nomme désormais le conseil de vie sociale. C'est surtout la loi du 11 juillet 1979 qui introduit le « droit des usagers » en garantissant l'accès aux documents nominatifs qui le concernent.
Dans les années 1980, avec le début de la décentralisation, ce droit est réaffirmé dans le cadre de l'aide sociale à l'enfance. La loi du 6 juin 1984 « *relative aux droits des familles dans leurs relations avec les services chargés de la protection de l'enfance* » prévoit que celles-ci soient associées à toute décision concernant leur enfant.
Dans les années 1990, le secteur des personnes âgées bénéficie d'une évolution du droit des usagers : la loi du 6 juillet 1990 qui introduit la notion de contrat

entre l'usager et l'institution fait son apparition (prix de journée, fixation des prestations fournies), le principe d'un conseil d'établissement est acté.
En 1995, l'IGAS (Inspection générale des affaires sociales) commande des rapports afin d'évaluer les lois précitées, car il existait de grandes disparités d'un établissement à l'autre. Avec les conclusions des rapports, une réforme est proposée et s'appuie sur des orientations d'affirmation et promotion des droits des bénéficiaires et de leur entourage, d'élargissement des missions de l'action sociale et médico-sociale et sur la diversification des interventions des établissements et des services.
Ce projet aboutit à la **loi du 2 janvier 2002 qui met l'usager au cœur du dispositif et en fait par là-même un acteur de son projet**, il s'agit de reconnaître le sujet et le citoyen dans toute personne prise en charge.

2/ Les grandes orientations de cette loi

• Une nomenclature plus claire des établissements et structures, définie à partir de leurs missions et activités, a nécessité des ajouts tant dans le secteur du handicap que dans des centres de soins d'accompagnement, de prévention (addictologie, personnes âgées : soins à domicile, etc.).
• Elle revisite toutes les procédures organisant le secteur : autorisation de créations, planification, contractualisation pluriannuelle, règles budgétaires et tarifaires, dispositifs de contrôle.
• Elle crée de nouveaux outils visant à promouvoir les droits des usagers et l'évaluation de la qualité.

Nous allons nous attarder sur la section 2 de cette loi « des droits des usagers du secteur social et médico-social ».

Usager et action sociale

Nous allons voir deux définitions.
• L'usager : d'après la définition qu'en donne le dictionnaire, est en première acceptation « celui qui utilise un service, en particulier un service public » et, en seconde acceptation, « celui qui est titulaire d'un droit d'usage ».

La loi de 2002-2 précise que l'usager de l'action sociale et médico-sociale est « *le citoyen en situation de vulnérabilité* », ce qui implique le respect de la dignité en tant que sujet de droit, respect de l'égalité, de l'intégrité, de la vie privée, de l'intimité quelles que puissent être ses caractéristiques : minorité, incapacité physique, mentale, sensorielle, grand âge, état de dépendance, de privation de liberté...

Au sens juridique, le sujet de droit, donc l'usager, dispose de droits et assume des obligations. Diminué provisoirement ou durablement, l'usager de l'action sociale doit être aidé et secouru sans que l'altération de son autonomie n'affecte le respect qui doit se concevoir dans le travail social et socio-éducatif.

• L'action sociale : d'après l'article L. 116-1 CASF – code de l'action sociale et des familles, « *l'action sociale et médico-sociale tend à promouvoir, dans le cadre interministériel, l'autonomie et la protection des personnes, la cohésion sociale, l'exercice de la citoyenneté, à prévenir les exclusions et à en corriger les effets. Elle repose sur une évaluation continue des besoins et des attentes des membres de tous les groupes sociaux, en particulier des personnes handicapées, des personnes âgées, des personnes et des familles vulnérables, en situation de précarité ou de pauvreté, et sur la mise à leur disposition de prestations en espèces ou en nature. Elle est mise en œuvre par l'État, les collectivités territoriales et leurs établissements publics, les organismes de sécurité sociale, les associations ainsi que les institutions sociales et médico-sociales* ».

Ce texte place l'usager au cœur du dispositif mais devient aussi un défi pour les travailleurs sociaux car il est nécessaire de trouver le juste équilibre entre protection et préservation des droits de l'usager. Pour cela, des outils sont prévus par la loi.

3/ Droits reconnus par la loi et outils garantissant l'exercice effectif de ces droits

Les droits

La loi du 2 janvier 2002 reconnaît à l'usager sept séries de droits. Les objectifs poursuivis sont de sortir d'un modèle qui peut paraître trop protecteur en maintenant l'usager dans l'assistance, afin de permettre à l'usager de devenir « participatif ».

• Le respect de sa dignité, de son intégrité, de sa vie privée, de son intimité et de sa sécurité.

• Le droit de choisir. L'usager a le libre choix entre les prestations qui lui sont offertes soit dans le cadre d'un service à domicile, soit dans le cadre d'une admission au sein d'un établissement spécialisé (personnes âgées [EHPAD] ou mineurs en danger). Néanmoins, selon la gravité, il y a la possibilité, si des éléments de danger sont reconnus, de faire intervenir l'autorité judiciaire.

• Une prise en charge et un accompagnement individualisé de qualité qui favorisent l'autonomie, l'insertion de manière adaptée à l'âge de la personne, à ses besoins. Son consentement doit toujours être recherché si la personne est en capacité de participer à la décision. À défaut, le consentement du représentant légal devra être sollicité (le texte dit « *l'usager bénéficie d'une prise en charge et d'un accompagnement individualisé de qualité favorisant son développement, son autonomie et son insertion, adaptés à son âge et à ses besoins, respectant son consentement éclairé qui doit systématiquement être recherché lorsque la personne est apte à exprimer sa volonté et à participer à la décision* »), ce qui, pour nous travailleurs sociaux, nécessite dans l'accompagnement individualisé d'être en mesure de faire une évaluation précise (équipe pluridisciplinaire/partenariat).

• La confidentialité des informations concernant l'usager : cette notion est inscrite dans la loi relative aux droits des malades (loi du 4 mars 2002).

• L'accès à toute information et document relatif à sa prise en charge.

• Une information sur ses droits et les voies de recours à sa disposition.

• La participation directe à la mise en œuvre de son projet d'accompagnement.

l'usager peut faire appel à un « médiateur » ou « conciliateur ». Il s'agit d'une personne choisie sur une liste reconnue qualifiée par le préfet et le président du conseil départemental[1], elle tente d'apaiser le conflit et de rétablir la relation en rencontrant les deux parties (lorsqu'une famille se plaint de négligence en maison de retraite, il y a conflit de parents avec un directeur d'établissement).

Le conseil de la vie sociale (article 10)

Il est obligatoire pour les structures assurant un hébergement des usagers. Il s'agit d'intégrer l'usager au cœur de la vie de l'institution et de lui garantir le droit à l'expression, il est donc consulté sur le contenu du règlement de fonctionnement de l'établissement, sur la vie quotidienne et il peut donner un avis sur l'organisation. Il est un levier de changements pour la collectivité par la participation.

Le droit au rapprochement familial (article 13)

Il s'agit de l'obligation de « rechercher une solution » lorsque les membres d'une famille sont séparés du fait d'une admission dans un établissement ou un service. Si une solution ne peut être trouvée, il est nécessaire d'établir une concertation avec les usagers pour un projet qui permette le rapprochement dans des délais rapides, d'assurer l'aboutissement du projet et le respect de la loi relative à la lutte contre les exclusions qui précise que « *le juge peut indiquer que le lieu de placement de l'enfant doit être recherché afin de faciliter l'exercice du droit de visite par le ou les parents* ». Cette mesure se rapproche de l'obligation de maintien des liens et de la loi du 30 décembre 1996 de la protection de l'enfance qui oblige les MECS et les foyers de l'enfance à ne plus séparer les fratries.

Cette loi prévoit des sanctions administratives : refus d'autorisation ou de renouvellement d'agrément, d'habilitation, cela peut aller jusqu'à la fermeture d'un établissement lorsque « *la santé, la sécurité ou le bien-être physique ou moral des personnes bénéficiaires se trouvent compromis* ». Des sanctions pénales sont également prévues.

---

1. Avant mars 2015, cette institution portait le nom de conseil général.

Enfin, la loi accorde désormais une protection juridique aux salariés qui auront « *témoigné de mauvais traitements ou privations infligés à une personne accueillie ou relaté de tels agissements* » et, en cas de licenciement, le juge peut prononcer la réintégration du salarié. Des mesures d'interdiction professionnelle peuvent être prononcées pour délit grave (notamment délit sexuel).

Avec cette loi, le législateur a pour objectif « *d'aider des personnes vulnérables souvent victimes de discrimination et faire valoir leur droit à la différence et à la reconnaissance de leur citoyenneté* », avec le souci de se référer à l'héritage républicain de la Déclaration des droits de l'homme.

4/ La loi et les pratiques des professionnels

Nous allons reprendre les principes de la loi et les analyser au travers de leur application dans la pratique.

La place de l'usager en lien avec les outils institués par la loi

La nouvelle législation entraîne un questionnement des pratiques professionnelles, car on évolue de la mise en place d'actions pour les personnes vers la construction d'actions avec les personnes. Il s'agit dans certaines structures médico-sociales, notamment liées à l'exclusion (CHRS, CADA, CHU), aux personnes âgées, au handicap, à la protection de l'enfance et aux foyers d'accueil (ADOMA, AFTAM...), d'ouvrir des espaces pour que les usagers s'impliquent. Pour les professionnels, c'est une manière de « penser » avec les personnes concernées, d'où la notion de démocratie participative. C'est sur cette volonté que s'appuie aussi la politique de la ville dans la dimension de concertation avec les habitants comme, par exemple, l'Agence nationale de rénovation urbaine (ANRU). Il est donc nécessaire de relier les articles de la loi à la pratique : en effet il ne s'agit pas d'un simple catalogue de dispositifs ou de processus. Néanmoins, pour que les dispositifs participatifs soient un outil, il faut que les professionnels de l'institution se les approprient.
Jusqu'alors, l'usager était trop souvent considéré comme devant s'adapter à sa structure d'accueil. Or, la loi 2002-2 place l'usager comme participatif au rang

des priorités du travail social ; la participation pourrait rééquilibrer la relation d'inégalité entre l'aidant et l'aidé car la personne redevient sujet acteur de sa vie. Néanmoins, cela peut faire appel à certains questionnements de la part de professionnels.

En effet, l'usager est accueilli dans ces structures dans le cadre de l'existence d'une vulnérabilité sociale ou de santé. Aussi, dans les situations d'exclusion, il peut s'agir de personnes dont le lien social est abîmé, voire rompu. Or, la participation suppose la capacité à s'exprimer, à communiquer. De plus, les séjours sont parfois de courte durée. Dans certains cas, il y a la barrière de la langue : s'il s'agit de personnes lourdement handicapées, leur expression n'est pas toujours recueillie, sans compter que certaines peuvent avoir des comportements déroutants (repli, isolement) ou violents (hurlements, automutilations) et peuvent provoquer dans les équipes des questionnements sur l'approche participative, aussi bien dans la mise en place du projet d'accompagnement que dans la vie collective. Les professionnels peuvent adopter plusieurs niveaux de participation : expression, communication/consultation pour susciter des discussions/ concertation afin d'associer les personnes à la recherche de solutions.

Si l'on prend pour exemple le conseil de la vie sociale (CVS) qui est présenté comme une démarche visant l'apprentissage de la citoyenneté, il faut mobiliser des usagers. Cela peut être à travers des groupes de paroles. Ainsi, certains usagers qui sont en capacité de porter une parole collective, des groupes projets, ou des enquêtes de satisfaction, peuvent être un préalable à la mise en place d'un CVS dans l'établissement. Il est nécessaire de penser aussi à la compréhension ou à la lecture de documents, ce pourquoi les professionnels doivent être vigilants à utiliser un langage accessible.

La loi redéfinit l'usager en tant que citoyen à part entière, c'est ce qui préside à la notion de projet d'accompagnement personnalisé (en établissement), qui est un document individuel réalisé avec l'usager qui permet de valoriser le séjour et de présenter les prestations proposées. Il sert à recadrer, rendre visible les potentialités et les difficultés de l'usager, c'est un fil conducteur écrit qui est un gain en transparence. Il est le support à l'accompagnement, bien que l'accompagnement participatif soit aussi une notion qui amène des nuances par exemple dans le cadre d'une ordonnance de magistrat.

Travail partenarial (en lien avec le DC4)

Partage d'informations à caractère secret

Le secret partagé est une notion qui n'a aucune valeur juridique, il est plus juste de parler de partage d'informations à caractère secret. Ce sujet a connu de profondes évolutions au travers de la loi 2002-2 garantissant les droits des usagers et avec les deux lois du 5 mars 2007 relatives à la protection de l'enfance et à la prévention de la délinquance, impliquant la mise en place de dispositifs partenariaux pour rechercher les solutions les mieux adaptées. Cela nécessite de réunir des professionnels de toutes les institutions afin d'échanger des informations sur les problématiques des usagers, ce qui questionne la notion de secret professionnel. Selon les pratiques, le maire, par la loi du 5 mars 2007, coordonne la politique de prévention de la délinquance sur le plan local dans une visée sécuritaire ; concrètement, au sein d'un groupe de travail, il peut être évoqué le nom d'une famille, d'un mineur, d'une personne vulnérable pour s'assurer qu'une prise en charge est bien effective (réussite éducative) ; cette communication doit donc être un atout pour les usagers.
Ainsi, les deux lois du 5 mars 2007 touchent au domaine de l'enfance, mais celle sur la protection de l'enfance s'inscrit dans une recherche d'une meilleure protection de l'enfant et de sa famille, la deuxième a une visée sécuritaire qui questionne sur les pratiques.

Garantir la confidentialité des informations

Comme le rappelle le Haut Conseil du travail social (HCTS) à partir des textes référencés, il s'agit de « *garantir à l'usager la confidentialité des informations le concernant* » : la personne est informée de la manière dont sont traitées les données recueillies. Par ailleurs, « *l'information partagée doit être nécessaire et utile pour permettre d'évaluer la situation* » : cela permet de concevoir et mettre en œuvre de manière cohérente des actions complémentaires entre les différents intéressés pour assurer la continuité du suivi dans l'intérêt de l'usager. Prenons pour exemple le thème de l'exclusion, qui est révélateur de dysfonctionnements qui font intervenir un accompagnement interdisciplinaire (des partenaires interviennent pour un jeune, un parent, un problème d'hygiène, mental, financier, de logement, etc.). Il est donc opportun de partager pour

construire un projet cohérent lié aux modalités de prise en charge collective induite par l'inter-pluridisciplinarité, mais quoi partager qui respecte les règles déontologiques de chacun ? C'est une question d'éthique qui est au cœur des pratiques. Le travail partenarial exige de concilier l'exigence d'une certaine transparence tout en respectant l'intime. Il faut favoriser une réflexion sur le sens de ce partage selon les identités professionnelles de chacun, car l'éthique est la philosophie de l'action qui donne « le sens » de celle-ci et un questionnement critique de sa pratique et de sa posture professionnelle.
Il faut également ne pas oublier que la loi 2002-2 pose l'obligation d'informer la personne des temps d'échange qui la concernent et des informations que l'on transmet afin de l'impliquer dans les projets conduits.
Partager l'information c'est aussi partager la prise en charge, c'est donc accepter de parler de son travail, qu'un regard critique puisse être posé.

Comment peut agir le professionnel ?
L'action sociale est un ensemble de réponses à des questions sociales, on observe que les moyens déployés ne sont pas nécessairement à la hauteur des réponses que prévoit le législateur (débats récurrents sur l'accessibilité des personnes handicapées, la scolarisation des enfants porteurs de handicap), sans parler de l'hébergement d'urgence, de l'accueil des demandeurs d'asile...
On peut se demander si l'action sociale qui relève du bien-être de l'usager, de sa participation à la vie sociale, n'est pas parfois occultée face à la rentabilité ! L'action sociale relève de la solidarité et paraît incompatible avec la recherche d'un profit financier. Le professionnel est dans une tension entre les réponses institutionnelles et ses missions, et confronté aux valeurs qui sont le fondement du travail social.
Le professionnel a des missions qui orientent le sens de son action, mais il doit être en mesure d'évaluer comment la commande institutionnelle accompagne l'usager dans son autonomie, dans son libre arbitre ; le professionnel offre des opportunités et des moyens d'accompagnement à l'usager qui doit toujours être sujet, on est dans le « faire ensemble » et non dans le « faire pour ».
La représentation des usagers dans les différentes instances ne peut être un alibi, elle doit favoriser l'expression collective, sans instrumentaliser les usagers. Ainsi, le conseil de la vie sociale ne doit pas être une « coquille vide ».

Loi du 24 août 2021 confortant respect des principes de la République, *JO* du 25 août 2021

1/ Le respect des principes républicains

La laïcité et la neutralité des services publics

Pour renforcer la laïcité et la neutralité, le texte énonce, comme les juges l'ont déjà reconnu, que ces principes s'appliquent aux salariés des titulaires de contrats de marché public, des concessionnaires, des bailleurs sociaux et des organismes qui ont une mission de service public (SNCF réseau, RATP, Aéroports de Paris, sociétés HLM...).

Sur amendement des parlementaires, un référent laïcité et une Journée nationale de la laïcité le 9 décembre de chaque année seront mis en place dans les administrations.
Le contrôle sur les actes des collectivités locales qui porteraient gravement atteinte à la laïcité ou à la neutralité dans un service public (cantines, équipements sportifs...) est revu. Le préfet pourra déférer l'acte et en demander la suspension au juge administratif, qui aura 48 heures pour décider.
Un nouveau délit de séparatisme vient protéger les élus et agents publics contre les menaces ou violences pour obtenir une exemption ou une application différenciée des règles du service public.
Les agents publics pourront, par ailleurs, signaler *via* le dispositif d'alerte existant les menaces ou atteintes à l'intégrité physique dont ils sont victimes.

Les associations et le nouveau contrat d'engagement républicain

Les associations ou fondations, qui demandent une subvention publique, devront s'engager à respecter le caractère laïque et les principes de la République (égalité femme-homme, dignité humaine, fraternité...) dans un « contrat d'engagement républicain ». Si elles violent cette obligation, la subvention devra être remboursée. Le respect du contrat devient une condition pour l'obtention d'un agrément ou la reconnaissance d'utilité publique.

Le contrôle par l'État des associations sportives et des fédérations sportives est renforcé. Les associations agréées seront aussi soumises au contrat d'engagement républicain.
La liste des motifs de dissolution des associations est complétée. Les associations pourront se voir imputer des agissements commis par leurs membres, agissant en cette qualité, ou des agissements directement liés à leurs activités.

Un nouveau délit face à la haine en ligne

Un délit de mise en danger de la vie d'autrui par diffusion d'informations relatives à la vie privée, familiale ou professionnelle est créé.

L'instruction des enfants et les mesures sur la famille

La scolarisation de tous les enfants dans un établissement scolaire devient obligatoire à la rentrée 2022 (au lieu de la rentrée 2021 dans le texte initial) et l'instruction d'un enfant en famille devient dérogatoire. L'école à la maison sera soumise à autorisation (et non plus seulement à déclaration) et accordée uniquement pour quatre motifs :

- état de santé ou handicap de l'enfant ;
- pratique d'activités sportives ou artistiques intensives ;
- itinérance de la famille ;
- situation propre à l'enfant motivant le projet éducatif.

Pour assurer aux femmes une égalité de droits, le texte renforce la protection des héritiers réservataires sur les bien situés en France lorsque la succession relève d'une loi étrangère qui ne reconnait pas l'égalité des enfants héritiers. Il traite aussi de la polygamie sous l'angle des titres de séjour et des pensions de réversion et renforce la lutte contre les mariages forcés. En cas de suspicion, l'officier de l'état civil devra s'entretenir individuellement avec chaque futur époux. Si des doutes persistent, il devra saisir le parquet.
Le texte prévoyait aussi qu'un titre de séjour pouvait être refusé ou retiré à un étranger s'il est établi qu'il a manifesté un rejet des principes de la République. Le Conseil constitutionnel a censuré cet article, en raison de son imprécision.

La délivrance de certificats de virginité devient interdite et sera punie d'un an de prison et de 15 000 euros d'amende.

2/ Le contrôle des associations cultuelles et des lieux de culte

La loi du 24 août 2021 modifie la loi du 9 décembre 1905 concernant la séparation des Églises et de l'État et la loi du 2 janvier 1907 sur l'exercice public des cultes.

Les conditions de création et de gouvernance des associations gérant un lieu de culte prévues par la loi de 1905 sont revues afin de les protéger des prises de contrôle malveillantes par des groupes radicaux (clause dite anti-putsch). Ces associations cultuelles devront se déclarer auprès du préfet tous les cinq ans. Leurs obligations comptables sont renforcées. Les dons étrangers de plus de 10 000 euros et la cession de lieux de culte à un État étranger devront être déclarés. Le préfet pourra s'y opposer lorsqu'un intérêt fondamental de la société est en jeu.

Pour plus d'autonomie financière, ces associations pourront détenir et exploiter des immeubles de rapport acquis par legs ou don. Un amendement des députés plafonne à 50 % les ressources annuelles qui pourront être tirées de tels immeubles.

Un amendement du gouvernement dit « mosquée de Strasbourg » renforce la transparence sur les avantages accordés par les collectivités locales pour la construction de lieux de culte. Les communes et départements devront informer préalablement le préfet, avant toute garantie publique pour un emprunt destiné à la construction d'un édifice cultuel, ou la conclusion d'un bail emphytéotique (bail de longue durée).

+ Info

Le 9 décembre est la date anniversaire de la promulgation de la loi de 1905 concernant la séparation des Églises et de l'État. Cette loi est considérée comme l'un des textes fondateurs de la laïcisation en France. Dans son article 1er la loi consacre la liberté religieuse : « *la République assure la liberté de conscience* ». La 1re Journée nationale de la laïcité a été organisée en 2015 à l'occasion du 110e anniversaire de la loi de 1905.

L'EXCLUSION

Partie I

L'exclusion

Définition : « Exclusion » vient du latin *excludere*, « action de mettre dehors ». C'est renvoyer, retrancher quelqu'un d'une société, d'un corps où il avait été admis. Ce phénomène se retrouve dans de très nombreuses sociétés et remonte à des temps anciens.

1/ Contexte sociologique

L'exclusion, au XIXe siècle associée à la pauvreté et à la misère, est une notion qui a beaucoup évolué. René Lenoir, sociologue, désigne en 1974 comme exclues trois catégories de population : les pauvres, les personnes âgées avec les minima sociaux et les personnes handicapées.

La lutte contre l'exclusion est devenue en 20 ans un impératif des politiques publiques. Elle englobe un certain nombre de dispositifs ayant pour visée l'insertion des personnes en difficulté et l'accès aux droits. L'expression « exclusion sociale » est apparue dans les années 1970, après les Trente Glorieuses. Pour rendre compte de ce phénomène dans les sociétés post-industrielles, l'expression fut remplacée en 1980 par « nouvelle pauvreté ». L'exclusion sociale est la relégation ou marginalisation d'individus ne correspondant pas ou plus au modèle dominant, ce qui constitue une rupture des liens sociaux.

Pour Serge Paugam, sociologue, l'exclusion sociale se produit lorsque l'intégration sociale normative qui passe par l'emploi ne se produit plus ; il y a rupture du lien social ; il parle de « *disqualification sociale* ».

Robert Castel, sociologue, parle de « *désaffiliation* », processus d'absence de participation à un groupe, à une relation de proximité, qui crée un isolement relationnel, d'où l'exclusion.

Ces divers concepts montrent comment de plus en plus de personnes qui sont en situation de grande vulnérabilité sociale se trouvent déclassées ou disqualifiées en tant que membres de leur catégorie initiale d'appartenance.

L'exclusion est une notion socio-économique définie par l'Union européenne : « *Elle résulte d'une combinaison de problèmes liés entre eux tels que le chômage, les bas salaires, l'insuffisance de qualifications, les mauvaises conditions de logement, la santé précaire, les ruptures familiales.* »

La précarité est l'absence d'une ou plusieurs des sécurités qui permettent à une personne d'assumer ses responsabilités alimentaires. Les sécurités sont le travail, le logement, l'accès aux soins, l'accès à l'instruction, à la culture. Une personne en situation précaire a des difficultés à développer une vie sociale, sa santé est souvent altérée, elle peut éprouver une perte d'estime de soi, un sentiment de dévalorisation, ce qui la conduit vers l'exclusion. Les chiffres officiels de l'INSEE publiés en novembre 2019 font état de 12 à 15 millions de Français en difficulté, dont 8,9 millions vivent en dessous du seuil de pauvreté (établi en 2017 à 1 041 euros par mois).

Depuis 2004, les inégalités sociales ont augmenté et 80 % de la population pense qu'il y a trop d'assistanat en France et que certains abusent des aides sociales... Fin mars 2011, un député français propose d'obliger les demandeurs d'emploi à effectuer des « travaux d'intérêt général ». Quelques jours plus tard, le secrétaire d'État aux Affaires européennes, Laurent Wauquiez, annonce une proposition de loi qui conditionnerait le versement du RSA à « *cinq heures de travail social* » par semaine. L'assistance est devenue un outil de communication politique !

+ Info

L'exclusion peut être définie comme la mise à l'écart d'une personne ou d'un groupe en raison d'un trop grand éloignement avec le mode de vie dominant dans la société. Ce concept est évoqué dans les années 1970-1980 : début de la crise économique (choc pétrolier), contrat CDD, problématique du logement...
La déclaration et le programme d'action de Vienne, adoptés le 25 juin 1993 par la Conférence mondiale sur les droits de l'homme, affirment que « *l'extrême pauvreté et l'exclusion sociale constituent une violation de la dignité humaine* ».

Plan national de la prévention et de la lutte contre la pauvreté, présenté le 13 septembre 2018 : quel bilan en 2019 ?

Selon l'INSEE, le taux de pauvreté en France en 2019 s'élève à 14,7 % de la population (soit 9,3 millions de pauvres). Des dispositifs ont donc vu le jour :
- la prime d'activité qui bénéficie désormais à plus de 4 millions de personnes ;
- la création de places en crèche dans les quartiers sensibles (30 000 d'ici 2022). Le gouvernement souhaite lutter contre les inégalités dès le berceau, aussi les structures qui s'engagent à accueillir davantage d'enfants issus de familles en situation de précarité pourront toucher jusqu'à 3 100 euros par place et par an ;
- alors que la France compte 3 millions d'enfants pauvres, soit 1 sur 5, 100 000 élèves bénéficient, depuis la rentrée 2018, de petits-déjeuners gratuits dans les écoles des territoires prioritaires de la politique de la ville. Le but est de garantir un repas matinal équilibré pour chaque enfant avant de débuter la journée de classe, pour favoriser une meilleure attention.

Le gouvernement a ouvert le chantier sur le RUA (revenu universel d'activités), qui fusionnerait plusieurs allocations (RSA – APL – ASS – Prime d'activité – ASPA – AAH) afin d'éviter, selon les termes employés par Emmanuel Macron, « *d'enfermer les gens dans des cases* ».

2/ Évolution législative

L'exclusion sociale correspond donc à un processus multiforme qui aboutit à la rupture du lien social, aussi la socialisation doit, elle, favoriser l'insertion. Divers textes de loi ont été élaborés, permettant la mise en place de prestations ou de dispositifs depuis ces dernières décennies, en direction de la politique familiale, de la protection sociale et de l'insertion associant droits et devoirs.

• **1975 :** création de l'AAH (allocation adulte handicapé), loi d'orientation en faveur des personnes handicapées.

• **1976 :** création de l'API (allocation parent isolé).

• **1980 :** création de l'allocation veuvage.

• **1987 :** le rapport « Grande pauvreté et précarité économique et sociale » du père Wresinski (ATD Quart-Monde) présenté au nom du Conseil économique et social, afin de faire reconnaître l'exclusion comme une priorité nationale, annonce la mise en place du RMI.

• **1988** (loi du 1er décembre) : création du RMI (revenu minimum d'insertion) – sous la présidence de François Mitterrand – par le gouvernement Michel Rocard. Ce dispositif vise à insérer les personnes les plus en difficulté dans le monde du travail.

• **1990 :** loi Besson sur le droit au logement (politique sociale liée au logement).

• **1992 :** reconnaissance par les Nations unies du 17 octobre comme « Journée mondiale pour l'élimination de la pauvreté ».

• **29 juillet 1998 :** loi d'orientation relative à la lutte contre les exclusions avec deux orientations fondamentales :
- le traitement des exclusions qui couvre un champ très large : l'emploi, la formation, le logement, la santé, l'éducation, la culture, la protection sociale, le surendettement, la citoyenneté, le sport, les vacances, les loisirs et les transports ;
- l'accès aux droits fondamentaux : créer les conditions et les procédures pour permettre un accès aux droits garanti dans chacun des domaines de la vie pour les personnes les plus fragilisées.

Cette loi prévoit la création de l'ONPES, Observatoire national de la pauvreté et de l'exclusion sociale ;
- le volet d'accès aux soins contre les exclusions a institué le PRAPS (programme régional pour l'accès à la prévention et aux soins), en faveur des personnes les plus défavorisées. Ce programme définit les actions pour lutter contre les pathologies aggravées par la précarité et l'exclusion. L'objectif est d'améliorer l'accès aux soins des personnes sans domicile, des jeunes, des familles monoparentales, des personnes âgées, des personnes en situation de handicap, des populations étrangères, des personnes sortant de prison et des gens du voyage. Ce dispositif a été confié au préfet de région, qui doit élaborer un programme à partir de l'analyse des besoins sur le territoire ;
- la PASS (permanence d'accès aux soins de santé), mise en œuvre dans les hôpitaux pour l'accès aux droits sociaux et aux soins des personnes qui se présentent sans couverture sociale.

• **1999 :** CMU et CMU-C.

• **2005 :** plan de cohésion sociale (Borloo) : accent majeur sur l'emploi et le logement.

• **2007 :** loi DALO. Domiciliation : ce principe a été posé par la loi du 5 mars 2007. C'est un dispositif qui permet à des personnes sans « domicile stable » d'accéder à une adresse postale pour récupérer leur courrier, ce qui leur donne un ancrage dans la vie sociale. Ce service gratuit est mis en œuvre par les centres communaux d'action social (CCAS) et les associations agréées.

- **2007 :** l'ASPA remplace le minimum vieillesse créé en 1956.

- **2008 :** RSA.

- **29 juillet 2009 :** loi HPST (hôpital, patients, santé et territoires), dite aussi loi Bachelot, qui a pour objectif de réformer en profondeur la régulation de la démographie médicale et de ramener les hôpitaux publics à un équilibre budgétaire. Elle comprend également des mesures allant dans le sens d'une plus grande transparence vis-à-vis des patients. Elle a présidé à la création des ARS (agences régionales de santé), sous la tutelle du ministère de la Santé, qui assurent le pilotage des PRAPS et la mise en œuvre, au niveau régional, de la politique nationale insufflée en matière de santé (répartition de l'offre de soins, contrôle des établissements, actions de prévention...). Les ARS ont remplacé les ARH (agences régionales de l'hospitalisation), créées en 1996.

- **2010 :** loi Lagarde (surendettement).

- **18 août 2015 :** loi relative au dialogue social et à l'emploi, dite loi Rebsamen, qui met en place la prime d'activité et le CPA (compte personnel d'activité), ouvert à toute personne âgée d'au moins 16 ans.

- **8 août 2016 :** loi relative au travail, à la modernisation du dialogue social et à la sécurisation des parcours professionnels, dite loi El Khomri ou loi Travail (entrée en vigueur le 10 août 2016).

- **2016 :** loi de financement de la Sécurité sociale (LFSS), art. 59 : mise en place de la PUMa : protection universelle maladie, qui remplace la CMU de base.

La réalisation de ces divers dispositifs mobilise un certain nombre d'acteurs pour lutter contre l'exclusion en France, au niveau régional, départemental et local, que nous étudierons au travers des prochains chapitres. Nous aborderons dans cette première partie le dispositif RSA, les dispositifs d'accès aux soins et le surendettement, sachant que les autres thèmes feront l'objet de parties spécifiques.

Le RSA

La lutte contre l'exclusion est devenue en 20 ans un impératif des politiques publiques. Elle englobe un certain nombre de dispositifs ayant pour visée l'insertion des personnes en difficulté et l'accès aux droits.

Contexte d'émergence

La problématique de la pauvreté rapportée à la question fondamentale des droits de l'homme oriente les débats et innovations en matière de politique sociale. On évoque une personne en situation de pauvreté quand elle ne dispose pas de ressources matérielles suffisantes, et vit dans des conditions qui ne lui permettent pas d'exister dignement. En France, on parle de seuil de pauvreté. Une personne est considérée comme pauvre lorsque ses revenus sont inférieurs à un pourcentage dit « médian » (50 % du revenu médian soit, en 2012, 954 euros mensuels pour une personne seule).

La pauvreté est source d'exclusion sociale, aussi, depuis 1988, la France, avec le RMI, essaie de faire face à la montée de la pauvreté et tente de trouver des solutions adaptées aux spécificités locales. La démarche avait pour but de créer un revenu minimal dans le cadre d'une logique d'insertion contractualisée avec le bénéficiaire ; ce volet original encourageait le bénéficiaire à être acteur de son devenir. Pour renforcer le volet insertion sociale et professionnelle considéré comme insuffisamment développé et inefficace, des adaptations ont été apportées au texte de 1988 par les lois du 29 juillet 1992 et celle du 29 juillet 1998 relative à la lutte contre les exclusions. La loi du 18 décembre 2003 confie en matière de RMI la responsabilité et le financement aux départements, et promeut la valorisation du travail « *pour favoriser l'insertion et l'incitation au retour à l'activité des personnes les plus éloignées de l'emploi* ». Cette loi prévoyait la création d'un RMA entré en application le 1er janvier 2004, dispositif qui n'a pas été pérennisé.

Cependant, force est de constater que, depuis la loi du 1er décembre 1988 instituant le RMI, et dix ans après la grande loi relative à la lutte contre les exclusions, malgré les moyens mis en œuvre pour réduire la pauvreté, les objectifs attendus n'ont pas été atteints. L'intensité de la pauvreté s'accroît, le nombre des travailleurs pauvres progresse, et l'incitation financière à reprendre un emploi pour les personnes en âge de travailler est insuffisante. Face à ces constats, Martin Hirsch, haut-commissaire aux Solidarités, dans un rapport de 2005, propose de créer un nouveau dispositif, le revenu de solidarité active, qui permettrait aux bénéficiaires des minima sociaux et aux travailleurs pauvres d'augmenter leurs ressources. Il faut ajouter à cela, l'objectif affiché de simplifier le « maquis administratif » de toutes les aides octroyées. Après une expérimentation du dispositif durant deux années dans 34 départements, le gouvernement a souhaité généraliser ce dispositif à l'ensemble du territoire à partir du 1er juin 2009. La loi a été promulguée le 1er décembre 2008.

Mise en œuvre du RSA

Fin 2010, 1,8 million de foyers français, soit 3,8 millions de personnes, bénéficiaient du RSA (socle et activité), 1,1 million pour le RSA socle et 650 000 pour le RSA activité (cf. ci-après : « RSA : pour qui ? »). Les 25-34 ans représentaient 35 % du total des bénéficiaires. Le RSA relève de la compétence des départements, mais son financement est partagé : le RSA socle est financé par les départements tandis que le RSA activité, lui, incombe à l'État.

Objectifs du dispositif

Le projet de revenu de solidarité active répond à trois objectifs :
- inciter à la reprise d'un emploi, en apportant un complément de revenus aux travailleurs pauvres ;
- lutter contre la pauvreté ;
- simplifier et rendre plus lisible le système de solidarité.

Il faut toutefois noter que, dans le dispositif du RMI, existait déjà l'incitation financière appelée « système d'intéressement ». Le RSA procède d'une démarche de lutte contre l'exclusion axée sur le soutien au travail, et remplace le RMI, l'API et les différents mécanismes d'intéressement à la reprise d'activité.

Le RSA garantit à toute personne, qu'elle soit ou non en capacité de travailler, de disposer d'un revenu minimum, et de compléter les revenus du travail en cumulant sans limitation de durée une partie des revenus d'activité avec les revenus de solidarité. Ainsi, « *chaque heure travaillée apportera obligatoirement un gain de revenus* » (loi du 1er janvier 2008).

Chaque allocataire du RSA a droit à un accompagnement personnalisé social et professionnel (référent unique). Il doit formaliser avec son référent un contrat stipulant leurs engagements réciproques, appelé plan personnalisé d'accès à l'emploi (PPAE). Souvent étaient dénoncées dans le cadre du RMI des inégalités de traitement pour les bénéficiaires de minima sociaux, car les aides étaient accordées selon le statut et non selon les revenus. La généralisation du RSA a voulu passer d'une logique de statut à une logique de ressources ; le dispositif s'accompagne d'une réforme des droits connexes nationaux, qui prévoit que, désormais, une aide ou un avantage sera accordé en fonction des revenus et de la composition du foyer, et non plus du seul statut d'allocataire d'un minimum social.

La loi procède par ailleurs à une refonte des contrats aidés et encourage l'essor de l'insertion par l'activité économique avec la mise en place d'un contrat commun aux structures intervenant dans ces domaines. Elle contient également une série de mesures traitant de l'emploi des personnes handicapées.

Le RSA n'est pas limité dans le temps, il est attribué tant que le salaire reste inférieur à un plafond de ressources qui varie en fonction des charges de famille.

RSA : pour qui ?

Pour bénéficier du RSA, il faut répondre à des conditions d'âge, de ressources, de nationalité. Le RSA concerne en effet les adultes de plus de 25 ans, seuls ou vivant en couple, avec ou sans enfants à charge et dont les ressources ne dépassent pas un certain plafond fixé par décret (n° 2009-404 du 15 avril 2009) ainsi que les personnes de moins de 25 ans ayant la charge d'un enfant né ou à naître (les ex-bénéficiaires de l'API).

Sous conditions : travailleurs indépendants, intermittents ou saisonniers. Le droit n'est pas ouvert pour les élèves, les étudiants ou stagiaires. Il n'est pas ouvert non plus aux personnes se trouvant en congé parental. Le calcul du RSA tient compte des ressources du foyer, de la composition familiale et du mode de logement.

Il existait deux niveaux de RSA : le RSA socle (revenu de base) et le RSA activité. Le droit au RSA est ouvert à compter de la date de dépôt de la demande. Pour fixer le montant du RSA, le calcul tient compte des revenus trimestriels (obligation de remplir une déclaration). Pour en bénéficier, le demandeur, de nationalité française ou étrangère (il existe toutefois des conditions spécifiques en terme de durée et titre de séjour), doit être titulaire depuis au moins cinq ans d'un titre de séjour sans interruption l'autorisant à travailler. Il doit résider de manière stable et effective en France. Le conjoint pacsé ou concubin de nationalité étrangère doit être titulaire d'un des titres de séjour réguliers. Les ressortissants de l'espace européen ou les Suisses doivent avoir résidé en France durant les trois mois précédant la demande.

C'est le président du conseil départemental qui est compétent pour l'ensemble des décisions individuelles relatives au RSA (attribution, suspension, radiation). La prestation est versée par la CAF.

Droits et devoirs liés au RSA

Il s'agit :
- du droit à la PUMa et CMU-C (en fonction des déclarations trimestrielles adressées à la CAF – droit à la réduction sociale téléphonique, abonnement téléphone fixe) ;
- du droit à la carte solidarité transport (en Île-de-France) ;
- du droit à l'exonération de la taxe d'habitation (sur conditions de ressources).

Les bénéficiaires du RSA ont également droit à un accompagnement social et professionnel adapté à leurs besoins et organisé par un référent unique. Les conditions d'engagement réciproque sont contractualisées. En effet, les bénéficiaires doivent entreprendre des démarches d'insertion sociale et professionnelle, et le référent doit mettre à leur disposition les moyens nécessaires pour la réalisation de ces actions.

Acteurs et partenaires du dispositif

La mise en place du RSA relève de la responsabilité de l'État et des départements, et implique les différents acteurs économiques. Les départements sont les véritables chefs de file des politiques d'insertion. La loi demande de passer d'une logique de gestion administrative à une logique de gestion dynamique en lien avec les acteurs de l'emploi de la formation professionnelle et économique du territoire. Ainsi, les politiques d'insertion du département ont une portée plus large qui ne concerne plus uniquement les bénéficiaires des minima sociaux mais l'ensemble des demandeurs d'emploi sans distinction selon les statuts, en vertu des préconisations du Grenelle de l'insertion (clos le 27 mai 2008) sous l'égide de M. Hirsch, haut-commissaire aux Solidarités actives, dont l'objectif était de repenser les différentes politiques en faveur de l'insertion avec tous les acteurs concernés : associations, employeurs, services de l'État, collectivités locales et bénéficiaires.

Ainsi, le système qui reposait sur le conseil départemental de l'insertion laisse place à la mise en œuvre d'un pacte territorial pour l'insertion avec le Pôle emploi, les acteurs de l'insertion et les autres collectivités territoriales. L'idée est d'associer dans un même objectif des partenaires différents qui ont une vision territorialisée des problématiques de l'emploi et des bassins de l'emploi afin de répondre au mieux aux priorités du contexte économique et social.

Chaque année, le département définit les actions qu'il entend mettre en œuvre pour répondre aux besoins d'insertion sur son territoire et le type de partenariat qu'il souhaite privilégier. Le pacte territorial fait donc preuve d'une volonté d'associer la région, le département, les collectivités territoriales et les acteurs économiques : CCAS, CAF, MSA, Pôle emploi, missions locales, maisons de l'emploi, associations d'insertion et de lutte contre les exclusions, organisations syndicales, en vue d'un travail en partenariat et en réseau.

La notion de pacte implique une véritable dynamique de l'insertion avec un rôle actif des partenaires qui, auparavant, avaient un simple rôle consultatif ;

elle place les bénéficiaires au cœur des décisions qui les concernent. Leur rôle est reconnu dans la définition des politiques d'insertion.

Le RSA est complété le cas échéant par l'APRE, qui a pour objet de prendre en charge l'ensemble ou une partie des coûts exposés à l'occasion de la prise ou la reprise d'une activité professionnelle, que ce soit sous forme d'un emploi, du suivi d'une formation ou de la création d'une entreprise. En ce qui concerne les choix d'orientation, en fonction de leur distance à l'emploi, les bénéficiaires sont orientés soit vers Pôle emploi, soit vers les services sociaux, à partir des éléments collectés. Le conseil départemental doit définir son organisation pour favoriser des décisions d'orientation de qualité (mise en place de plates-formes pluridisciplinaires).

Évaluation du dispositif

Le Comité national d'évaluation du RSA, dans un rapport publié le 6 janvier 2011, pose un premier bilan sur le RSA : le RSA socle a pris sans difficulté le relais du RMI et de l'API, et le RSA activité a permis de concilier retour à l'emploi et amélioration du niveau de vie. Cependant, le rapport évoque la possibilité qu'un nombre important de travailleurs pauvres pouvant prétendre à cette prestation n'en effectue pas la demande. On peut s'interroger sur les causes de ce non-recours : méconnaissance, complexité du dispositif, faiblesse des montants, réticence à se présenter comme « travailleurs pauvres », offre qui impose des conditions de comportements paraissant irréalisables ou inacceptables. La définition initiale du non-recours renvoie à toute personne qui, en tout état de cause, ne bénéficie pas d'une offre publique de droits et de services à laquelle elle pourrait prétendre.

Actuellement, plusieurs chantiers de réflexion sur les possibles ajustements du RSA sont engagés. En effet, au cœur du RSA, on retrouve deux principes : personnaliser la prestation et l'accompagner d'une part, et favoriser l'activité dans toutes les situations d'autre part. Le RSA est donc un dispositif construit autour des situations individuelles. Or, celles-ci varient fortement selon l'histoire de chaque personne, d'où la nécessité de différencier les droits et devoirs en fonction de chaque bénéficiaire afin de les accompagner au plus près de leurs besoins.

En ce qui concerne le RSA jeune, entré en vigueur le 1er octobre 2010 pour les 18-25 ans, on constate que peu de jeunes en sont bénéficiaires : alors que le gouvernement espérait cibler 160 000 jeunes, environ 5 000 seulement sont concernés. Les syndicats et associations estiment les critères d'attribution trop restrictifs. En effet, les conditions d'ouverture des droits nécessitent d'avoir travaillé au moins deux ans à temps complet au cours des trois dernières années.

La prime d'activité

Le RSA activité a disparu au profit de l'instauration de la prime d'activité. Instituée depuis le 1er janvier 2016, elle a pour objet d'inciter les travailleurs aux ressources modestes, qu'ils soient salariés ou non salariés, à l'exercice ou la reprise d'une activité professionnelle et de soutenir leur pouvoir d'achat. L'octroi de cette prime est soumis à plusieurs conditions :

- une résidence stable et effective en France ;
- l'exercice d'une activité professionnelle ;
- être âgé de plus de 18 ans ;
- être de nationalité française ou titulaire depuis au moins 5 ans d'un titre de séjour autorisant à travailler ;
- ne pas être élève, étudiant, stagiaire ou apprenti ;
- ne pas être en congé parental, sabbatique, sans solde ou en disponibilité.

Le montant de la prime d'activité est fonction de l'ensemble des ressources du bénéficiaire et de celles des membres du foyer. Face à la pression des associations, la loi prévoit que les personnes en situation de handicap percevant l'AAH ouvrent droit à la prime d'activité, dès lors qu'elles exercent une activité professionnelle en milieu protégé ou ordinaire.

La prime d'activité est versée mensuellement par la CAF ou les caisses de mutualité sociale agricole.

+ Info

La loi du 1er décembre 2008 généralisant le RSA impulse une nouvelle approche de lutte contre la pauvreté, à travers trois objectifs : assurer un minimum de revenus aux personnes qui travaillent mais dont le salaire est faible, assurer un complément de ressources aux revenus d'activité, inciter à reprendre une activité.

Loi El Khomri

Le texte apporte :
- plus de souplesse aux entreprises pour adapter le temps de travail, de repos et de congés en tenant compte des variations de l'activité de l'entreprise. Désormais c'est l'accord entreprise qui prime sur l'accord de branche ;
- une clarification des conditions du licenciement économique ;
- la création du CPA (compte personnel d'activité), qui regroupera le CPF (compte personnel de formation), le compte engagement citoyen qui recensera les activités bénévoles, et le compte de prévention de la pénibilité ;
- la généralisation garantie-jeunes jusqu'au 31 décembre 2017 ;
- la création de l'ARPE (aide à la recherche du 1er emploi) destinée aux jeunes de moins de 28 ans, diplômés depuis moins de 4 mois à la recherche d'un travail ;
- de nouvelles dispositions en faveur des personnes en situation de handicap : emploi accompagné pour apporter un soutien et un accompagnement du salarié et de l'employeur (décision CDAPH).

La mise en œuvre du droit aux soins

La loi de financement de la Sécurité sociale (LFSS) du 26 janvier 2016 parachève la logique initiée avec la mise en place de la CMU. La CMU de base a permis d'améliorer l'accès aux soins mais, dans les faits, des situations de rupture dans la prise en charge des frais de santé ont été constatées.

Les objectifs de la PUMa entendent prioritairement lever les obstacles à la continuité de l'accès aux soins et garantir à toute personne qui travaille, ou réside en France, un droit à la prise en charge des frais de santé, sans démarche particulière à accomplir.

Cette réforme vise à :
- simplifier l'ouverture des droits ;
- garantir le remboursement des soins de manière continue sans que les changements familiaux ou professionnels n'affectent ce droit ;
- réduire les démarches administratives ;
- garantir davantage d'autonomie et de confidentialité à tous les assurés ;
- la suppression du statut d'ayant droit majeur.

La mise en place de la PUMa ne modifie pas la CMU complémentaire, ni son principe, ni ses règles d'attribution. Cependant, pour les étrangers, la condition de 3 mois de résidence ininterrompus reste requise.
Les personnes sans domicile fixe doivent préalablement élire domicile. Elles reçoivent des organismes qui procèdent à l'élection de domicile (domiciliation) une attestation précisant le nom et l'adresse de l'organisme agréé.

Dans le cadre du plan pluriannuel contre la pauvreté (V/5), elle implique la création, à partir de 2017, de 500 places supplémentaires pour l'hospitalisation des personnes sans abri : 300 lits d'accueil médicalisés et 200 lits halte soins santé (LHSS).

Cette loi santé pose des mesures relatives au secteur de l'addictologie.
La loi autorise l'expérimentation de salles de consommation à moindre risque (SCMR) pour 6 ans au maximum. Ces espaces seront portés par des centres d'accueil et d'accompagnement à la réduction des risques et des dommages pour les usagers de drogues (CAARUD). Ils s'adressent à des personnes majeures, usagers de stupéfiants par injection, vulnérables et cumulant les risques (précarité, absence de domicile, prévalence de pathologies infectieuses...).
Les SCMR comprennent : un lieu d'accueil et d'attente, un espace de consommation, un espace de consultation médical individuel, un lieu de repos.

Cette loi renforce les missions des centres de soins, d'accompagnement et de prévention en addictologie (CSAPA) (art. 42). Les missions légales : accompagnement médico-psychosocial, de soins, de réduction des risques et des dommages et de prévention individuelle et collective. L'action de prévention est élevée au rang de mission obligatoire avec un double objectif : « *mettre à profit leur expertise reconnue en matière de prévention des addictions* ».

La CMU et la CMU-C

Le 27 juillet 1999, le gouvernement Jospin instaurait la CMU afin de lutter contre les exclusions sociales et de permettre l'accès aux soins des plus démunis. S'il est un secteur où les inégalités de traitement sont difficilement acceptables, c'est le domaine de la santé, car il en va de la vie. La CMU s'adresse aux personnes n'ayant aucun accès à un régime d'assurance maladie. En effet, l'assurance maladie est liée à un statut, une activité ou une cotisation. La CMU de base permet l'accès aux soins, prestations et médicaments à toute personne française ou en situation régulière résidant en France depuis plus de trois mois de manière stable et régulière. Elle est aujourd'hui remplacée par la PUMa (protection universelle maladie).

La CMU-C est une complémentaire santé gratuite pour les personnes à faibles revenus. Elle peut être accordée pour les assurés au régime obligatoire d'assurance maladie sous conditions de ressources. Le plafond est révisé tous les ans (au 1er juillet 2014, pour une personne seule 8 645 euros soit 720 euros mensuel, pour 2 personnes 12 967 euros soit 1 081 euros mensuel...).

L'ACS

Mise en place le 1er janvier 2005, elle permet d'assurer le paiement partiel d'une complémentaire, pour les assurés qui ne peuvent ouvrir droit à la CMU-C. La loi HPST de 2009 (hôpital, patients, santé et territoires) réaffirme que la discrimination contre les patients bénéficiaires de la CMU est interdite.

L'AME

Elle permet aux personnes étrangères en situation irrégulière de bénéficier d'un accès aux soins pris en charge à 100 % : soins médicaux et hospitalisation, sans avoir à avancer les frais.

Toutes les demandes de ces divers droits sont traitées par la CPAM.

La loi du 29 juillet 1998 relative à la lutte contre les exclusions a instauré les PASS afin de faciliter l'accès au système de santé et la prise en charge des personnes en situation de précarité, non seulement à l'hôpital, mais aussi dans les réseaux institutionnels et associatifs de soins, d'accueil et d'accompagnement social.

+ Info

L'OMS définit la santé comme un état de complet bien-être physique, mental et social, et qui ne consiste pas seulement en l'absence de maladie ou d'infirmité. Ainsi, la PUMa et l'AME, qui permettent d'avoir accès aux soins et à un suivi médical, ont des effets positifs sur la santé individuelle, sécurité indispensable pour accéder à une vie sociale, mais aussi en matière de santé publique.

Le surendettement des particuliers

Le surendettement est une composante de l'exclusion sociale. Il touche aujourd'hui plus d'un million de foyers français. Il s'agit très souvent de véritables drames humains vécus par les personnes qui en sont victimes. Il est source de tensions, de conflits dans la structure familiale, et il génère des problèmes de santé, du stress, des troubles psychiques. En outre, les personnes surendettées rencontrent des difficultés matérielles pour se soigner.

Qu'est-ce que le surendettement ?

C'est l'impossibilité manifeste pour un débiteur de bonne foi de rembourser ses dettes. On distingue deux types de surendettement : le surendettement passif (accident de la vie ; la première cause est la perte d'emploi), et le surendettement actif (accumulation exagérée de l'endettement au regard des revenus).

Le contexte législatif

Depuis la première loi du 13 juillet 1979, loi Scrivener, plusieurs modifications de la législation sont intervenues.

La loi Niertz du 31 décembre 1989 regroupe trois objectifs pour lutter contre le surendettement :
- développer la prévention du surendettement ;
- responsabiliser les prêteurs et les emprunteurs ;
- organiser une procédure de règlement des problèmes de surendettement *via* des négociations amiables entre débiteurs et créanciers (il existe déjà la possibilité de déposer un dossier devant la commission de surendettement afin d'obtenir des délais de paiement – procédure de redressement judiciaire – ; création du FICP géré par la Banque de France). Cette loi n'a pas remis le principe de la distribution du crédit en cause, donc le phénomène de surendettement n'a pas été endigué.

Le vote en 20 ans de cinq textes relatifs à la même matière témoigne du souci du législateur d'adapter les textes aux évolutions économiques.

La loi du 8 février 1995 renforce le rôle des commissions de surendettement (création d'une procédure de moratoire et d'effacement des dettes).

La loi du 29 juillet 1998 relative à la lutte contre les exclusions renforce le rôle des commissions de surendettement qui ont la possibilité de proposer des mesures de moratoire : suspension des dettes pour trois ans et effacement partiel ou total de certaines dettes.

La loi du 1er août 2003, loi de cohésion sociale (dite loi Borloo ou « loi de la seconde chance ») prévoit dans son titre 3 « *la procédure judiciaire de rétablissement personnel* » (PRP) consistant en l'effacement des dettes après liquidation du patrimoine. Elle s'adresse aux surendettés dont la situation est irrémédiablement compromise et leur permet de sortir du cercle vicieux du surendettement en leur « *offrant une seconde chance* ». Il faut alors saisir le juge de l'exécution le plus rapidement possible.

La loi du 20 janvier 2005, loi Chatel, entend limiter le surendettement en renforçant l'information du consommateur et en encadrant le crédit renouvelable qui est une des causes majeures du surendettement. Face aux crédits faciles à obtenir mais avec des taux d'intérêt élevés (20 %), de nouvelles règles sont imposées aux sociétés de crédit.
La loi du 1er juillet 2010, loi Lagarde, portant réforme du crédit à la consommation dans la continuité des réformes précédentes. Entrées en application en septembre 2010, les mesures énoncées pour lutter contre le surendettement sont :

- le plan de surendettement fixé à dix ans passe à huit ans ;
- l'inscription FICP est réduite à cinq ans ;
- le traitement des dossiers : la Banque de France dispose de trois mois (au lieu de six) ;
- la suspension des poursuites de la part des créanciers à l'encontre des personnes surendettées, dès lors que leur dossier passe en commission de surendettement ;
- les services bancaires de base sont assurés ;
- la commission de surendettement ne pourra plus refuser au propriétaire d'un bien immobilier l'accès à la procédure ;
- les expulsions de logement pourront être suspendues sur décision du juge.

La loi Lagarde sur le crédit renforce également l'encadrement de la publicité : le délai de rétractation est porté de 7 à 14 jours, chaque échéance de remboursement doit comprendre un amortissement minimum du capital dû, le taux d'usure est revu.

Les enjeux des premières lois promulguées avaient pour objectifs de soutenir les débiteurs car la personne en difficulté financière ne disposait d'aucun moyen juridique pour tenter d'améliorer sa situation. Ensuite, les lois de 1998 et 2003 se sont inscrites dans une logique de solidarité afin de ne pas exclure les personnes surendettées de la vie sociale et pour leur donner une seconde chance. La loi de 2010 a permis une accélération des procédures, mais la précarité étant croissante le nombre de dossiers déposés n'a pas diminué. Le volet prévention et accompagnement n'est donc pas suffisamment développé. Le plan pluriannuel contre la pauvreté et pour l'inclusion sociale (2013-2018) met en évidence la nécessité de détecter au plus tôt les personnes rencontrant des difficultés financières ; aussi, les banques doivent repérer ceux de leurs clients qui présentent des signes de fragilisation afin d'adapter leur offre de services. De tels mécanismes de détection précoce doivent être mis en œuvre chez les bailleurs sociaux, les fournisseurs d'énergie, les opérateurs téléphoniques...
Par ailleurs, afin de lutter contre l'accumulation des frais bancaires, la loi prévoit le plafonnement des frais de fonctionnement pour les populations fragiles.

La loi Moscovici de 2013 permet une simplification et une réduction de la durée de procédure. Elle offre aussi la possibilité pour certaines administrations de saisir la BDF (Banque de France) au nom des personnes en difficultés.

L'une des incidences de la loi ALUR (pour l'accès au logement et un urbanisme rénové, votée en mars 2014) est qu'elle prévoit une action coordonnée de la commission de surendettement avec la commission de coordination des actions de prévention des expulsions (CCAPEX).

La loi de modernisation de la justice, dite loi J21 (les mesures sont entrées en vigueur au 1er janvier 2018), « déjudiciarise » la procédure de surendettement. Cela implique un renforcement des pouvoirs des commissions de surendettement : leurs recommandations sont imposées et traitées, y compris le rétablissement personnel, sans homologation par le juge des contentieux de la protection. Toutefois, les parties (créancier et débiteur) conservent le

droit de contester les mesures prises devant le tribunal judiciaire, par lettre recommandée avec AR (accusé de réception) dans un délai de 30 jours.
Depuis le 1er janvier 2018, lorsque le débiteur est en situation irrémédiablement compromise, la commission de surendettement peut imposer un rétablissement personnel, sans liquidation judiciaire, et sans que le juge n'intervienne.

Pour rappel, la loi Sapin 2 de 2016 avait confirmé que le fait de posséder un bien immobilier n'était pas un obstacle à la conclusion d'un plan conventionnel de redressement : elle limitait la phase amiable au cas où le débiteur est propriétaire d'un bien immobilier. S'il n'en possède pas, la commission peut imposer les mesures sans phase de négociation amiable.

Les acteurs

Divers acteurs sont impliqués dans la mise en place de ce dispositif.

La loi du 31 décembre 1989 a institué, dans chaque département, la mise en place à la Banque de France d'une commission de surendettement des particuliers. Cette commission est composée de sept membres :
- le préfet qui préside la commission ;
- le trésorier payeur général ;
- un représentant de la Banque de France qui assure le secrétariat ;
- un représentant d'organisation familiale ;
- un représentant d'établissement de crédit ;
- un représentant expert dans le domaine de l'économie sociale et familiale ;
- un juriste.

Cette commission décide de la recevabilité du dossier et propose un plan de redressement. Elle informe le débiteur et l'ensemble des créanciers.

Les fonctions du JEX (juge de l'exécution) sont alors exercées par le président du TGI. Il a compétence pour juger les contestations ayant trait à la décision rendue par la commission de surendettement ; il doit être saisi par le débiteur dans les 15 jours suivant la décision, par lettre recommandée. Il a le pouvoir d'ouvrir la procédure de rétablissement personnel (PRP loi de 2003). Depuis la réforme de l'organisation judiciaire de 2020, c'est le juge des contentieux de la protection qui statue sur le surendettement des particuliers.

Le nombre de personnes surendettées en France continue de croître et leur profil n'a rien de rassurant. En effet, les personnes plus âgées sont de plus en plus touchées par le surendettement, car malgré leurs efforts, elles n'arrivent pas à faire face à leurs charges. Une commission de surendettement a déjà été saisie, par exemple, par une femme de 90 ans...

Autour de la problématique endettement et surendettement : accompagnement social

L'ASS : en polyvalence de secteur, elle a une approche globale des difficultés des personnes et des familles. Elle accompagne le public dans le respect de la déontologie, du secret professionnel et de l'éthique en respectant les valeurs de l'usager, son rythme, en sollicitant sa participation et son accord dans les actions réalisées.

Vous devez montrer l'accompagnement à titre individuel :

- **à titre préventif :** information et ouverture des droits, accompagnement de tous types au quotidien dans un but préventif pour lutter contre les exclusions (collaboration avec une CESF, avec des services sociaux spécialisés : bailleurs, CCAS, association aide alimentaire, etc.) ;
- **à visée curative :** s'appuyer sur des dispositifs (ex. : FSL...) pour un accompagnement budgétaire (aménagement et échelonnement négocié avec les créanciers, ASLL...) qui peut déboucher sur une mesure d'accompagnement social personnalisé (MASP) et enfin mettre en place un dossier de surendettement et le suivi de sa réalisation (liaison avec la commission de surendettement, les créanciers...).

Dans le cadre d'un projet territorial : l'ASS croise ses constats avec ceux d'autres professionnels du même territoire, ce qui permet d'avoir un diagnostic du public et de ses caractéristiques et d'élaborer des projets d'actions collectives sur la question de l'endettement et du surendettement. Il peut être intéressant de se demander quel rapport à l'argent a l'usager, sa place dans les relations sociales...

Accompagnement collectif :

- **préventif :** faire connaître leurs droits aux usagers (éducation dès le plus jeune âge en lien avec l'Éducation nationale), ateliers en direction des familles pour améliorer la gestion budgétaire, information sur les mécanismes, coûts associés au crédit. Un partenariat peut être sollicité avec des associations spécialisées selon le thème retenu avec des professionnels CESF, organismes de crédits...
- **curatif :** on peut envisager de développer le partenariat avec les bailleurs pour la lutte contre les expulsions dans le cadre d'une réflexion collective avec les usagers, mais aussi de mettre en place un travail avec les épiceries sociales pour une éducation à la consommation.

+ Info

La loi Lagarde 2010 a apporté des avancées en faveur des débiteurs. Néanmoins, la spirale du surendettement des ménages présente une courbe ascendante inquiétante. En 2011, le nombre de personnes n'ayant aucune capacité de remboursement représentait 56 % des dossiers. L'impact de la crise économique entraîne une paupérisation croissante.

3/ L'insertion des jeunes

Dans la plupart des pays d'Europe, les jeunes occupent une position particulière sur le marché du travail : taux de chômage élevé, part importante d'emplois de courte durée, phénomène de « déclassement » compte tenu du niveau de diplôme.

En France, face à ce constat, des politiques de l'emploi se sont succédé pour favoriser l'insertion des jeunes. Les dispositifs en matière de formation et les conditions d'accompagnement individualisé ont pris une importance croissante depuis les années 1990. Cependant, aujourd'hui, près de 150 000 jeunes sortent chaque année du système scolaire sans aucun diplôme. Si l'impact des mutations sociales a souvent été évoqué, l'accès des jeunes à leurs droits sociaux est un problème peu questionné : un jeune sur six n'a pas de complémentaire santé, et un sur cinq vit en dessous du seuil de pauvreté (24 % des femmes et 21 % des hommes de 18-24 ans). Le problème du logement touche toutes les populations mais est amplifié pour les jeunes. En effet, la réponse ne peut être que provisoire, voire transitoire car leur parcours professionnel est en cours d'élaboration donc non stabilisé quand le marché du logement, lui, n'accepte plus cette forme d'instabilité. Nombre de jeunes se retrouvent dans des logements vétustes, indignes ou avec un montant des charges insupportable, ce qui contribue à l'absence de soins médicaux ou à la privation alimentaire. Il convient donc d'aborder l'insertion des jeunes par l'emploi, la santé et le logement.

Définitions

La jeunesse, selon l'INSEE, fait référence à une population mineure, de moins de 18 ans, mais aussi majeure. La jeunesse inclut les personnes jusqu'à 24 ans rencontrant des difficultés d'insertion. Elle est représentée comme une forme dynamique capable d'agir sur l'économie. Pierre Bourdieu écrit « *la jeunesse n'est qu'un mot* », ce statut temporaire « *mi enfant-mi adulte* », « *ni enfant-ni adulte* » constitue un fait social très important.

L'insertion implique l'intégration d'une personne au sein d'un système socio-économique.

Contexte législatif et dispositifs

L'insertion professionnelle est au cœur des préoccupations des politiques publiques qui tentent de faciliter l'accès à la formation et à l'emploi des jeunes en mettant en place des accompagnements spécifiques.

• **En 1981 :** le rapport Schwartz propose la naissance des **missions locales** pour l'insertion professionnelle et sociale des jeunes, le but est de lutter contre l'exclusion du marché de l'emploi de tous ceux qui sont peu formés, principalement les jeunes sans diplôme, à travers une approche globale et une proximité institutionnelle par rapport aux jeunes. Font partie du même réseau les PAIO (permanence d'accueil, d'information et d'orientation). Ces dispositifs sont financés par l'État, le Fonds social européen et les collectivités territoriales.

• **En 1989 :** création du **FAJ** (fonds d'aide aux jeunes) qui fait suite à la mise en place du RMI afin de favoriser l'insertion des jeunes de 18 à 25 ans en leur apportant un secours temporaire sous forme d'aide financière et d'accompagnement social. Le jeune doit être accompagné par un référent dans la réalisation de son projet d'insertion. La mise en place, au départ facultative, a été rendue obligatoire en 1992. Depuis 2005, c'est le conseil départemental qui en assure le financement et la gestion.

• L'Éducation nationale a une mission permanente en matière d'insertion professionnelle, devenue obligatoire pour la formation initiale depuis la loi d'orientation sur l'éducation du 10 juillet 1989. La MGIEN (mission générale d'insertion de l'Éducation nationale) a pris le relais en 1996. Ses actions se situent à un double niveau : les actions de prévention des sorties sans qualification, repérage des « décrocheurs », groupes d'aide à l'insertion ; les actions spécifiques de formation, insertion professionnelle par alternance, itinéraire personnalisé...

• **1995 : école de la 2e chance.** On ne peut évoquer l'insertion des jeunes sans parler du décrochage scolaire qui peut engendrer un cycle d'exclusion sociale. Ainsi, en 1995, ce dispositif fut mis en place pour les jeunes de 18-25 ans sortis du système scolaire depuis plus d'un an sans diplôme et sans qualification pro. Cela consiste en une intégration professionnelle en entreprise et une remise à niveau des savoirs de base.

• **29 juillet 1998 :** loi relative à la lutte contre les exclusions. Cette loi présente deux orientations : le traitement des exclusions puisqu'elle entend combattre la perte d'emploi et de logement, les problèmes de santé, familiaux et financiers ; l'accès aux droits fondamentaux. Elle met en place le programme Trace (trajet d'accès à l'emploi) pour les jeunes de moins de 25 ans en difficulté d'insertion.

• **En 2002 :** création du **CIVIS** (contrat d'insertion dans la vie sociale), arrêté en 2005. Il s'adresse à des jeunes de 16 à 25 ans, il est porté par les missions locales et les PAIO (permanence d'accueil, d'information et d'orientation). Le titulaire d'un CIVIS est accompagné par un référent. Il ne s'agit pas d'un contrat de travail, mais d'un dispositif destiné à mettre en place des actions pour la réalisation d'un projet professionnel.

• **Loi du 4 mai 2004 :** relative à la formation professionnelle, elle a permis la création du **contrat de professionnalisation** destiné à plusieurs publics, notamment les jeunes de 16 à 25 ans révolus, les demandeurs d'emploi de 26 ans et plus... Les objectifs sont les suivants : permettre d'acquérir une qualification professionnelle ou compléter une formation initiale. Les bénéficiaires perçoivent un pourcentage du SMIC selon leur âge.

• **18 janvier 2005 :** la loi Borloo de programmation pour la cohésion sociale propose le programme de réussite éducative. Cette loi a également créé les maisons de l'emploi afin de mutualiser les moyens des acteurs du service public de l'emploi, d'améliorer l'ancrage territorial en associant outre l'État, Pôle emploi, les collectivités territoriales, les organismes de formation, les entreprises.

• **Loi du 13 février 2008 :** elle fusionne, dans un organisme unique, les missions de l'ANPE et des ASSEDIC.

• **1er décembre 2008 :** la loi généralisant le RSA et réformant les politiques d'insertion a instauré le CUI (contrat unique d'insertion) et le CAE (contrat d'accompagnement dans l'emploi), qui peut être un levier intéressant pour un jeune car il lui permet d'être embauché pour deux ans, en contrat de 20 heures par semaine (la base de calcul de salaire est le SMIC), l'employeur bénéficiant d'exonérations de charges sociales.

• **Loi du 26 octobre 2012 :** elle crée les emplois d'avenir (entrée en vigueur le 1er novembre 2012) et la loi sur la sécurisation qui vise à faciliter l'insertion professionnelle et l'accès à l'emploi de jeunes de 16 à 25 ans peu ou pas qualifiés. L'emploi d'avenir est un contrat unique d'insertion (CUI). Le titulaire d'un emploi d'avenir est un salarié à part entière et il bénéficie de tous les avantages statutaires, en matière de congés payés... Les contrats ne pourront être conclus pour un niveau de rémunération inférieur au SMIC.

• **Loi du 13 mars 2013 :** portant création du **contrat de génération** (entré en vigueur le 17 mars) qui vise à encourager l'embauche des jeunes et le maintien dans l'emploi des seniors en créant des binômes « jeunes/seniors ». Ce contrat répond à un triple objectif : améliorer l'accès des jeunes à un emploi durable en CDI, favoriser le maintien dans l'emploi des seniors et assurer la transmission des savoirs et des compétences.

• **Loi du 8 août 2016 :** elle prévoit la généralisation de la garantie jeunes (expérimentée sur 10 territoires pilotes initialement), qui sera prolongée jusqu'au 31 décembre 2017. Le dispositif, piloté par le ministère du Travail *via* les missions locales, est destiné aux jeunes pas ou peu diplômés.

Par ailleurs, des liens étroits existent entre accès au logement et accès à l'emploi des jeunes.

- **Loi du 15 juillet 2020**

4 mesures phares du plan de relance :
- mise en place d'un dispositif exceptionnel d'exonération des charges pour les jeunes ;
- création de 300 000 contrats d'insertion ;
- création de 100 000 contrats en service civique supplémentaires ;
- ouverture de 200 000 places supplémentaires dans des formations qualifiantes supérieures.

L'insertion par l'emploi et la formation

Dans le plan pluriannuel contre la pauvreté et pour l'inclusion sociale du 21 janvier 2013 était prévue la garantie jeunes.

En effet, après 18 ans, les jeunes bénéficient de plus en plus difficilement de la prise en charge de l'aide sociale à l'enfance et, avant 25 ans, ils ne sont pas encore éligibles au RSA (sauf conditions particulières). La garantie jeunes s'adresse donc aux jeunes de 18 à 25 ans, qui ne sont « ni en emploi, ni en éducation, ni en formation » (NEET, de l'anglais *Not in Education, Employement or Training*), et qui se retrouvent en situation de grande précarité avec des revenus ne dépassant pas le plafond du RSA, situation qui les expose au risque d'exclusion et de marginalisation.
La garantie jeunes est expérimentée depuis octobre 2013. Fin 2015, elle concerne 72 territoires, soit 50 000 jeunes. L'arrêté du 29 février 2016, publié au *JO*, fixe la liste des territoires concernés par l'expérimentation de la garantie jeune.

Dans le cadre de la garantie jeunes, un contrat est signé entre le jeune et la mission locale sur un parcours intensif, construit avec son conseiller, en vue de l'accès à l'emploi et à la formation. Le jeune est sélectionné par une commission pour entrer dans ce dispositif, puis une allocation (montant du RSA : 461,26 euros en 2015) lui est versée mensuellement. Le contrat est d'un an et peut être renouvelé un an si les objectifs d'insertion professionnelle ne sont pas atteints.

Ce dispositif vient en complément des emplois d'avenir, des contrats de génération et du service civique.

Une instruction ministérielle a été promulguée le 13 août 2015 par le ministère du Travail, de l'Emploi, de la Formation professionnelle et du Dialogue social. Elle est relative à la mise en œuvre du dispositif « Déclic pour l'action » par l'AFPA pour 2 000 jeunes (de 18 à 25 ans) par an, dont au moins le tiers doit résider en quartier prioritaire de la politique de la ville. L'AFPA doit proposer un ensemble de prestations composées de deux services, quatre ateliers, un hébergement et un accès à la restauration collective afin d'accueillir, à titre transitoire, un jeune qui est en attente de logement ou de relogement.

Le plan **« 1 jeune, 1 solution »**, initialement prévu jusqu'au 31 janvier 2021 puis prolongé jusqu'au 31 mai, est reconduit jusqu'au 30 juin 2022 (annonce du Premier ministre le 6 septembre 2021). Il est destiné aux 16-25 ans, pour les aider à construire leur avenir avec la compensation des charges et une aide exceptionnelle pour les entreprises. La finalité est d'orienter et de former 200 000 jeunes vers les secteurs et métiers d'avenir ou qui ont un déficit de recrutement.

Le **1er mars 2021**, le dispositif **« 1 jeune, 1 mentor »** est lancé. Il s'agit d'« *une initiative du gouvernement pour accompagner, former et faciliter l'entrée dans la vie professionnelle de tous les jeunes, sur tous les territoires* ».
Le principe : un bénévole accompagne et conseille des jeunes, en particulier ceux vivant dans un quartier prioritaire de la politique de la ville (QPV) ou en zone rurale. Cet outil permet de mettre en contact pour de courtes ou longues durées des jeunes de 13 à 25 ans en quête de sens, avec des personnes expérimentées et volontaires : salariés, retraités, étudiants... Elles interagissent pour donner des conseils, partager leur expérience, mettre à disposition leurs connaissances, réseaux... afin d'aider les jeunes à bâtir un projet professionnel.
C'est un engagement personnel pour le mentor comme pour le jeune, basé sur le volontariat de chaque côté, la confiance, la bienveillance, le respect mutuel.

Le binôme se rencontre plusieurs heures par mois pendant au moins 6 mois. Le binôme est encadré par une structure, le plus souvent une association qui offre un cadre sécurisé pour chacun.
Pour s'inscrire : un site « 1 jeune, 1 mentor » permet au jeune de décrire sa situation et d'être orienté vers une association qui proposera un mentor. L'ambition est de 100 000 mentors fin 2021 puis 200 000 en 2022.
Exemples de demandes du jeune : « j'ai des difficultés à l'école », « je ne sais pas quelle orientation choisir après le bac », « je cherche un stage, une alternance, un premier emploi », etc.

Suite à un décret du 20 mai 2021, **depuis le 21 mai 2021**, le **« pass Culture »** permet aux jeunes de 18 ans d'accéder à la culture : activités ou sorties (cinéma, musée, atelier...), achat de matériels et biens numériques (livres, téléchargement de musique...).
L'inscription se fait en ligne et lorsque cette dernière est acceptée, le compte est crédité de 300 euros à utiliser en une ou plusieurs fois. L'utilisation de ce crédit peut aller jusqu'à 2 ans.

Les **étudiants en difficulté face à la crise sanitaire**, boursiers ou précaires, ont pu bénéficier, du 25 janvier au 1er septembre 2021, de 2 repas par jour au CROUS à 1 euro en vente à emporter.

À partir du **1er mars 2022**, le **« contrat engagement jeune »** (annonce faite le 2 novembre 2021 par le président de la République) est lancé. Ce contrat propose aux jeunes de 16 à 25 ans sans formation, ni emploi, ni études depuis plusieurs mois, le versement d'une allocation allant jusqu'à 500 euros par mois, en échange de 15 à 20 heures par semaine de formation ou d'accompagnement. Cette allocation sera versée « *sous conditions de revenus, d'assiduité et d'acceptation des offres d'activités faites* ».
Le parcours est prévu pour être « intensif » : le jeune et son référent auront 12 mois maximum pour trouver un emploi ou une formation sous peine de perdre l'allocation. Le contrat d'engagement jeune sera géré par les missions locales, les agences Pôle emploi, et les opérateurs actifs dans l'insertion professionnelle des jeunes (ex : associations).

L'insertion par le logement

L'accès au logement est une étape majeure dans l'insertion sociale des jeunes, mais 47 % des jeunes vivent chez leurs parents, la décohabitation étant rendue difficile à cause des emplois précaires des jeunes, du montant des loyers et de la pénurie de logements.

Les pouvoirs publics ont envisagé des dispositifs spécifiques. Ainsi, la circulaire du 29 juin 1990 voit la généralisation du **CLLAJ** (comité local pour le logement autonome des jeunes), les premiers ayant été créés en 1980 (association loi 1901). Ses missions sont les suivantes : l'accueil, l'information, l'orientation pour les 18-30 ans. Être confronté à une première recherche de logement est complexe : information pour les recherches/demandes de logement auprès des bailleurs privés, publics, foyers, conseils techniques pour accéder (caution/loca-pass...) ou pour mettre en place des solutions telles que baux glissants, sous-locations. Divers financeurs interviennent parmi lesquels les principaux sont : FSL, FAJ, CAF, Contrat ville...

Pour l'accès au logement, le dispositif FSL peut intervenir ou le dispositif loca-pass créé en 2008. Le loca-pass s'adresse aux moins de 30 ans et permet l'avance de la caution par prêt à taux zéro et la garantie aux impayés de loyer. Le locataire pourra éventuellement bénéficier de l'APL (allocation pour le logement) versée par la CAF selon son niveau de ressources.

Le PDALPD (plan départemental d'action pour le logement des personnes défavorisées) et le PDAHI (plan départemental accueil hébergement insertion) n'intègrent pas de programmation pour les jeunes.
Les résidences sociales et FJT (foyer jeunes travailleurs) proposent un logement autonome et un accompagnement vers l'insertion socioprofessionnelle.

Depuis juillet 2021, une nouvelle aide appelée « **Mon job, Mon logement** » donne un coup de pouce aux jeunes actifs et aux salariés de moins de 25 ans souhaitant résider près de leur lieu de travail. Cette aide versée en une seule fois et d'un montant forfaitaire de 1 000 euros. Elle peut être demandée jusqu'au 31 décembre 2022.

Elle peut être cumulée avec d'autres aides ainsi qu'avec les aides au logement (APL, ALS...), qui sont toujours versées mensuellement.

La question de la santé

La santé des jeunes est placée au cœur des politiques de santé car la jeunesse est une période à risques sur le plan de la santé. Le jeune peut être ayant droit et bénéficier, pour les soins, de la couverture de la Sécurité sociale et de la mutuelle de ses parents. Il peut avoir accès au droit commun PUMa, CMU-C, ACS (accès complémentaire santé) mis en place en 2000.
De nombreuses initiatives en matière de prévention ont vu le jour à partir de diagnostics effectués par l'INPES (Institut national de prévention et d'éducation par la santé, aujourd'hui Santé publique France). Par exemple, on a constaté une remontée du tabagisme et d'épisodes d'alcoolisation en particulier chez les jeunes filles : le « plan gouvernemental de lutte contre les drogues et les toxicomanies 2008/2011 » prévoyait, pour les 16/25 ans, différentes mesures visant à prévenir les conduites à risques. Le président François Hollande en a fait un point clé de son mandat. Ainsi, le 3e plan cancer conforte la place de la prévention des comportements à risques des jeunes en particulier face à l'alcool et le tabac. De plus, les problèmes liés à la dépression sont également à prendre en compte : en effet, 5 % des 15-30 ans déclarent avoir déjà fait une tentative de suicide.
La conférence de la famille en 2004 a lancé le programme « maisons des adolescents » pour assurer un maillage du territoire en structures d'accueil et de soins des jeunes. L'objectif est la création d'une maison des adolescents par département. La MDA propose d'apporter une réponse globale aux adolescents en intégrant leur dimension physique, psychique, relationnelle, sociale, éducative. La MDA s'adresse également aux parents d'adolescents. Elle est destinée à favoriser l'articulation entre les professionnels de santé, l'Éducation nationale, les collectivités territoriales, les points d'accueil écoute jeunes, la protection judiciaire de la jeunesse, les collectivités locales.
Dans le cadre du PRAPS (programme régional d'accès à la prévention et aux soins) institué par la loi du 29 juillet 1998, mis en place par la CPAM, les jeunes bénéficient d'actions de prévention sur des thèmes comme les addictions,

l'éducation sexuelle (prévention des grossesses précoces, sensibilisation des IST...).
La politique d'insertion des jeunes dans ses diverses dimensions nécessite l'implication de différents partenaires et acteurs : État, entreprise, collectivité locale, associations afin d'être à l'écoute des jeunes, de cerner leurs difficultés et de les rendre actifs au sein des dispositifs.
L'État légifère par le Parlement et participe aux financements des plans d'actions qui sont confiés pour leur réalisation aux divers ministères compétents : ministère du Travail, qui a pour mission la mise en place des programmes d'accompagnement vers l'emploi et la formation ; l'Éducation nationale, qui est impliquée dans la formation et dans la santé (infirmière santé scolaire) ; le ministère de la Cohésion des territoires et le ministère de la Santé et des Solidarités - DRJSCS (direction régionale de la Jeunesse et des Sports et de la Cohésion sociale) qui regroupe les pôles sociaux des directions régionales sanitaires et sociales. Le conseil régional finance la formation en alternance et formation permanente. L'ARS assure la mise en place des divers programmes de prévention et l'offre de soins. Le jeune lui-même doit se mobiliser pour s'adresser aux institutions et monter un projet.
Au niveau départemental, le représentant de l'État, le préfet, a pour mission la mise en place de la politique du logement.
Le conseil départemental peut intervenir tant au niveau de l'insertion que du logement et de la santé, il finance le FAJ et accompagne les jeunes majeurs jusqu'à leurs 21 ans. L'aide sociale à l'enfance est un interlocuteur privilégié pour les jeunes jusqu'à 21 ans, en particulier par une prise en charge dans le cadre d'un contrat jeune majeur.
La PMI (protection maternelle et infantile), grâce aux consultations de planning familial, accompagne les jeunes dans le cadre de la contraception et/ou du suivi de grossesse.
Pour accéder à un logement, on peut avoir recours aux fonds de solidarité avec la possibilité de l'accompagnement social lié au logement (ASLL).
Il existe des centres médico-psychologiques (CMP) et des consultations spécialisées (par exemple, pour les problèmes d'addiction, etc.).
La mission locale et PAIO (permanence d'accueil, d'information et d'orientation) offrent un accueil personnalisé au jeune dans le cadre de l'insertion

sociale et/ou professionnelle. Les professionnels soutiennent la recherche d'emploi, l'accès à la formation, à la santé, au logement, aux droits... :
- Le CCAS pour l'accompagnement aux jeunes dans l'accès aux droits, logement, emploi.
- Les bailleurs favorisent l'accès des jeunes à un logement autonome, pour se l'approprier et le gérer.
- Les entreprises proposent aux jeunes des contrats de professionnalisation et d'apprentissage.
- Le secteur associatif est très présent dans le cadre de l'insertion socioculturelle, sportive, éducative, à travers de nombreuses structures comme les maisons des quartiers, les MJC (maison des jeunes et de la culture), les clubs de prévention...
- Associations de lutte contre la toxicomanie, les addictions...

Le rôle de l'ASS

L'assistant de service social (ASS) intervient auprès du jeune selon son institution de rattachement (conseil départemental, Éducation nationale, associations...).
Il remplit des missions d'accueil, d'écoute, d'évaluation, d'accompagnement, d'orientation.
Voici la démarche observée dans le cadre d'un accompagnement individuel : lorsqu'il reçoit le jeune, il effectue une évaluation globale de sa situation, demande quel est son âge, il tente de connaître son parcours scolaire, de cerner ses souhaits professionnels, son environnement familial, il lui demande s'il est seul, s'il bénéficie de soutien, s'il possède un hébergement, quel est son état de santé, comment il se projette dans l'avenir...
L'ASS peut envisager une orientation vers la mission locale. Il doit se montrer vigilant par rapport au secret professionnel afin de respecter les éléments que le jeune aura pu lui communiquer.
En cas de problématique familiale, un accompagnement est possible avec l'aide sociale à l'enfance (ASE), si le jeune a moins de 21 ans ; s'il a un projet, il est possible d'envisager un contrat jeunes majeurs (ATJM) *via* l'aide sociale à l'enfance.
Si un projet est en cours mais que se posent des soucis de financement, on peut solliciter le fonds d'aide aux jeunes (FAJ).

Le logement

Il existe la possibilité de contacter le Comité local pour le logement autonome des jeunes (CLLAJ) le plus proche, ou encore un foyer de jeunes travailleurs (FJT). En tout état de cause, il s'agit d'expliquer au jeune les démarches à effectuer pour une demande de logement social et les dispositifs pour y accéder.
S'il bénéficie d'un logement mais qu'il a des impayés de loyer ou d'énergie, il faut alors voir avec lui l'origine de ses difficultés et solliciter le Fonds solidarité énergie ou FSL maintien (aides pour faciliter le maintien dans un logement).

La santé

Si le jeune évoque une pathologie, ou une nécessité de soins dentaires, ou un besoin de lunettes, etc., il faut voir ce qu'il en est de l'ouverture de ses droits PUMa/CMU-C/ACS auprès de la CPAM, ou envisager de l'orienter vers des consultations spécialisées ou des dispensaires.

L'intervention collective

De nombreux jeunes sont en difficulté pour repérer les institutions, leur parcours est jalonné de ruptures, ils n'accèdent donc pas pleinement aux prestations sociales ou aux services auxquels ils pourraient prétendre. Aussi, avec les partenaires de la mission locale qui reçoit le même public, une information collective s'intitulant « Améliorer le recours aux droits sociaux des jeunes » pourrait être proposée.

+ Info

La mobilité serait-elle une réponse à l'insertion ? La mobilité est devenue une norme d'intégration sociale : pouvoir et savoir se déplacer contribue à l'acquisition d'autonomie. La mobilité au sein de l'espace européen est une priorité pour les autorités voyant un moyen de renforcer le sentiment d'appartenance européenne. Les nouvelles formes de communication avec la génération du Web qui échange sur des plates-formes permet une plus grande ouverture sur le monde.

4/ Réinsertion sociale et professionnelle des détenus

Contexte sociétal

De nombreuses personnes incarcérées n'étaient pas bien insérées dans la société avant leur détention. Fragilisées par celle-ci, elles se heurtent à leur sortie à de nombreux obstacles. Le regard porté sur les détenus et les préjugés jouent en leur défaveur. La personne libérée sans accompagnement risque de se retrouver dans un environnement familial ou social néfaste, ou au contraire dans un isolement total, ce qui peut la conduire à récidiver. Pour la plupart des gens, il semble évident que la sortie de prison doit être anticipée et préparée pendant la durée de l'incarcération. Des textes législatifs se sont succédé pour tenter d'apporter des réponses à cette question.

Contexte législatif

• **En 1791 :** le code pénal énonce que « *la prison est un lieu de punition, mais aussi celui de l'amendement du condamné par le travail et l'éducation* ».

• **En 1885 :** le texte sur la libération conditionnelle entre en vigueur.

• **En 1891 :** le sursis simple est introduit dans le droit pénal.

• **En 1945 :** la réforme AMOR indique que « *la peine privative de liberté a pour but essentiel l'amendement et le reclassement social des condamnés. L'emprisonnement doit aider à la réinsertion* ».

• **En 1959 :** création du sursis avec mise à l'épreuve.

• **Loi du 11 juillet 1975 :** création des centres de détention orientés vers la réinsertion.

• **Loi du 9 octobre 1981 :** abolition de la peine de mort.

• **Loi du 10 juin 1983 :** création du travail d'intérêt général (TIG), qui constitue une alternative à l'incarcération.

• **Loi du 22 juin 1987 :** elle énonce que « *le service public pénitentiaire a pour mission de favoriser la réinsertion sociale des personnes* ».

• **Loi du 3 avril 1999 :** elle porte la création, dans chaque département, du SPIP (service pénitentiaire d'insertion et de probation).

• **9 mars 2004 :** la loi prévoit les peines alternatives à l'incarcération ou l'aménagement de peine pour lutter contre la récidive et favoriser la réinsertion. Ces mesures permettent un passage progressif du milieu fermé vers la réintégration dans la société.

• **2006 :** l'ATA (allocation temporaire d'attente) remplace l'allocation d'insertion. Elle est versée à certains ressortissants étrangers et aux détenus libérés. Ils peuvent en bénéficier pendant une durée maximale de 12 mois, si la détention a été supérieure ou égale à 2 mois.

• **Décret du 10 août 2007,** relatif au placement sous surveillance électronique mobile qui instaure les peines planchers.

• **Loi du 24 novembre 2009 :** elle réaffirme le développement d'alternatives à la détention provisoire, et prévoit de mieux distinguer les régimes de détention en fonction de la personnalité des prisonniers. Elle étend les conditions de recevabilité de la semi-liberté et du placement sous surveillance électronique. Les détenus en situation de récidive ne bénéficient pas de ces conditions.

• **Loi du 15 août 2014,** relative à l'individualisation des peines et renforçant l'efficacité des sanctions pénales. La loi Taubira porte sur la prévention de la récidive, elle est entrée en vigueur le 1er octobre 2014.

Les principales mesures de la loi Taubira

La loi Taubira crée la contrainte pénale et vise à éviter les sorties « sèches » de prison, sans accompagnement. La contrainte pénale soumet le condamné à un ensemble d'obligations et d'interdictions (se rendre dans certains lieux, rencontrer certaines personnes...) ainsi qu'à un accompagnement soutenu (soins, insertion professionnelle...) pendant une durée qui peut aller de 6 mois à 5 ans.

Elle concerne principalement des personnes majeures condamnées à des peines de prison avec sursis et mise à l'épreuve, ou ayant commis un délit pour lequel une peine d'emprisonnement inférieure ou égale à 5 ans est encourue.
La loi supprime les « peines planchers » introduites dans la législation en 2007, qui prévoyaient que les crimes ou délits commis en état de récidive devaient être punis d'emprisonnement avec un certain seuil.
La loi généralise les « bureaux d'aide aux victimes » dans tous les TGI (tribunal de grande instance), guichets qui accueillent, écoutent, informent les victimes depuis le dépôt de plainte jusqu'à la décision de justice.

Ainsi la détention est destinée aux faits d'une extrême gravité. La loi Taubira accompagne les détenus libérés par un suivi sociojudiciaire préparé en détention. La France, par sa tradition et son éthique, croit possible la réinsertion et pense que prévenir la récidive est le meilleur moyen de se protéger.

5/ Le plan pluriannuel contre la pauvreté et pour l'inclusion sociale

Les différentes mesures du plan

Ainsi que l'avait promis le Premier ministre, le plan a été officiellement adopté par le comité interministériel de lutte contre les exclusions le 21 janvier 2013. Les mesures sont articulées autour de trois grands axes de réformes : réduire les inégalités et prévenir les ruptures, venir en aide et accompagner vers l'insertion, coordonner l'action sociale et valoriser ses acteurs.

L'accès aux droits

• Par la mise en œuvre d'un programme d'accès aux droits, afin de réduire le taux de non-recours aux droits sociaux qui nécessitera de développer des liens entre les différents services accueillant des personnes en situation de précarité, les services sociaux des conseils départementaux, les caisses d'allocations familiales, les centres communaux d'action sociale (CCAS) organisent « le repérage des personnes en difficultés et leur accompagnement vers l'ouverture des droits ». De plus, il sera demandé aux CAF d'instaurer un « rendez-vous des droits » adapté aux caisses d'assurance maladie pour améliorer en particulier le recours à une couverture complémentaire santé (ACS) et à l'assurance vieillesse (CNAV) en vue d'atteindre les personnes âgées éligibles à l'allocation de solidarité aux personnes âgées (ASPA).

• Une simplification de la procédure de domiciliation devra être envisagée par le préfet de département en lien avec les collectivités territoriales et les acteurs associatifs.

• Est envisagée l'extension des bénéficiaires des tarifs sociaux « énergie » (gaz et électricité) : jusqu'à présent le plafond de ressources retenu était celui de la CMU-C, désormais les personnes percevant l'allocation adulte handicapé et l'ASPA peuvent en bénéficier.

Emploi, insertion, travail et formation professionnelle

• Amélioration du RSA : revalorisation du RSA socle, réforme du RSA activité (remplacé par la prime d'activité), évaluation du dispositif aide personnalisée au retour à l'emploi (APRE), enfin les modalités d'orientation des bénéficiaires du RSA seront revues pour « rompre avec la logique binaire d'orientation » soit vers un accompagnement social, soit vers un accompagnement professionnel.

• Pour l'accompagnement des publics spécifiques, Pôle emploi devra développer des modes de suivi individualisé *via* la mise en place d'un réseau de parrainage de bénévoles, des techniques de médiation pour influer sur les pratiques de recrutement, et améliorer l'employabilité des personnes en situation de handicap. La loi pénitentiaire permettra l'intervention en détention de structures d'insertion par l'activité économique, car le plus souvent ces publics sont très éloignés de l'emploi.

• La durée des contrats aidés sera allongée pour s'approcher d'une moyenne de 12 mois.

• Pour lutter contre le chômage des jeunes, une « garantie jeunes » sera expérimentée dans des départements pilotes, il s'agit d'inscrire 100 000 jeunes en situation de pauvreté dans un parcours contractualisé d'accès à l'emploi ou à la formation reposant sur une évolution du CIVIS (contrat d'insertion dans la vie sociale), ils percevront une garantie de ressources d'un montant équivalent au RSA.

• La lutte contre l'illettrisme sera renforcée en faveur des personnes fragiles. Dans le cadre de la reconnaissance des compétences, un chantier sera ouvert pour des assouplissements possibles des dispositifs de validation des acquis de l'expérience (VAE).

Logement et hébergement

Plusieurs points sur ce thème montrent la mobilisation du gouvernement. Le plan prévoit de construire 150 000 logements locatifs sociaux par an, complété par un programme de logements à bas niveaux de loyer, et d'apporter un soutien à la construction de logements adaptés (résidences sociales, résidences d'accueil). Dans ce cadre, la mise aux normes des foyers de travailleurs migrants sera poursuivie. L'encadrement des loyers dans le parc privé est prévu pour réguler les excès (augmentation importante des loyers à la relocation). Pour maîtriser les charges liées au logement, Cécile Duflot, ex-ministre de l'Égalité des territoires et du Logement, prévoit un plan de rénovation énergétique de l'habitat, programme « Habiter mieux » pour une meilleure distribution des aides, en particulier pour les personnes de plus de 60 ans souvent touchées par la précarité énergétique.

Des efforts seront déployés pour lutter contre l'habitat indigne.
Le gouvernement va mettre en place une « garantie universelle et solidaire des risques locatifs » pour sécuriser les propriétaires en les garantissant contre les impayés de loyer.
Le plan indique que la prévention des expulsions devra être développée en traitant les impayés le plus en amont possible, en renforçant le rôle des commissions de coordination, en assurant une meilleure articulation avec les fonds de solidarité pour le logement.
L'attribution des logements sociaux devra gagner en transparence et en lisibilité pour le demandeur. Une attention forte sera portée aux critères de priorisation des personnes en situation d'hébergement précaire ou mal logées, ainsi qu'une meilleure prise en compte de l'égalité femmes-hommes.
En ce qui concerne le droit au logement opposable, le ministère chargé du Logement veut remédier aux difficultés de mise en œuvre concernant ce droit dans les zones tendues. Un plan d'urgence sera déployé afin de mobiliser des logements nouveaux pour accueillir les personnes reconnues prioritaires au titre du DALO.
Le gouvernement souhaite mettre fin à la gestion du thermomètre de l'hébergement d'urgence et prioriser l'accès au logement, notamment assurer une

sortie du dispositif hivernal cohérente et organisée en pérennisant 5 000 places d'hébergement d'urgence. Le plan d'humanisation des structures d'accueil et d'hébergement se poursuivra pour garantir des solutions dignes aux personnes accueillies.
La convergence vers un SIAO « urgence et insertion » doit s'accélérer ; tous les acteurs concernés sont appelés à se mobiliser pour rendre ce dispositif « pleinement opérationnel sur tout le territoire ».
Pour l'accès au logement, les mesures d'accompagnement vers et dans le logement seront « étoffées », et les places en maisons-relais et les intermédiations locatives renforcées.

La santé et l'accès aux soins

Pour toute personne vivant sous le seuil de pauvreté (établi en 2017 à 1 041 euros par mois), le recours à la complémentaire santé sera favorisé, et le plafond de ressources pour l'octroi de la CMU-C sera revalorisé.
La lutte contre les inégalités de soin corrélées avec les inégalités sociales est un objectif de santé publique ; dans ce cadre, une attention particulière sera portée aux domaines de la santé mentale, du traitement des addictions ; seront envisagées une révision des politiques sanitaires pour les personnes détenues, une promotion de l'accès aux soins et une prévention en faveur des gens du voyage, mais aussi l'amélioration de l'accès aux soins courants pour les personnes en situation de handicap.

Une autre priorité est de mettre l'accent sur la santé des enfants et adolescents, avec un plan « santé enfants/adolescents/jeunesse ». Il souligne que « *la santé scolaire doit jouer un rôle majeur dans l'identification des troubles du langage, sensoriels, liés au handicap* ». En matière de santé dentaire, le programme « M'T dents » permettra de couvrir 80 % des enfants de primaire en zone d'éducation prioritaire.
La dynamisation du système se fera par le développement des structures de soins de proximité en encourageant le regroupement des professionnels de santé et la création de dix permanences supplémentaires d'accès aux soins de santé. Ces permanences facilitent non seulement l'accès des personnes au système hospitalier, mais aussi au réseau institutionnel et associatif de soins et d'accueil.

Volet famille-enfance-réussite éducative

Le gouvernement souhaite augmenter le taux de scolarisation des enfants de moins de 3 ans, en priorité dans les ZEP (zone d'éducation prioritaire), ainsi qu'un accueil en structure collective (crèche, halte-garderie) des enfants vivant sous le seuil de pauvreté, et les modes de garde innovants (horaires décalés, multi-accueils…) pour favoriser les parcours d'insertion et la mobilité des parents notamment dans les familles monoparentales.
Le plan affirme que l'accès aux cantines scolaires doit être facilité pour les familles modestes : pour l'enseignement élémentaire, ce sera aux communes d'agir ; pour le second degré, l'État mobilisera davantage les fonds sociaux qui complètent les bourses.
Pour favoriser l'accès à l'école pour tous, le ministère délégué à la Réussite éducative prévoit la scolarisation des enfants vivant dans des campements ou des bidonvilles, obligation sera faite aux familles d'inscrire leurs enfants et de veiller à leur assiduité, et obligation pour le maire d'inscrire tous les enfants de la commune sans distinction de nationalité.

La lutte contre le surendettement

Le plan souhaite, dans une première démarche, prévenir les difficultés des familles modestes et, dans un second temps, les accompagner dans leur situation de fragilité financière.
Afin de prévenir les difficultés, une meilleure connaissance des processus menant au surendettement et des procédures de résolution existantes permettraient de rendre plus efficace la prévention. Le ministère de l'Économie et des Finances compte créer un dispositif de prévention et d'accompagnement qui reposerait sur la mise en place par les banques de mécanismes de détection précoce des difficultés de leurs clients. Ce même mécanisme serait étendu aux bailleurs sociaux, aux fournisseurs d'énergie, aux opérateurs téléphoniques. Enfin, le gouvernement souhaite lutter contre l'accumulation de frais facturés par la banque en cas d'incident de paiement.
Au-delà des mesures qui existent déjà, le gouvernement entend développer un réseau de « points conseils budget » qui seraient mis en place conjointement

par les réseaux bancaires, les associations, les collectivités territoriales, locales et les services déconcentrés de l'État pour permettre aux personnes de bénéficier de conseils, orientation, médiation avec les créanciers. Il s'agit également de mettre en place un groupe de travail en lien avec l'Éducation nationale pour l'éducation budgétaire et de diffuser des connaissances minimales sur les outils bancaires.

Coordination de l'action sociale et valorisation des acteurs

Plusieurs points sont évoqués : la place des publics accueillis et accompagnés dans la mise en œuvre des politiques publiques, l'articulation entre les différentes institutions et leurs relations avec le secteur associatif et enfin, une refondation du travail social, à savoir : son inscription dans les nouvelles orientations des politiques sociales qui questionnent les pratiques de l'intervention sociale.
La réforme veut associer les personnes précaires à l'élaboration des politiques publiques, en prenant exemple sur l'expérimentation au sein du CNLE (Conseil national des politiques de lutte contre la pauvreté et l'exclusion sociale), ou encore à la FNARS (Fédération nationale des associations d'accueil et de réinsertion sociale). Le gouvernement souhaite élargir cette pratique à tous les grands conseils consultatifs (Haut Comité pour le logement des personnes défavorisées, Haut Conseil à l'intégration...).
Le gouvernement entend accentuer la territorialisation des politiques de solidarité avec le concours des conseils départementaux, à savoir :
- pérenniser les ressources pour faire face au financement des allocations individuelles de solidarité (RSA, allocation personnalisée d'autonomie, prestation de compensation du handicap) ;
- créer des conseils départementaux du développement social qui intégreraient les institutions du champ de l'action sociale ;
- encourager la passation de contrats territoriaux de développement social entre départements, communes et intercommunalités.

L'un des facteurs clés de la réussite de la lutte contre la pauvreté et pour l'inclusion sociale est de donner une base légale à des conventions de partenariat avec les associations, sous forme d'objectifs pluriannuels pour mieux sécuriser leur gestion.

Réformer la formation des travailleurs sociaux

Les évolutions des politiques sociales, les injonctions associées à des organisations de travail, questionnent la posture traditionnelle des professionnels. Dans ce contexte, des assises de l'intervention sociale en 2014 avec les grands acteurs de l'action sociale, y compris associatifs, ainsi que le Conseil supérieur du travail social étroitement associé, devront permettre de faire émerger les évolutions à imprimer dans la formation initiale et continue des travailleurs sociaux, de mettre en valeur les bonnes pratiques existantes et de les capitaliser, et également d'aborder le parcours professionnel des travailleurs sociaux et les risques psychosociaux auxquels ils sont exposés. Le gouvernement lancera une campagne de promotion des métiers du travail social qui souffrent d'un déficit d'image.
Pour moderniser l'appareil de formation, le modèle des « hautes écoles professionnelles de l'action sociale » sera expertisé. De même, le sujet de la formation tout au long de la vie reste central.

Les mesures effectives en 2014

L'accès aux droits

Revalorisation exceptionnelle de l'ASPA (minimum vieillesse) en avril et octobre 2014 qui permettra de porter son montant à 800 euros mensuels.
Extension des tarifs sociaux « énergie » avec l'objectif d'atteindre 8 millions de personnes.
Expérimentation du « dossier de demande simplifiée » (lancé dans 2 territoires) qui simplifie les modalités de demande de plusieurs prestations : RSA, ASPA, PUMa, CMU-C, ACS, APL.
Guichet unique : en 2013, quatre territoires ont expérimenté la notion de guichet unique qui permet aux bénéficiaires du RSA venant pour l'ouverture des droits de faire en une demi-journée les démarches associées (PUMa, CMU-C, rendez-vous avec un travailleur social du CD [conseil départemental], Pôle emploi).

L'accompagnement des publics spécifiques

Lutte contre l'isolement et accès aux droits pour les personnes âgées (déploiement de MONALISA).
Aide à la réinsertion familiale et sociale des anciens migrants qui résident en foyer, ce qui leur permettra d'effectuer des séjours de longue durée dans leurs pays d'origine en conservant les aides au logement et les minima sociaux auxquels ils sont éligibles.
Favoriser l'accès aux sports pour les familles vulnérables, car la pratique des activités physiques et sportives est facteur d'inclusion sociale.

Le logement

La loi ALUR (accès au logement et urbanisme retrouvé), votée le 20 février 2014, met en place trois engagements majeurs : réalisation d'un plan d'action pour le relogement des ménages prioritaires au titre du DALO, mise en place de la garantie universelle des loyers, prévention des expulsions en améliorant le dispositif DALO pour les personnes menacées d'expulsion.

La santé et l'accès aux soins

Aide à la complémentaire santé revalorisée, de 500 à 550 euros, pour les plus de 60 ans.
La prise en charge des personnes précaires atteintes de troubles psychiques suppose de s'appuyer sur « les équipes mobiles psychiatrie, précarité » et l'ensemble des dispositifs existants pour un maillage territorial.

L'emploi et la formation

Meilleur encadrement des stages d'étudiants pour empêcher les abus et améliorer le statut des étudiants.
Poursuite de la mise en œuvre des emplois d'avenir.

La famille

Mieux protéger les familles monoparentales contre les impayés de pensions alimentaires, qui fragilisent les femmes seules et les fait basculer dans la précarité. Une garantie publique contre les impayés de pensions alimentaires sera expérimentée à hauteur de 120 euros par mois versée par la CAF.
Mieux accompagner les jeunes qui sortent de l'ASE ou d'une mesure judiciaire ou de prison vers l'autonomie.
Déploiement du dispositif MNA (mineurs non accompagnés, anciennement MIE), car certains départements sont saturés. Il convient d'éviter la concentration du flux d'arrivée des mineurs et d'harmoniser les pratiques des départements en matière d'évaluation et d'orientation.
Améliorer l'accès à la restauration scolaire en rendant effectif le principe de non-discrimination.
Améliorer l'accès à l'école pour les enfants issus de campements ou de bidonvilles qui ne doivent pas subir de stigmatisation ou de discrimination.

L'inclusion bancaire et le surendettement

Lutter contre l'accumulation des frais bancaires avec un plafonnement des commissions.
Améliorer et développer le micro-crédit personnel pour de petits projets à vocation professionnelle avec un accompagnement.
Désolidarisation des comptes joints en cas de violences faites aux femmes.

Coordination de l'action sociale et valorisation des acteurs

Accentuer la territorialisation des politiques de lutte contre la pauvreté et mieux articuler les différents niveaux de compétence : il revient à chaque département chef de file de l'action sociale d'élaborer, avec les autres collectivités du territoire, des conventions d'exercice partagé de compétences entre acteurs du social.

Intégrer la participation des personnes en situation de précarité dans les instances publiques (mission locale, Comité pour le logement des personnes défavorisées...).
Les États généraux du travail social doivent lancer une réflexion collective sur la place et les pratiques du travail social aujourd'hui, autour de 4 axes de réflexion : qualité du service rendu à l'usager, développement d'une politique de l'emploi offensive dans ce secteur, valorisation des métiers et révision de l'architecture des diplômes.

+ Info

La Commission nationale consultative des droits de l'homme (CNCDH) demande la reconnaissance de la précarité sociale comme motif de discrimination, afin de faire prendre conscience à l'ensemble de la société de la gravité de certains comportements qui stigmatisent et aboutissent à discriminer les personnes pauvres, ce qui constitue une atteinte à la dignité humaine et peut être la source d'inégalités de traitement.

6/ Domiciliation

La domiciliation est un droit essentiel pour les plus précaires. Elle permet aux personnes qui ne disposent pas d'une adresse de recevoir et de consulter leur courrier de façon constante, d'accéder à des droits et prestations.
C'est bien plus qu'une adresse pour recevoir du courrier, c'est un acte pour exister, accéder aux droits, mais aussi être connu et reconnu. C'est une étape essentielle dans un processus d'insertion, « un premier pas de la réinsertion ».

Qui a besoin d'une domiciliation ?

Les bénéficiaires du droit à la domiciliation sont les personnes sans domicile stable (CASF L. 264.1). « *Cette notion désigne toute personne qui ne dispose pas d'une adresse lui permettant d'y recevoir et d'y consulter son courrier de façon constante.* » (circulaire du 25 février 2008).
Sont considérées comme sans domicile stable les personnes qui vivent de façon itinérante, sont hébergées de façon très temporaire par des tiers, ou recourent aux centres d'hébergement d'urgence. En revanche les personnes qui vivent chez des tiers de façon stable, ou disposent d'un hébergement de plus longue durée (CHRS, centres de stabilisation...), n'ont pas vocation à recourir à la procédure d'élection de domicile.

La domiciliation est ouverte aux étrangers en situation régulière. Pour les étrangers en situation irrégulière, ils peuvent la demander, en vue d'avoir accès à l'aide médicale de l'État (AME).
Pour les personnes détenues, la loi pénitentiaire leur permet d'établir la domiciliation au sein de l'établissement pénitentiaire. Ce mode de domiciliation reste dérogatoire et prend fin à la sortie de la personne.

Le schéma départemental

Réformé par la loi du 5 mars 2007 instituant le droit au logement opposable, le dispositif est modifié par la loi ALUR (du 24 mars 2014) qui a réaffirmé

les principes de domiciliation et a prévu les décrets d'application, relatifs au dispositif de domiciliation, publiés le 19 mai 2016 (entrés en vigueur le 22 mai 2016) pour la mise en place du « schéma départemental de la domiciliation » définissant une couverture territoriale complète.
Il est établi par le préfet du département, en lien avec les acteurs du territoire (collectivités territoriales et secteur associatif), dans le cadre du PDALHPD (plan départemental d'action pour le logement et l'hébergement des personnes défavorisées).

Ce schéma départemental a pour objectifs :
- l'harmonisation des règles relatives à la domiciliation généraliste ;
- l'élargissement des motifs de domiciliation à l'ensemble des droits civils.

Depuis le 22 mai 2016, il y a nécessité d'existence d'un lien avec la commune ou le groupement de communes, mais aucune durée minimale de présence ne peut être imposée.
Ce lien peut être attesté par tous moyens (documents d'attestation, coordonnées d'hébergeants, inscriptions d'enfants aux écoles, centres de loisirs, centres de PMI...). En dehors des CCAS ou des CIAS (groupement de communes), des organismes sont agréés. Ils doivent respecter un cahier des charges arrêté par le préfet du département.
Les organismes agréés sont ceux qui interviennent dans les domaines de : lutte contre les exclusions, accès aux soins, hébergement et accueil d'urgence, accompagnement social, organismes d'action sociale en faveur des personnes âgées ou handicapées...
La demande doit s'effectuer par le biais d'un formulaire précisant l'identité du demandeur, ses ayants droit, la date du dépôt de la demande, ainsi que le nom et l'adresse de l'organisme auprès duquel la demande a été effectuée.
La demande d'élection de domicile doit être suivie d'un entretien avec la personne qui la sollicite. Elle donne lieu à l'établissement d'une attestation d'élection de domicile qui permet à la personne d'entreprendre les démarches nécessaires pour l'accès à l'ensemble des droits et prestations. Cette attestation est accordée pour une durée d'un an à compter de la demande initiale. Elle est toutefois renouvelable de droit.

Lors de l'entretien la personne reçoit une information sur ses droits et obligations.
L'intéressé doit relever son courrier au minimum tous les 3 mois, ou prendre contact avec l'organisme. Il n'est donc pas obligé de se déplacer, une prise de contact téléphonique peut suffire. L'organisme met fin à la domiciliation si la personne ne s'est pas manifestée pendant plus de trois mois consécutifs. Cette règle ne s'applique pas si « cette absence de manifestation est justifiée par des raisons de santé ou de privation de liberté ».

7/ Loi de modernisation de la justice du XXIe siècle

Loi parue au *JO* du 19 novembre 2016.

Ses principaux objectifs :

- rapprocher la justice du citoyen, pour faciliter l'accès aux droits, la loi crée le service d'accueil unique des justiciables (SAUJ), qui permet à chaque citoyen de s'informer de ses droits, d'engager des formalités et demandes, de suivre le traitement de son affaire ;
- désengorger les tribunaux : désormais l'enregistrement du PACS sera confié à l'officier d'état civil en mairie. Un amendement prévoit que le divorce par consentement mutuel puisse être prononcé sans passage devant le juge aux affaires familiales. Les époux accompagnés par leur avocat respectif peuvent négocier leur séparation. La convention de divorce sera enregistrée chez un notaire.

Le défaut d'assurance et de permis de conduire n'est plus un délit et donc ne relève plus du tribunal correctionnel, il est sanctionné par une contravention.

8/ La loi égalité et citoyenneté du 27 janvier 2017

Ce texte, publié le mardi 14 février 2017, veut casser les logiques de ségrégation en conciliant, à l'échelle de notre pays, égalité des chances et mixité sociale. Favoriser le vivre-ensemble et lutter contre les phénomènes de ghettoïsation de certains quartiers est le socle indispensable de la fraternité et de la solidarité.

Citoyenneté et émancipation des jeunes

Le premier volet de la loi est consacré à la jeunesse et au soutien de l'engagement dans la vie citoyenne.

Une réserve civique pour tous : La loi instaure une réserve civique tout au long de la vie. Cette réserve doit intégrer, dans leurs spécificités actuelles, les réserves citoyennes existantes en matière de défense, de police, de sécurité civile communale et d'Éducation nationale. La réserve civique généralisée s'adresse à tous les Français ou étrangers réguliers majeurs ou âgés de plus de 16 ans qui souhaitent « *servir les valeurs de la République en participant, à titre bénévole et occasionnel, à la réalisation de projets d'intérêt général* ». Elle est aussi ouverte aux Français de l'étranger, les volontaires pourront être affectés sur des missions ponctuelles proposées par une personne publique ou un organisme non lucratif de type associations. Ces missions leur permettront d'acquérir des points supplémentaires sur leur compte personnel d'activité (CPA), pour valoriser leur engagement et bénéficier de droits à formation. La loi étend les missions de service civique aux services d'incendie et de secours et diversifie les structures d'accueil pouvant recourir aux volontaires. Une « carte du volontaire » est créée, offrant aux volontaires les mêmes avantages qu'aux étudiants.

Les autres dispositions en faveur de la jeunesse :

- la validation obligatoire dans le cursus des étudiants des compétences qu'ils ont acquises lors d'un engagement citoyen (activités bénévoles, service civique, etc.) ou lors d'une activité professionnelle ;

• le droit pour les jeunes de plus de 16 ans d'être directeur d'un journal ou périodique réalisé bénévolement ;
• le droit pour les mineurs, de participer à la création d'une association et à son administration ;
• une meilleure information des jeunes de 16 à 23 ans sur leurs droits en matière de couverture santé, d'examens de santé gratuits et de prévention ;
• un accès facilité à la couverture maladie universelle complémentaire pour les jeunes âgés de 18 à 24 ans ;
• l'éligibilité au compte personnel de formation de la préparation au permis de conduire ;
• l'incitation faite aux collectivités locales de mettre en place des conseils de jeunes.

Mixité sociale et égalité des chances dans l'habitat

Le deuxième volet de la loi engage des mesures dans le domaine du logement social pour favoriser la mixité et lutter contre les phénomènes de ségrégation territoriale.

L'évolution du système d'attribution des logements sociaux

Les règles d'attribution des logements sociaux changent sur plusieurs points :
• dans le but de rompre avec la concentration de la pauvreté dans les quartiers prioritaires de la politique de la ville, au moins 25 % des logements sociaux disponibles dans les quartiers les plus attractifs (contre 19 % en moyenne aujourd'hui) devront être attribués aux 25 % des ménages les plus modestes ;
• les publics prioritaires d'un logement social (personnes handicapées, mal logées, etc.) sont redéfinis et élargis ;
• pour mieux partager l'effort de relogement des ménages prioritaires, les collectivités et Action logement (anciennement 1 % logement) devront désormais attribuer 25 % de leurs logements à ces ménages. Par ailleurs, l'État entend mieux maîtriser son contingent de logements réservés en supprimant la possibilité pour le préfet de le déléguer aux communes ;

• l'ensemble des acteurs du logement à l'échelle intercommunale devront à l'avenir rendre publics les critères d'attribution des logements sociaux. Les modalités du choix des dossiers soumis à la commission d'attribution seront explicitées.

Une nouvelle politique des loyers du parc social

Le supplément de loyer de solidarité pour les ménages dépassant largement les plafonds de ressources est renforcé et la rupture de bail en cas de revenus trop importants facilitée.

Égalité réelle

Le troisième volet de la loi entend agir pour l'insertion de chacun dans la République, en consacrant de nouveaux droits pour l'ensemble des citoyens.

Le pouvoir des conseils citoyens étendu

Les conseils citoyens, créés en 2014 dans les quartiers prioritaires de la politique de la ville, peuvent désormais interpeller le préfet des difficultés particulières rencontrées par les habitants. Ce pouvoir leur permet de demander la modification du contrat de ville ainsi que la nomination d'un délégué du gouvernement à la politique de la ville, dont la fonction est consacrée par la loi.

La lutte contre les discriminations

La loi modifie plusieurs articles de la loi de 1881 sur la liberté de la presse et du code pénal.
La notion d'identité sexuelle est remplacée dans ces textes par celle « d'identité de genre » pour réprimer la diffamation ou les discriminations.
Les peines encourues pour injures racistes ou discriminatoires sont doublées.

Les circonstances aggravantes de racisme et d'homophobie sont généralisées à tous les crimes et délits. Le sexisme devient également une circonstance aggravante.
Plusieurs mesures sont ainsi mises en place :
• une formation obligatoire à la non-discrimination pour les chargés de recrutement dans les grandes entreprises ;
• une meilleure représentation de la diversité de la société dans les programmes audiovisuels ;
• la publication par le Haut Conseil à l'égalité femmes-hommes d'un rapport annuel sur l'état du sexisme en France.

Plan d'urgence contre la pauvreté

Le 24 octobre 2020, le Premier ministre Jean Castex a exposé le plan d'urgence contre la pauvreté (doté de 1,8 milliard d'euros) et a énoncé les mesures à l'intention des plus précaires :
• aide d'urgence aux familles (versée le 27 novembre) de 150 euros pour les allocataires du RSA, les bénéficiaires de l'allocation solidarité spécifique (ASS) versée aux chômeurs en fin de droits et 100 euros par enfant pour les allocataires qui perçoivent l'aide personnalisée au logement (APL) ;
• la garantie jeunes (16/25 ans), mise en œuvre par les missions locales, est développée. Elle profitera à 50 000 jeunes de plus que les 100 000 déjà concernés. L'allocation financière est de 497 euros/mois ;
• 53 millions de masques lavables réalisés par La Poste seront distribués gratuitement aux personnes précaires :
• l'offre de domiciliation sera accrue, passant de 400 à 700 points d'accueil (d'ici 2023) afin de faciliter les démarches des personnes sans-abri ;
• des dispositifs vers l'emploi : effort financier dans le dispositif d'aide d'insertion par l'activité économique (IAE) ;
• des emplois seront développés dans les quartiers prioritaires de la ville au sein des associations et collectivités locales, le financement par l'État passera de 45 à 80 % ;

• des aides à la mobilité, des locations de voiture à tarif préférentiels, des microcrédits pour achat de véhicule et des plates-formes pour faciliter le covoiturage seront mis en place pour aider 100 000 chômeurs à accepter un emploi éloigné de leur domicile ;
• sur le front du logement, le plan hivernal commence le 18 octobre au lieu du 1er novembre afin de permettre l'ouverture de places dites « hivernales ».

Il ne faut pas confondre : plan hivernal et trêve hivernale. Cette dernière mesure est un dispositif qui gèle l'exécution des expulsions du domicile entre le 1er novembre et le 31 mars.

Pour aller plus loin

Bibliographie

• *Les Exclus. Un Français sur dix*, René Lenoir, Paris, éd. du Seuil, 1974.
• *La Disqualification sociale*, Serge Paugam, Paris, PUF, 1991.
• *Les Métamorphoses de la question sociale. Une chronique du salariat*, Robert Castel, Paris, Sciences humaines, 1995.
• « La construction du RSA », Jean-Benoît Dujol et Étienne Grass, *Droit social*, n° 3, mars 2009.
• *Les Comportements de santé des jeunes*, François Beck et Jean-Baptiste Richard, Collection baromètres santé, 2010.
• *L'Enfant et l'Adolescent, un enjeu de société, une priorité du système de santé*, Danièle Sommelet, La Documentation française, 2006.

QCM n° 1 : L'exclusion

Sujet

1. Depuis quand parle-t-on d'exclusion sociale ?
a) Depuis 1950
b) Depuis 1980
c) Depuis 2000

2. L'AAH, créée en 1975, est :
a) l'allocation adolescent handicapé.
b) l'aide adulte handicapé.
c) l'allocation adulte handicapé.

3. Le RMI fut mis en place en :
a) 1987.
b) 1988.
c) 1989.

4. Le RMI est :
a) le revenu maximum d'intégration.
b) le revenu minimum d'immigration.
c) le revenu minimum d'insertion.

5. La CMU, mise en place en 1999, est :
a) la complémentaire maladie universelle.
b) la couverture maladie universelle.
c) la couverture minimum universelle.

6. DALO signifie :
a) droit au logement opposable.
b) disposition accès au logement.
c) dispositif d'aide au logement.

7. Le RSA est apparu :
a) 10 ans après le RMI.
b) 18 ans après le RMI.
c) 20 ans après le RMI.

8. Le RSA fut mis en place sous l'impulsion de :
a) l'abbé Pierre.
b) Martin Hirsch.
c) Bernard Kouchner.

9. RSA signifie :
a) rente solidaire d'activité.
b) revenu de solidarité active.
c) revenu salarié d'activité.

10. Qui est compétent pour l'ensemble des décisions concernant le RSA ?
a) Le président de la République
b) Le président du conseil départemental
c) Le préfet

11. Le RSA a pour objectif :
a) de demeurer chez soi.
b) d'inciter à la reprise d'un emploi.
c) d'attendre la retraite.

12. Le RSA s'adresse aux adultes à partir de :
a) 18 ans.
b) 25 ans.
c) 28 ans.

13. Que signifie AME ?
a) Aide médicale d'État
b) Assistance médicale d'État
c) Aide médicale établie

14. L'AME s'adresse :
a) aux personnes étrangères en situation régulière.
b) aux personnes étrangères en situation irrégulière.
c) à toute personne étrangère.

15. La première loi sur le surendettement fut promulguée en :
a) 1969.
b) 1979.
c) 1989.

16. Le surendettement passif est principalement lié :
a) à l'accumulation exagérée de crédits au regard des revenus.
b) à la perte d'emploi.
c) aux séparations de couples.

17. La commission de surendettement se trouve :
a) à la préfecture.
b) à la Banque de France.
c) au conseil départemental.

18. La loi Lagarde fut votée en :
a) 2009.
b) 2010.
c) 2011.

19. FICP signifie :
a) fichier incident de paiement.
b) fichier inscription de paiement.
c) formulaire incident de paiement.

20. En 2011, le nombre de personnes n'ayant aucune capacité de remboursement représentait, en pourcentage de dossiers traités par la commission de surendettement :
a) 50 %.
b) 56 %.
c) 65 %.

21. Quelle loi a posé le principe de la domiciliation ?
a) Protection enfance, 5 mars 2007
b) DALO, 5 mars 2007
c) Lutte contre les exclusions, 29 juillet 1998

22. Que veut dire PRAPS ?
a) Programme régional pour l'accès à la prévention et aux soins
b) Programme régional d'aide aux personnes seules
c) Prévention réglementée accès aux premiers soins

23. Que signifie le sigle HPST ?
a) Haute prévention sur le territoire
b) Hôpital, patients, santé et territoires
c) Hospitalier personnel santé territoire

24. Date de la loi à l'origine de cette réforme hospitalière :
a) 25 juillet 2009.
b) 29 juillet 2008.
c) 29 juillet 2009.

25. La loi Rebsamen a mis en place la prime d'activité, que remplace-t-elle ?
a) L'API et le RSA activité
b) La prime d'emploi et le RSA activité
c) Le RSA socle et le fonds d'aide aux jeunes

26. À quelle date entre en application cette prime d'activité ?
a) 1er octobre 2015
b) 1er janvier 2016
c) 1er juin 2016

27. Quelle est la date de la dernière loi sur la réforme pénale (dite loi Taubira) ?
a) 15 août 2014
b) 10 janvier 2015
c) 12 juillet 2015

28. Qu'est-ce que l'ARPE ?
a) Action de réinsertion pour le premier emploi
b) Allocation de recherche pour le premier emploi
c) Aide à la recherche du premier emploi

29. Que veut dire SAUJ (loi de modernisation de la justice) ?
a) Service d'accueil unique des justiciables
b) Service d'aide universelle à la justice
c) Service d'action unique des justiciables

30. En 2016, quel dispositif remplace la CMU de base ?
a) La protection unique maladie
b) La protection universelle maladie
c) La prévoyance universelle maladie

31. Quel est l'intitulé de la loi du 27 janvier 2017 ?
a) Loi citoyenne et égalitaire
b) Loi égalité et citoyenneté
c) Loi identité et citoyenne

32. Que veut dire RUA ?
a) Rente unifiée d'activités
b) Revenu universel d'activités
c) Revenu unique d'activités

33. Que célèbre-t-on le 9 décembre ?
a) La Journée républicaine
b) La Journée de la laïcité
c) La Journée française

34. Quel dispositif mis en place en 2021 favorise la culture à destination des jeunes ?
a) Le passeport Culture
b) La Culture pour tous
c) Le pass Culture

Corrigé

1. Réponse b) ; depuis 1980.
2. Réponse c) ; AAH : allocation adulte handicapé.
3. Réponse b) ; RMI mis en place en 1988.
4. Réponse c) ; RMI : revenu minimum d'insertion.
5. Réponse b) ; CMU : couverture maladie universelle.
6. Réponse a) ; DALO : droit au logement opposable.
7. Réponse c) ; RSA apparu 20 ans après le RMI.
8. Réponse b) ; RSA : Martin Hirsch.
9. Réponse b) ; RSA : revenu de solidarité active.
10. Réponse b) ; président du conseil départemental.
11. Réponse b) ; inciter à la reprise d'emploi.
12. Réponse b) ; 25 ans.
13. Réponse a) ; AME : aide médicale d'État.
14. Réponse b) ; aux les personnes étrangères en situation irrégulière.
15. Réponse b) ; première loi sur le surendettement : 1979.
16. Réponse b) ; surendettement passif, première cause : perte d'emploi.
17. Réponse b) ; Banque de France.
18. Réponse b) ; loi Lagarde : 2010.
19. Réponse a) ; fichier incident de paiement.
20. Réponse b) ; 56 %.
21. Réponse b) ; DALO, 5 mars 2007.
22. Réponse a) ; PRAPS : programme régional pour l'accès à la prévention et aux soins.
23. Réponse b) ; HPST : hôpital, patients, santé et territoires.
24. Réponse c) ; loi HPST : 29 juillet 2009.
25. Réponse b) ; la prime d'emploi et le RSA activité.
26. Réponse b) ; prime d'activité : 1er janvier 2016.
27. Réponse a) ; loi Taubira : 15 août 2014.
28. Réponse c) ; ARPE : aide à la recherche du premier emploi.
29. Réponse a) ; SAUJ : service d'accueil unique des justiciables.
30. Réponse b) ; la protection universelle maladie.

31. Réponse b) ; loi égalité et citoyenneté.
32. Réponse b) ; RUA : revenu universel d'activités.
33. Réponse b) ; Journée nationale de la laïcité.
34. Réponse c) ; pass Culture.

LE HANDICAP

Partie II

1/ Contexte sociologique

Le handicap est un sujet sociétal qui ne laisse pas indifférent ; il renvoie une image qui suscite des peurs et peut engendrer divers types de comportements selon la perception qu'on en a. En Grèce antique, le handicap est perçu comme un maléfice ; dans la période médiévale, on parle d'infirme (« le boiteux ») ; ce peut être un sujet de dérision (« le nain »). Puis l'infirmité va être considérée comme un événement irrationnel et l'on considère qu'on ne peut intégrer les handicapés dans la vie sociale sans danger de déstabilisation ; ainsi, les mal formés, les fous, les attardés mentaux, etc. vont être enfermés dans des espaces établis pour eux, avec les gueux, les mendiants, car ils sont considérés comme non assimilables par la société.

On peut constater que les mots employés pour parler des personnes handicapées sont liés à la manière dont on se représente mentalement une réalité. L'époque classique inaugure un système catégoriel : le normal et le pathologique. Quand Diderot écrit *Lettre sur les aveugles à l'intention de ceux qui voient*, il veut montrer que tous les esprits se valent dès lors qu'on y met l'instruction et l'éducation nécessaires.

À la fin du XIXe siècle, avec l'industrialisation, apparaît le problème des accidentés du travail car les normes de sécurité n'existaient pas, puis au XXe siècle, suite à l'hécatombe de la guerre 1914-1918, on parle de « mutilés de guerre ». Commence alors à émerger une notion de handicap lié à des faits extérieurs.

Mais quelle est l'origine du mot « handicap » ? En 1827, il est emprunté à l'anglais « *hand in cap* » qui signifie « main dans le chapeau », dans le cadre d'un troc de biens entre deux personnes : il fallait rétablir une égalité de valeur entre ce qui était donné et reçu, et celui qui recevait un objet de valeur supérieure devait mettre dans un chapeau une somme d'argent pour rétablir l'équité. L'expression s'applique également au domaine sportif (course de chevaux). En 1946, suite aux travaux du docteur Philip Wood, épidémiologiste anglais, apparaît la CIH (classification internationale des handicaps) qui propose trois niveaux :

- la déficience qui correspond à l'altération psychologique, physiologique ou anatomique ;
- l'incapacité qui est une réduction partielle ou totale de la capacité ;
- le désavantage qui est la conséquence de la déficience ou de l'incapacité sur les conditions d'une insertion sociale, professionnelle.

Le handicap se définissait par opposition à la maladie : le patient était nommé « handicapé » lorsqu'il était devenu incurable.

En France, le terme « handicap » dans le sens médical et médico-social n'apparaît que dans les années 1950-1960. Il est employé pour la première fois en 1967 dans le rapport Bloch-Laine qui plaide pour une approche replaçant l'homme handicapé dans la société, et ouvre ainsi la voie au texte d'orientation de 1975.

C'est en 1980 que l'OMS introduit une définition du handicap qui prend en compte les facteurs environnementaux et énonce le handicap comme « *la rencontre d'une déficience avec une situation de vie quotidienne* », menant à des difficultés morales, intellectuelles, sociétales, physiques vis-à-vis d'un environnement, que ce soit en matière d'accessibilité, d'expression, de compréhension ou d'appréhension, et qui entraîne des limitations d'activité et de participation. Il y a donc une notion médicale mais également sociale.

L'Union européenne compte près de 100 millions de personnes en situation de handicap.
La Commission européenne a publié le 3 mars 2021 sa stratégie 2021-2030 en faveur des personnes en situation de handicap, afin d'assurer leur pleine participation à la société sur une base d'égalité dans l'Union et au-delà des frontières.

Cette stratégie sur 10 ans tient compte de la diversité des handicaps et incapacités physiques, mentales, intellectuelles et sensorielles et s'articule autour de 3 thèmes :

• **droits dans l'UE :** les personnes en situation de handicap ont droit comme tout citoyen européen de s'installer dans un autre pays, de participer au processus démocratique. D'ici 2023, la Commission proposera une carte européenne du handicap ;
• **autonomie :** les personnes en situation de handicap ont le droit de vivre de façon autonome et de choisir où et avec qui elles veulent vivre ;
• **non-discrimination et égalité des chances :** initiatives afin de protéger les personnes handicapées de toutes formes de discrimination et de violence et garantir leur accès à la justice, l'éducation, la culture, aux services de santé et à l'emploi.

2/ Évolution législative

• **1898 :** loi sur les accidents du travail (droit à réparation de l'employeur par le versement d'une indemnisation au titre de l'infirmité acquise dans le cadre du travail).

• **1919 :** le montant des pensions d'invalidité est déterminé par le ministère des Anciens Combattants.

• **1921 :** création de la Fédération des mutilés du travail.

• **1933 :** création de l'APF (Association des paralysés de France).

• **23 novembre 1957 :** loi sur le reclassement professionnel, dans laquelle est définie la qualité de travailleur handicapé. Instauration de la priorité d'emploi.

• **30 juin 1975 :** loi fondatrice de la prise en charge du handicap ; loi d'orientation en faveur des personnes handicapées, elle crée la COTOREP (commission technique d'orientation et de reclassement professionnel).

• **À la fin des années 1980 :** l'intégration des personnes handicapées se décline dans plusieurs textes législatifs :
– **10 juillet 1987 :** en faveur de l'emploi des travailleurs handicapés, texte qui institue pour les entreprises de plus de 20 salariés l'obligation d'employer à temps plein ou partiel 6 % de travailleurs handicapés ;
– **1988 :** création de l'AGEFIPH.

• **1990 :** réglementation pour l'adaptation des logements et bâtiments publics aux personnes handicapées (sous l'impulsion de Michel Delebarre, ministre de l'Équipement et du Logement, et de Michel Gillibert, secrétaire d'État des Handicapés).

En 1997, Jacques Chirac, président de la République, déclare que la France « *est très en retard par rapport à la plupart des grands pays du monde* ».

Jusqu'en 2002, de nombreuses associations se mobilisent et les ministres adoptent des décrets, tant pour l'accès à la scolarité que celui aux équipements culturels. La loi de modernisation sociale du 17 janvier 2002 pose le principe d'un droit à compensation des conséquences du handicap et, le 14 juillet 2002, le mouvement s'accélère lorsque le président Chirac déclare faire du « *handicap l'un des chantiers prioritaires de [son] quinquennat* ».

2003 est proclamée « année européenne des personnes handicapées ». La cause des handicapés est érigée au rang de « grande cause nationale ».

Ainsi, 30 ans après la première loi importante du 30 juin 1975, est promulguée la loi du 11 février 2005 pour l'égalité des droits et des chances, la participation et la citoyenneté des personnes handicapées.

• **5 mars 2007 :** protection juridique des majeurs. L'objectif de cette loi est de protéger les personnes vulnérables, en situation de handicap ou âgées, elle repose sur des principes d'assistance, de contrôle, de représentation et de prise de décision par substitution.

• **5 juillet 2011 :** loi relative aux droits et à la protection des personnes ayant fait l'objet de soins psychiatriques sans consentement, et aux modalités de prise en charge.

• **26 janvier 2016 :** loi de modernisation du système de santé, qui s'intéresse au champ du handicap.

Les dispositions visent à améliorer la fluidité des parcours des personnes en situation de handicap, et éviter les ruptures des parcours.
La loi prévoit que la MDPH élabore un plan d'accompagnement global (PAG), élaboré sur proposition de l'équipe pluridisciplinaire (CDAPH) de la MDPH. Le plan est opposable aux différents acteurs de la prise en charge. Le PAG requiert l'accord de l'usager, ou, s'il est mineur, de ses parents ou de son représentant légal. Ce dernier doit identifier nominativement les établissements et les services sociaux ou médico-sociaux et les dispositifs

intégrés correspondant aux besoins de l'enfant, de l'adolescent ou de l'adulte. Il précise la nature et la fréquence de l'ensemble des interventions requises dans un objectif d'inclusion, et désigne un coordonnateur de parcours.
Ce dispositif, mis en œuvre dans 23 départements volontaires, doit être généralisé au plus tard le 31 décembre 2017.

La loi donne une base légale au fonctionnement du dispositif « ITEP » (institut thérapeutique, éducatif et pédagogique) (art. 91), qui accompagne des enfants, adolescents et jeunes adultes présentant des difficultés psychologiques et des troubles du comportement qui perturbent la socialisation et l'accès aux apprentissages. Ce dispositif va être généralisé d'ici le 31 décembre 2017.

Par ailleurs, la loi « santé » entend faciliter l'accès des personnes en situation de handicap aux équipements techniques coûteux, *via* la mise en place d'un dispositif de tiers payant par la prestation de compensation du handicap (PCH), ce qui permet aux conseils départementaux de payer directement le fournisseur du matériel, pour éviter aux personnes d'avancer des sommes importantes.

Pour lutter contre la pauvreté des personnes en situation de handicap, le décret du 31 octobre 2018 procède à la revalorisation de l'AAH à 860 euros par mois à compter du 1er novembre 2018 puis à 900 euros au 1er janvier 2019.

Des droits à vie

Actuellement, quel que soit le handicap, le bénéficiaire de certains droits doit en demander le renouvellement régulièrement. Des efforts ont été faits ces dernières années pour allonger les durées entre deux renouvellements. Néanmoins, les personnes handicapées doivent régulièrement justifier de leur handicap. Dans ce contexte, des décrets seront publiés d'ici la fin de l'année 2018 afin de permettre l'attribution de droits à vie aux personnes dont le handicap n'est pas susceptible d'évoluer favorablement, tels que :

- l'allocation adulte handicapé (AAH) pour les personnes dont le taux d'incapacité est égal ou supérieur à 80 % ;
- la reconnaissance de qualité de travailleur handicapé (RQTH) ;

• la carte mobilité inclusion (CMI) se substitue à 3 cartes : la carte d'invalidité, la carte de priorité et la carte de stationnement.
Par ailleurs, pour simplifier le parcours des parents, l'allocation d'éducation de l'enfant en situation de handicap (AEEH) sera attribuée jusqu'aux 20 ans de l'enfant pour ceux dont le handicap n'a pas d'évolution favorable. Pour le plus grand nombre, les droits seront attribués en correspondance avec les cycles scolaires.

Soulager les MDPH

La durée moyenne de réponses est d'environ 4 mois : pour raccourcir ces délais et renforcer l'équité de traitement des demandes, un nouveau système d'information commun a été mis en place en mai 2017, qui intègre une solution de dépôt en ligne des demandes.
D'ici un an, le système sera complètement déployé sur le territoire (30 MDPH seront utilisatrices du système d'information commun au 2e trimestre 2019, 56 au 3e trimestre 2019), soit 100 % des MDPH fin 2019. Il proposera ainsi « davantage de qualité de service, d'équité de traitement des personnes handicapées, de modernisation » mais aussi de « simplification pour les agents ». En effet, ces mesures, qui visent à alléger les contraintes pesant sur les personnes handicapées et leurs aidants, valent aussi pour les MDPH qui, selon le gouvernement, « *pourront ainsi libérer leur temps pour davantage de conseils et d'accompagnement des personnes, un soutien de proximité pour faciliter les parcours* ».

Simplifier aussi l'emploi

En matière d'emploi, on recense 66 aides différentes pour l'emploi des travailleurs handicapés, proposées par l'AGEFIPH et le FIPHP, et il faut renseigner cinq formulaires différents et cent rubriques pour la déclaration d'emploi des travailleurs handicapés et la reconnaissance des droits des travailleurs handicapés. **La loi du 5 septembre 2018** relative à **la liberté de choisir son avenir professionnel** prévoit : la suppression du critère d'ancienneté pour l'accès des travailleurs handicapés au compte personnel de formation, la simplification du calcul de l'obligation d'emploi et des démarches pour l'employeur, et la reconnaissance de la qualité de travailleur handicapé de manière définitive.

Nous allons aborder les lois de 2005, 2007 et 2011 de manière spécifique.

Trois lois importantes

Loi du 11 février 2005

+ Info

La loi du 11 février 2005 rappelle les droits fondamentaux des personnes handicapées et donne une définition du handicap : « *Constitue un handicap toute limitation d'activité ou restriction de participation à la vie en société subie dans son environnement par une personne en raison d'une altération substantielle, durable ou définitive d'une ou plusieurs fonctions physiques, sensorielles, mentales, cognitives ou psychiques d'un polyhandicap ou d'un trouble de santé invalidant.* »

Principes directeurs de la loi du 11 février 2005

• Droit à la compensation : prise en charge par la collectivité des dépenses d'aide humaine et technique correspondant aux besoins de chaque personne handicapée.

• Permettre une participation effective des personnes handicapées à la vie sociale : principe d'accessibilité prenant en compte tous les types de handicap.

• Services modernisés et accessibles pour l'accomplissement des démarches avec la création des MDPH et du guichet unique.

Afin de répondre à ces principes directeurs, les dispositions sont les suivantes.

Insertion scolaire et professionnelle

• Scolarisation des enfants en milieu ordinaire dans l'établissement le plus proche de leur domicile (établissement de référence), c'est-à-dire dans les écoles maternelles et élémentaires, les collèges, les lycées. Cette obligation s'applique également aux établissements d'enseignement supérieur – projet personnalisé (aménagement à la scolarisation avec ajustements nécessaires) –, avec la création de CLIS et l'instauration de l'aide humaine (AVS).

• Décret et circulaires ont apporté des adaptations à la loi de 2005 :
- décret du 11 décembre 2014 : il apporte des dispositions relatives à la scolarisation des élèves en situation de handicap. Il œuvre pour une école plus inclusive, en favorisant l'insertion professionnelle des jeunes en situation de handicap et en mobilisant le numérique au service des besoins éducatifs particuliers ;
- circulaire du 22 janvier 2015 : elle encadre la mise en place du PAP (plan d'accompagnement personnalisé). Le PAP est destiné aux élèves présentant des difficultés scolaires durables ayant pour origine un ou plusieurs troubles des apprentissages. Les élèves « dys » sortent du domaine du handicap. Le PAP apparaît comme une mesure de simplification, permettant de décider et de mettre en œuvre des mesures d'aménagement de la scolarité d'un élève sans faire appel aux dispositifs spécifiques du handicap et donc sans faire le détour par la MDPH. C'est ce qui diffère du PPS (projet personnalisé de scolarisation) qui ne peut être notifié que par la MDPH. Le PAP peut être mis en place sur proposition des enseignants ou à la demande des parents, le constat des troubles est fait par le médecin scolaire. Il exige l'accord des uns et des autres ;
- circulaire du 21 août 2015 : les CLIS sont rebaptisées « ULIS école » (unités localisées pour l'inclusion scolaire).

• L'obligation d'emploi des personnes handicapées est toujours de 6 %, sous peine de sanctions plus sévères si les quotas ne sont pas respectés, en augmentant le montant de la contribution à l'AGEFIP. La loi réforme aussi le travail en milieu protégé (les ateliers protégés sont renommés « entreprises adaptées » et sortent du milieu protégé), les CAT (centres d'aide par le travail) sont renommés « établissements et services d'aide par le travail » (ESAT).

Autonomie

• Prestations : AAH (le taux d'incapacité doit être au moins égal à 80 %) et prestations de compensation ; AEEH (n'est pas soumise à condition de ressources) ; PCH.

• Citoyenneté : accessibilité des lieux (transport, logement, établissement recevant du public...) quel que soit le handicap.

• Droit de vote des majeurs placés sous tutelle : ils peuvent être autorisés à voter par le juge des tutelles. La question sera aussi abordée dans la partie consacrée à la réforme des tutelles (loi de 2007).

Guichet unique

• La MDPH est une institution de proximité, un centre de ressources pour la personne handicapée et sa famille. Elle a une mission d'information, d'accompagnement, de conseil, une fonction évaluative et une fonction décisionnelle par le biais de la CDAPH ; elle prend les décisions relatives à l'ensemble des droits de la personne sur la base de l'évaluation réalisée par l'équipe pluridisciplinaire et des souhaits exprimés par la personne (elle apprécie le taux d'incapacité de la personne handicapée et justifie de l'attribution des prestations AAH, compensation, de la RQTH, de l'orientation vers des établissements et services spécialisés).

+ Info

Comme nous venons de le voir, les principaux axes de la loi du 11 février 2005 concernent : l'accueil des personnes handicapées, le droit à la compensation, la scolarité, l'emploi, l'accessibilité, la citoyenneté et la participation à la vie sociale.

« Handicap » : le mot était sur toutes les lèvres depuis le succès du film *Intouchables* en 2011. Jusqu'alors, il était assez rare que le handicap fasse la une. Le regard que nous portons sur lui aujourd'hui aurait-il changé ? Interrogeons-nous sur les raisons de notre malaise...

Bilan après huit ans, en 2013 : cette loi a suscité beaucoup d'espoir pour les personnes concernées, les familles, les associations... Cependant, encore aujourd'hui, l'évolution peine à se traduire en matière d'emploi. Même constat du côté de l'accessibilité, à cause du manque de moyens humains pour les aides individuelles. On note qu'il y a un décalage entre l'esprit des lois et la réalité sur le terrain.

Loi du 5 mars 2007 (entrée en vigueur le 1er janvier 2009)

La protection juridique des majeurs était un domaine régi par une loi ancienne de 1968. Le vieillissement de la population a entraîné une augmentation constante des demandes de mesures de protection. La loi du 2 janvier 2002 qui promeut le droit des usagers, et la pression médiatique sur les « abus » ont contribué à ce que le législateur propose un nouveau dispositif mieux encadré.

Désormais, le placement sous un régime de protection juridique doit être, d'une part, réservé aux seuls cas où l'altération des facultés personnelles de l'intéressé est médicalement avérée et, d'autre part, il doit être justifié par une absence de dispositif plus léger et moins attentatoire aux libertés individuelles. En effet, le législateur établit une ligne de partage entre la protection juridique et l'action sociale. Il avait été constaté que les principes posés par la loi de 1968 s'écartaient progressivement de leur finalité et que des mesures étaient prononcées à des fins d'accompagnement social.

Les axes principaux de la loi du 5 mars 2007

- Réaffirmer les principes inhérents à une mise sous protection juridique : altération des facultés médicalement constatées.

- Séparer les mesures relevant du juridique et les mesures relevant d'un accompagnement social.

• Réorganiser les conditions d'activité des tuteurs et curateurs extérieurs à la famille.

• Clarifier les modes de financement.

• Remettre la personne protégée au centre de la mesure, en accordant une place importante à la volonté de la personne protégée.

• Le rôle et la place de la famille sont réaffirmés, en particulier par la priorité familiale dans le choix des tuteurs et curateurs.

• Les principes de nécessité – subsidiarité et proportionnalité – sont énoncés.

• Innovation par la création du mandat de protection future qui permet à la personne de désigner, quand elle en a les capacités, la personne de son choix pour assumer la gestion de ses affaires lorsqu'elle ne sera plus en mesure de le faire. Cette disposition permet le respect du choix de la personne. Ce mandat se concrétise par un acte notarié ou sous seing privé. Un inventaire a lieu lors de l'ouverture de la mesure et il y a une actualisation pendant le mandat. L'exercice de la mesure se fait à titre gratuit.

La loi du 5 mars 2007 affirme le principe de protection de la personne, de ses biens, de son logement, de ses comptes bancaires, de ses droits, et propose une graduation dans l'application des mesures. La loi prévoit de faire participer dans la limite du possible le majeur à l'exercice de sa mesure afin de rompre avec les pratiques d'infantilisation…

• Absence d'altération des facultés mentales ou corporelles : la MASP concerne les personnes majeures qui perçoivent des prestations sociales et dont la santé ou la sécurité est menacée par les difficultés qu'elles éprouvent à gérer leurs ressources. Deux types de mesures :
– mesure contractuelle : aide à la gestion des prestations sociales et/ou aide à l'insertion sociale dans un accompagnement individuel pour permettre le rétablissement de conditions de gestion autonome. Se fait sous la forme d'un

contrat entre le conseil départemental et la personne, pour une période de six mois à deux ans renouvelable, dans la limite de quatre ans au total. Cette mesure de nature contractuelle permet à l'usager d'être acteur de son projet de vie et de limiter le recours aux mesures juridiques ;
– mesure contraignante : le conseil départemental peut saisir le juge d'instance si la personne crée un impayé de loyer de plus de deux mois afin que les prestations soient versées au profit du bailleur (durée maximale quatre ans).
En cas d'échec de la MASP : lorsque la mesure ci-avant énoncée n'aura pas permis à la personne de surmonter ses difficultés et d'être en mesure de gérer ses prestations sociales, le président du conseil départemental peut saisir le procureur de la République par un rapport d'évaluation indiquant le bilan des actions menées. Ce dernier peut alors saisir le juge des tutelles qui peut ordonner une MAJ ou autre mesure de protection juridique des majeurs. Le juge fixe la durée de la MAJ qui ne peut excéder deux ans renouvelables dans la limite de quatre ans au total.

• Altération des facultés mentales ou altération des facultés corporelles de nature à empêcher l'expression de la volonté : la loi maintient les trois mesures déjà existantes mais elle y apporte des améliorations.

– Besoin d'une protection juridique temporaire : sauvegarde de justice. La personne conserve l'exercice de tous les actes de la vie civile et civique, sous réserve des actes pour lesquels un mandataire spécial a été désigné. La mesure prend fin au bout d'un an si elle n'est pas renouvelée, ou à tout moment, par mainlevée du juge si le besoin de protection cesse. La demande peut être faite par la personne elle-même, son conjoint, un parent proche, un médecin, toute personne entretenant des relations étroites et stables avec la personne handicapée.

– Nécessité d'une assistance ou d'un contrôle destinés à protéger une personne majeure si elle n'est plus en état de veiller sur ses propres intérêts, ou qui doit être assistée dans les actes de la vie civile : curatelle simple (la personne ne peut faire des actes de disposition qu'avec l'assistance du curateur), curatelle renforcée (le curateur perçoit seul les revenus et assure seul le règlement des dépenses). La demande peut être faite par la personne, le conjoint, un proche, par le procureur de la République d'office ou à la demande d'un tiers. La demande est accompagnée sous peine d'irrecevabilité d'un certificat circonstancié rédigé par un médecin. Une expertise médicale payante sera effectuée par un médecin inscrit sur une liste établie par le procureur de la République.

– Nécessité d'une représentation de manière continue dans les actes de la vie civile : tutelle, la personne majeure a besoin d'être représentée du fait de l'altération de ses facultés mentales pour cause de maladie, d'infirmité ou d'affaiblissement dû à l'âge ; et lorsque toute autre mesure de protection moins contraignante serait considérée comme insuffisante. Le juge désigne les actes sur lesquels porte la mesure. La privation du droit de vote n'est plus une généralité mais une exception ; le juge statue sur le maintien ou la suppression du droit de vote du majeur protégé. Comme pour la curatelle, la demande peut être faite par la personne, un conjoint... et l'expertise médicale est payante. La durée est fixée par le juge et ne peut excéder cinq ans. Si les données médicales ne laissent aucun espoir d'amélioration, le juge pourra fixer une durée plus longue. Néanmoins, elle peut être modifiée ou levée par le juge à tout moment si les facultés et l'autonomie de la personne protégée se sont améliorées.

Afin d'éviter toute dérive, la loi prévoit que les mesures de protection juridique sont prises pour des durées limitées comprises entre un et cinq ans. Il s'agit de vérifier si l'état de santé de la personne ou l'implication plus importante de son entourage dans sa prise en charge ne justifie pas une modification, une adaptation ou une mainlevée de la mesure.

Désormais, une protection juridique ne peut être ordonnée qu'après audition de la personne concernée qui peut être assistée d'un avocat. Une surveillance générale des mesures de protection sera exercée par le juge des tutelles, il pourra faire visiter les personnes protégées. La personne chargée de la protection doit établir chaque année un compte de sa gestion auquel doivent être annexées toutes les pièces justificatives.

Quels sont les principaux acteurs intervenant dans le champ de la protection des majeurs ?

Le juge des tutelles décide de la mise en place des mesures, mais aussi la personne, sa famille, son environnement proche.

Le conseil départemental est un acteur incontournable qui a la charge de la mesure d'accompagnement social et qui la finance à 100 %. L'objectif de cet accompagnement va au-delà de la protection des biens de la personne car il doit lui permettre d'acquérir davantage d'autonomie et d'éviter un placement sous protection judiciaire, tout en prenant en compte le droit des usagers, le respect, la confidentialité, l'accès à l'information.

Il est primordial, dans cet accompagnement, de privilégier le volet social avec l'adhésion de l'usager, et d'activer le volet judiciaire lorsqu'il y a eu impossibilité de réaliser une prise en charge avec la participation de l'usager.

C'est la compétence du travailleur social qui va permettre de prendre en compte ces dimensions dans le cadre d'un contrat.

La loi du 5 mars 2007 prévoit un régime juridique unifié pour les professionnels chargés de la protection judiciaire afin d'encadrer leurs activités et de garantir le suivi des personnes protégées. Elle crée également un vrai statut de mandataire judiciaire. Pour être désigné par le juge, il doit être inscrit sur une liste dressée et tenue à jour par le préfet. Elle comprend les services mandataires soumis à autorisation, les personnes physiques agréées, les personnes désignées par un établissement accueillant des personnes âgées ou handicapées en qualité de préposées ; toutes ces personnes devront prêter serment, satisfaire à des conditions de moralité, d'âge, de formation certifiée par l'État, et d'expérience professionnelle.

Les mesures sont financées par la personne protégée. En fonction de ses ressources, le financement public prend une part subsidiaire.

La loi fait obligation à ces professionnels de remettre au majeur protégé une charte des droits de la personne protégée (afin de prévenir en particulier le risque de maltraitance). Le préfet contrôle l'activité des mandataires.

+ Info

La loi du 5 mars 2007, portant réforme de la protection juridique des majeurs, met en avant plusieurs principes :
- **le principe de dignité : respect de la personne protégée dans son devenir ;**
- **le principe de solidarité en renforçant le rôle des familles ;**
- **le principe de responsabilité : surveillance de la part du juge, du préfet ;**
- **le principe de proportionnalité : adaptation des mesures selon l'état de la personne ;**
- **le principe de subsidiarité : on ne mettra en place une mesure judiciaire que lorsqu'une autre n'aura pas abouti ;**
- **le principe de nécessité : la décision devra être confirmée par un examen médical.**

Le 25 juillet 2019, sont entrées en vigueur des dispositions civiles de la loi n° 2019-222 du 23 mars 2019 de programmation 2018-2022 et de réforme pour la justice. Il s'agit d'une réforme de la procédure tutélaire.

Ces dispositions concernent les personnes en situation de handicap et les personnes âgées, qui bénéficient de mesures de protection.

Cette réforme modifie le droit des majeurs protégés, qui n'ont plus à solliciter l'autorisation du juge pour se marier, se pacser ou divorcer. Ils doivent seulement informer par avance leur tuteur ou curateur de leurs décisions personnelles.
Par ailleurs, un décret du 22 juillet 2019 remplace le terme « incapable » par mineur ou majeur « protégé ».

La loi réforme aussi les règles de contrôle. Ainsi, le juge pourra ordonner une dispense de contrôle, lorsque le patrimoine de la personne protégée est de faible importance ou affecté à la totalité des frais d'hébergement.

Dans le même esprit, la loi de modernisation de la justice instaurée en 2016 simplifie l'habilitation familiale. La justice encourage également le développement du mandat de protection future depuis l'adoption de la loi n° 2007-308 du 5 mars 2007.

Enfin, le 25 octobre 2019, l'Assemblée nationale vote à l'unanimité un congé proche aidant indemnisé. Cette mesure est prévue au budget de la Sécurité sociale, qui entre en vigueur en octobre 2020.

Loi du 5 juillet 2011

Selon l'OMS, une personne sur quatre, quel que soit le pays considéré, présente un ou plusieurs troubles mentaux ou du comportement, au cours de sa vie. L'article premier de la Déclaration des droits de l'homme et du citoyen de 1789 précise que « *les hommes sont libres et égaux en dignité et en droit, sans distinction aucune de fortune, de naissance ou de toute autre situation* ». On peut cependant observer que les législations et les politiques sociales évoluent lentement et qu'il existe un décalage entre les principes et la réalité.

Sous l'Antiquité, la maladie mentale était attribuée à des causes surnaturelles. Au Moyen Âge, la folie est considérée comme manifestation d'un péché, d'une punition divine. Le remède est le recours aux prêtres pour assurer l'exorcisme. Puis apparaît le « bouffon du roi » : le fou est le seul à pouvoir dire la vérité au roi. Au XVIIIe siècle, les fous étaient placés dans des établissements avec les aveugles, les sourds-muets, les débiles mentaux, les invalides, les mendiants… La notion de maladie n'était pas encore apparue. En 1838, Esquirol conceptualise la théorie du soin par l'isolement : sont créés des hôpitaux d'aliénés départementaux et la personne acquiert un statut de malade. La psychiatrie devient une branche de la médecine.

Contexte législatif de l'émergence de la loi du 5 juillet 2011

Des textes de loi ont posé les fondements de la psychiatrie. En 1912, Freud développe la théorie psychanalytique, et en 1952, l'apparition des neuroleptiques change le visage de la folie et les patients apparaissent moins agités.

• La circulaire du 15 mars 1960, relative au programme d'orientation et d'équipement des départements en matière de lutte contre les maladies mentales, crée le secteur psychiatrique : le principe essentiel est de séparer le moins possible le malade de sa famille et de son environnement. La loi impose à chaque département de déterminer des secteurs géographiques avec une équipe médico-sociale qui assure le traitement en intra et en extra-hospitalier.

• La circulaire du 24 janvier 1969 relative à la bi-sexualisation des hôpitaux psychiatriques.

• La circulaire du 25 juillet 1985 consacre au niveau légal la sectorisation psychiatrique qui correspond à l'organisation administrative relative à la maladie mentale et à la répartition des structures de soins de santé mentale. Cette organisation procède d'un découpage territorial placé sous l'autorité d'un psychiatre hospitalier exerçant au sein d'un établissement qui est la « tête du secteur », et qui associe des structures intra et extra-hospitalières.

• Le décret du 14 mars 1986 institue les secteurs psychiatriques suivants :
- secteur de psychiatrie générale (population âgée de plus de 16 ans) ;
- secteur de psychiatrie infanto-juvénile ;
- secteur de psychiatrie en milieu pénitentiaire.

• La loi du 27 juin 1990, relative aux droits et à la protection des personnes hospitalisées en raison de troubles mentaux et à leurs conditions d'hospitalisation, énonce le principe que l'hospitalisation libre est la règle, l'hospitalisation sur demande d'un tiers ou d'office devant être l'exception. Elle pose le principe du consentement du patient et affirme son droit à la dignité et à la réinsertion sociale.

• La loi du 2 janvier 2002 rénovant l'action sociale et médico-sociale réorganise les établissements, et définit les droits fondamentaux des usagers : respect de la dignité de la personne, de son intégrité, de sa vie privée, de son intimité et de sa sécurité. Elle met en place un projet individualisé favorisant le développement de la personne, son autonomie, son insertion.

• La loi du 11 février 2005 pour l'égalité des droits et des chances, la participation et la citoyenneté des personnes handicapées reconnaît le handicap psychique.

• La loi du 5 juillet 2011, entrée en vigueur le 1er août 2011, relative aux droits et à la protection des personnes faisant l'objet de soins psychiatriques et aux modalités de leur prise en charge, porte sur la pratique du soin psychiatrique : elle l'encadre, l'oriente, le soumet et l'utilise.

Les évolutions des traitements, la meilleure connaissance des troubles psychiatriques et le développement de la théorie psychanalytique (Freud) ont permis de développer une approche globale du patient et une prise en charge dans un contexte social afin de permettre au patient d'être suivi en ambulatoire ou dans des structures associatives médico-sociales. Néanmoins, on peut constater que les médias comme l'opinion publique confondent régulièrement auteur de crime et malade mental, ce qui a tendance à stigmatiser et jeter le discrédit sur cette population.

Demandée fin 2008 par le président de la République, la réforme de la loi de 1990 est entrée en vigueur le 1er août 2011. Pour faire suite à cette loi, le 29 février 2012, a été présenté par la secrétaire d'État chargée de la Santé, le plan « psychiatrie et santé mentale » pour 2011-2015, dont l'objectif est de prévenir et réduire les ruptures pour mieux vivre avec les troubles psychiques.

Les dispositions

• **Une des principales innovations de la loi du 5 juillet 2011 est l'apparition de la notion plus large de « soins psychiatriques ambulatoires sans consentement » :** ce n'est plus l'hospitalisation qui est imposée, mais les soins (remplacement de la notion d'« hospitalisation sans consentement »). Un psychiatre de l'établissement d'accueil établit le programme de soins. La loi supprime les sorties d'essai tout en maintenant les sorties accompagnées, lorsqu'elles n'excèdent pas 12 heures, par un membre de la famille ou une personne de confiance.

• **La HDT (hospitalisation à la demande d'un tiers), désormais désignée de la manière suivante : « soins psychiatriques sur demande d'un tiers ou en cas de péril imminent »,** permet à un membre de la famille ou une personne justifiant de relations avec le malade, antérieures à la demande de soins, de solliciter ce dispositif. Cette personne ne doit pas faire partie du personnel soignant (ce peut être une assistante de service social qui ne fait pas partie du personnel soignant). La notion de péril imminent s'impose quand il s'avère impossible de recueillir la demande du tiers. Le directeur d'établissement prononce l'admission et il informe l'entourage du patient dans les 24 heures.

• **L'hospitalisation d'office (HO) est désormais désignée ainsi : « soins psychiatriques sur décision du représentant de l'État découlant d'un avis du préfet ».** Cette procédure permet de protéger l'ordre public.

• **Les soins psychiatriques en procédure d'urgence :** en cas de danger imminent pour la sûreté des personnes attesté par un avis médical ou, à défaut, par la notoriété publique, un maire peut ordonner une mesure de soins psychiatriques d'urgence par le biais d'un arrêté municipal. Le préfet devra prononcer dans les 24 heures un arrêté préfectoral qui entérinera ou non les soins.

Les enjeux

Modes de prise en charge : désormais les soins psychiatriques peuvent être dispensés de deux manières :
• librement avec le consentement du patient ;
• contraints quand ils s'imposent et que le patient n'est pas consentant.
Les soins sous contrainte pourront présenter plusieurs aspects : une hospitalisation complète ou une autre forme comprenant des soins en ambulatoire et incluant ou non des hospitalisations séquentielles.

Les détails de la prise en charge doivent être décrits dans un programme de soins préalablement établi par un psychiatre de l'établissement responsable du secteur géographique concerné (dont dépend le lieu de résidence du malade).

Avant d'imposer des soins sans consentement à un patient, que ce soit en hospitalisation complète ou en ambulatoire, la loi du 5 juillet 2011 prévoit de mettre en place une période pour permettre l'observation et les premiers soins, et de confirmer la nécessité ou non de maintenir des soins sous contrainte.

Différents acteurs et partenaires

• **Au niveau de l'État :** il légifère et est le garant de la cohérence des différents ministères impliqués (Intérieur, Santé, Justice, Logement/Hébergement, Insertion). Il propose un plan « psychiatrie » 2011-2015.

• **Au niveau du département**

– Le préfet, qui est le représentant de l'État (décision d'admission par arrêté).

– Le juge des libertés et de la détention (JLD), qui assure un contrôle systématique de l'hospitalisation dans les 15 jours qui suivent l'application d'une contrainte de soins comportant l'hospitalisation d'un patient en psychiatrie. Cette hospitalisation ne peut se poursuivre sans que le JLD n'ait statué. Ce contrôle est renouvelé tous les six mois, faute de quoi la mesure d'hospitalisation est levée. Le JLD peut être saisi à tout moment pour statuer sur une demande de levée d'hospitalisation. Il est saisi par le directeur de l'établissement ou le préfet du département. La saisine est accompagnée d'un avis conjoint de deux psychiatres de l'établissement d'accueil désignés par le directeur, dont un seul participe à la prise en charge du patient. L'avis est rendu lors d'une audience au tribunal de grande instance avec audition du patient, assisté ou représenté s'il le souhaite par un avocat. Le JLD confirme ou annule la mesure contraignante.

– La commission départementale des soins psychiatriques (CDSP), qui remplace la CDHP (commission départementale des hospitalisations psychiatriques) : elle a un rôle accru et des pouvoirs étendus. Elle est composée de deux psychiatres – l'un désigné par le procureur et l'autre par le préfet –, un magistrat, deux représentants d'associations et un médecin généraliste désignés par le préfet. Cette commission a huit missions, dont voici les principales : être informée des décisions d'admission, de maintien ou de levée des mesures en soins psychiatriques, recevoir les réclamations des personnes et examiner leur situation, visiter les établissements habilités, fournir au JLD le rapport annuel d'activité.

– L'hôpital psychiatrique est acteur et partenaire. Acteur par la mise en place des soins selon les textes de lois, et partenaire dans l'accompagnement des malades avec les équipes soignantes et le service social.

– La MDPH (maison départementale des personnes handicapées), dont les missions ont été exposées plus haut, attribue l'AAH et la RQTH.

– Le juge des tutelles peut être amené à prononcer des mesures de protection : sauvegarde de justice, curatelle, tutelle.

• **Au niveau local**

Le maire peut intervenir pour une hospitalisation en procédure d'urgence ; la police également en cas de trouble de l'ordre public.

• **Partenaires institutionnels**

Nombreux sont ceux à être présents dans l'accompagnement des patients et de leur famille.

– Le CMP qui accompagne les adultes et le CMPP qui s'adresse aux enfants et aux jeunes. Les CMPP accueillent des enfants et adolescents qui présentent des troubles du comportement, du langage, des problèmes scolaires, relationnels, dans le cadre de consultations où travaille une équipe pluridisciplinaire (psychiatre, pédopsychiatre, orthophoniste, psychomotricien, assistant de service social...). Des bilans peuvent être effectués et donner lieu à des orientations vers des structures spécialisées (hôpital de jour...). C'est une démarche libre des intéressés ; les consultations sont prises en charge totalement par la Sécurité sociale.

- Hôpital de jour.

- Maison d'accueil spécialisée (MAS), centre d'accueil thérapeutique à temps partiel (CATTP).

- Placement familial thérapeutique.

- Établissements et services d'aide par le travail (ESAT) accueillant des personnes qui ont en moyenne une capacité de production inférieure de deux tiers à celle d'un salarié valide.

- Service d'accompagnement médico-social pour adultes handicapés (SAMSAH).

- Tuteur/curateur.

• **Secteur associatif**

- Union nationale des amis et familles de malades psychiques (UNAFAM).

- AGEFIPH.

- Cap emploi (service spécialisé mis en place par Pôle emploi à destination du public bénéficiant d'une reconnaissance de la qualité de travailleur handicapé), financé pour partie par l'AGEFIPH, le Fonds pour l'insertion des personnes handicapées dans la fonction publique (FIPHFP), et la direction départementale du travail.

L'assistant de service social

Pour illustrer l'accompagnement social, abordons la place et le rôle de l'assistant de service social au sein d'une équipe médico-sociale d'un centre hospitalier de psychiatrie adulte. L'assistant de service social se situe à l'interface entre le sanitaire et le social, pour la prise en compte de la pathologie et de ses effets dans l'accompagnement, et il apporte également un éclairage de la réalité sociale à l'équipe thérapeutique (notion de partage d'informations ; déontologie).

Les missions qui fondent le travail de l'assistant de service social – l'accueil, l'écoute, l'accompagnement, l'orientation – vont permettre la mise en place d'un projet personnalisé, en lien avec la prise en charge thérapeutique, pour permettre la préparation de la sortie : retour à domicile, réinsertion, orientation vers une structure. L'assistant de service social a un rôle de médiation entre le patient, sa famille et les structures partenariales.

Durant l'hospitalisation, l'ASS accompagne le patient de manière individuelle, le recevant en entretien et favorisant ainsi l'accès aux soins et aux droits par l'information et les démarches : ouverture de droits, dispositifs sociaux, réinsertion. L'assistant de service social aide également le patient à appréhender de façon globale sa situation familiale, sociale, économique et médicale. Il prépare notamment la sortie du patient en travaillant avec la famille et en cherchant des relais. Il favorise l'insertion et la réinsertion par le travail partenarial et en réseaux (structures d'hébergement, établissements de soins, séjour de vacances, loisirs, sports...). Le travail se fait en lien avec les acteurs et partenaires : respect des choix du patient, de son rythme. La finalité est la recherche de la meilleure inscription possible de l'usager dans le tissu social et le droit commun.

L'assistant de service social propose un accompagnement collectif dans le cadre de :
- projets autour de l'insertion : groupe de parole ou participation de partenaires (ESAT, associations...) ;
- visites d'ESAT, de MAS accompagnées par l'équipe médico-sociale ;
- participation des familles autour d'ateliers à l'hôpital (photos, peinture...).

Après l'hospitalisation, l'intervention est souvent poursuivie dans le cadre d'un relais au CMP en hôpital de jour.

En secteur enfants, l'assistant de service social intervient en milieu hospitalier du secteur infanto-juvénile et/ou en CMPP. Il effectue un travail d'accompagnement des familles, d'information et d'orientation s'il y a nécessité de placement ou d'accueil en structures dites spécialisées[1] (décision MDPH) en concordance avec l'équipe soignante. Il contribue à l'approche globale du jeune et à la conduite du projet thérapeutique dans le cadre de sa participation aux réunions institutionnelles, aux réflexions pluridisciplinaires.

L'assistant de service social rencontre le jeune, sa famille et évalue ainsi le contexte socio-économique pour permettre l'accès aux soins. Il apporte un soutien éducatif en lien avec les partenaires. Il a un rôle d'écoute et de soutien auprès des parents : il s'agit de reconnaître leurs difficultés face aux troubles de leur enfant et de soutenir un quotidien rendu difficile.

François Bloch-Laine (1968) disait : « *Ce ne sont pas seulement les individus qui sont inadaptés mais c'est tout autant la société* ». Les nouvelles lois ont mis l'accent sur la responsabilité de la société à accueillir les personnes porteuses d'un handicap.

+ Info

Il est important de situer l'approche de ces nouvelles organisations dans le cadre général de la loi du 21 juillet 2009 dite HPST, hôpital, patients, santé et territoires, qui propose une organisation territoriale du système de santé avec la mise en place des agences régionales de santé (ARS) afin de renforcer l'efficacité du système de santé en coordonnant les politiques au niveau régional et de répondre ainsi aux spécificités de chaque territoire. Elle a également pour objectif de réformer en profondeur la régulation de la démographie médicale.

1. L'appellation « établissement spécialisé » recouvre plusieurs types d'institutions accueillant des enfants et adolescents malades, en situation de handicap, en difficulté scolaire : le CMPP, le centre d'action médico-sociale précoce (CAMSP), l'institut médico-éducatif (IME), qui regroupe plusieurs catégories de structures en fonction de l'âge des enfants, des pathologies, qui propose une prise en charge éducative, thérapeutique et pédagogique, l'institut thérapeutique, éducatif et pédagogique (ITEP), qui accueille des jeunes souffrant de troubles du comportement, en particulier qui perturbent la socialisation et l'accès aux apprentissages.

Ce qui change en 2019-2021

En 2018, le rapport « plus simple la vie » sur la simplification du parcours administratif des personnes en situation de handicap a permis une réforme effective depuis le 1er janvier 2019.

La finalité de ce rapport est de « *permettre d'attribuer des droits à vie aux personnes dont le handicap est sévère et irréversible et pas susceptible d'évoluer* ». Il leur faut présenter un taux d'incapacité permanent d'au moins 80 %.

4 droits sont concernés : l'AAH ; la RQTH ; la CMI, qui succède à 3 cartes précédentes (la carte européenne de stationnement, la carte d'invalidité, et la carte de priorité), et l'ACTP (allocation compensatrice pour tierce personne). Les personnes n'auront plus à renouveler des demandes avec des justificatifs fastidieux et des délais de réponse très longs.

Depuis le 1er janvier 2019, afin de diminuer la charge administrative des familles qui, jusqu'à présent, étaient obligées de refaire tous les ans des démarches à la MDPH, l'AEEH peut être attribuée jusqu'aux 20 ans de l'enfant lorsqu'il présente un taux d'incapacité permanent supérieur à 80 %.

Ces avancées doivent mettre un terme aux démarches incessantes et à la surcharge administrative pour les MDPH.

Pour les personnes qui ne remplissent pas les conditions d'une attribution à vie, le décret stipule que les droits seront accordés pour la durée la plus longue.

Les axes de l'amélioration/du changement

- Revalorisation de l'AAH qui sera de 902,70 euros au 1er novembre 2019.

- La RQTH attribuée à vie aux personnes dont le handicap est jugé « irréversible ».

• Déploiement de la stratégie autisme : en prenant en compte les besoins spécifiques des personnes autistes et de leurs familles pour un accompagnement digne et efficace, en particulier avec la création d'un « forfait d'intervention précoce ». Il permettra de prendre en charge très tôt les enfants présentant des troubles du neuro-développement (voir encadré p. 132).

• Le droit de vote, de se marier, de se pacser ou de divorcer pour les personnes sous tutelle sans recourir à l'autorisation judiciaire.

• L'aide à la garde d'enfant : le complément de mode de garde pour les parents faisant garder leur enfant handicapé est majoré de 30 %.

• La poursuite de la réforme de l'école inclusive, l'objectif énoncé concernant la scolarisation étant « *qu'il n'y ait plus d'enfants sans solution, et que l'école soit véritablement inclusive* ».
Une nouvelle forme d'organisation de l'accompagnement des élèves en situation de handicap est mise en place avec le déploiement des « pôles inclusifs d'accompagnement localisés » (PIAL). Désormais, les accompagnants sont recrutés au sein du pôle inclusif pour apporter leur aide à l'élève dès son arrivée en classe.
Le statut des AESH (accompagnants des élèves en situation de handicap) s'améliore, ils seront désormais recrutés en CDD de trois ans renouvelable une fois, avec un CDI au bout de six ans.
Depuis juin 2019, les familles disposent d'une « cellule d'écoute, de réponse et de conseil » dans chaque département, elle les informe dans un délai de 24 heures de la situation du dossier de leur enfant.

• Emploi : à partir du 1er janvier 2020, la réforme de l'OETH (obligation d'emploi des travailleurs handicapés) vise à donner un coup d'accélérateur à l'inclusion des travailleurs handicapés dans l'entreprise. La réforme de l'OETH induit de nouveaux modes de calcul du taux d'emploi et du montant de la contribution.

Depuis le 1er avril 2021, le montant de l'AAH est de 903,60 euros. Si la personne perçoit une rente (invalidité, accident du travail, retraite), le montant de l'AAH complète cette rente pour atteindre la somme de 903,60 euros. Si la personne exerce une activité professionnelle rémunérée, le montant de l'AAH sera déduit du salaire.

Dans le cadre de la loi de finances de la Sécurité sociale pour 2022, une nouvelle méthode de l'AAH doit être mise en œuvre à partir du 1er janvier 2022, « *avec la création d'un abattement forfaitaire sur les revenus des personnes vivant en couple* ». L'abattement actuel de 20 % serait remplacé par un abattement forfaitaire de 5 000 euros.

3/ Handicap et travail

Contexte sociétal

Selon le rapport de l'INSEE du 30 juillet 2010, 41 % des personnes handicapées affirment souffrir de discrimination notamment dans le milieu professionnel, un chiffre huit fois plus important que chez les personnes valides. En effet, le taux de chômage des personnes handicapées est deux fois supérieur à celui des valides. Sont considérées comme handicapées : les victimes d'accidents du travail qui sont très majoritairement des hommes (74 %), de maladies professionnelles, ainsi que les personnes souffrant de maladies invalidantes (respiratoires, digestives, infectieuses, pathologies cardiaques) qui entraînent des déficiences ou des contraintes permanentes ou évolutives. Cependant, qu'ils soient moteurs, sensoriels ou psychiques, certains handicaps sont invisibles (dépression, diabète, rhumatisme, épilepsie, sida...).
Même si la législation évolue, les stéréotypes persistent, les recruteurs craignent souvent que les travailleurs handicapés soient plus lents, plus absents. Et, également par peur d'être stigmatisées, certaines personnes porteuses de handicap préfèrent ne pas se faire reconnaître comme travailleur handicapé.

Évolution de la législation française

Depuis l'étape du mutilé de guerre en passant par l'accidenté du travail, jusqu'à la promulgation de la loi du 11 février 2005 pour l'égalité des droits, des chances et la participation à la citoyenneté des personnes handicapées, la législation a tenté de réaffirmer la place du travailleur handicapé.
Après la Première Guerre mondiale, la loi sur les accidents du travail (1898) met en place une indemnisation à charge de l'employeur.

- **1909 :** création des premières classes de perfectionnement.
- **1919 :** le ministère des Anciens Combattants établit un barème d'évaluation du handicap pour indemniser les victimes de la Première Guerre mondiale et déterminer le montant de la pension d'invalidité.

• **1924 :** obligation pour les entreprises de recruter des mutilés de guerre.
• **1933 :** création de l'Association des paralysés de France (APF).
• **1945 :** création de la Sécurité sociale qui assure l'ensemble des salariés contre les conséquences de maladies et d'accidents non liés au travail.
• **Loi du 2 août 1949 (loi Cordonnier) :** généralisation de l'aide à la réinsertion à tous les grands infirmes par la création de l'allocation de compensation aux grands infirmes travailleurs. Elle ouvre l'accès à la formation professionnelle à tous les grands infirmes. La première prise en compte du « travailleur handicapé » est prévue par la loi du 23 novembre 1957 (loi Gazier) qui fixe des principes au reclassement professionnel. Cette loi définit les structures du milieu protégé.
• **1967 :** rapport Bloch-Lainé qui ouvre la voie au texte d'orientation de 1975.
• **30 juin 1975 :** adoption de la loi d'orientation en faveur des personnes handicapées qui institue les commissions techniques d'orientation et de reclassement professionnel (COTOREP) qui décident de la qualité de travailleur handicapé et de l'orientation en milieu protégé et ordinaire, et les commissions départementales pour l'éducation spéciale (CDES) pour les jeunes de 0 à 20 ans.
• **Loi du 10 juillet 1987 :** l'obligation d'emploi est remaniée en faveur de l'emploi des travailleurs handicapés. Le législateur insère, dans le cadre de l'obligation d'emploi des travailleurs handicapés (OETH), l'obligation pour les établissements d'au moins 20 salariés d'employer des travailleurs handicapés dans la proportion de 6 % de l'effectif total. Cette loi crée l'AGEFIPH (Association de gestion du fonds pour l'insertion des personnes handicapées) qui gère les fonds provenant des contributions imposées aux entreprises privées ne remplissant par leur obligation légale.
• **6 mai 2004 :** mise en place de la CNSA (Caisse nationale solidarité pour l'autonomie) afin de contribuer au financement d'actions favorisant l'autonomie des personnes handicapées.
• **Loi du 11 février 2005 :** favorisant l'égalité des droits et des chances, la participation et la citoyenneté des personnes handicapées, elle prévoit un système d'incitations et de sanctions alourdies pour faire respecter l'obligation légale de l'emploi d'un quota de 6 % de personnes handicapées dans les entreprises privées de plus de 20 salariés et crée le FIPHP pour le secteur public,

et le renforcement de l'accessibilité qui concerne l'accès des personnes handicapées aux espaces publics, aux systèmes de transport et au cadre bâti neuf. On observe néanmoins que les personnes souffrant de pathologies lourdes ou de problèmes psychiques sont encore l'objet de discrimination, les entreprises craignent que ces personnes ne s'adaptent pas dans l'équipe ou fassent des crises qui perturbent les autres salariés.
Cette loi a modifié certaines dénominations : les CAT (centres d'aides par le travail) sont devenus des ESAT (établissements et services d'aide par le travail) qui accueillent des travailleurs handicapés orientés par la CDAPH. Dans ce cadre, la personne handicapée n'est pas soumise au code du travail, et notamment n'a pas de contrat de travail : elle signe un contrat individualisé avec l'ESAT.
Les ateliers protégés deviennent des EA (entreprises adaptées) qui emploient au moins 80 % de travailleurs handicapés orientés par la CDAPH. Ils ont le statut de salariés, perçoivent un salaire qui ne peut être inférieur au SMIC. L'OMS définit le handicap comme : « *un problème dans une fonction ou une structure de l'organisme ; une limitation de l'activité est une difficulté rencontrée par un sujet pour exécuter une tâche ou une action ; une restriction à la participation est un problème empêchant le sujet de s'engager pleinement dans les situations de la vie courante* ».
« *Un handicapé est un sujet dont l'intégrité physique ou mentale est passagèrement ou définitivement diminuée, soit congénitalement, soit du fait de l'âge, d'une maladie ou d'un accident, en sorte que son autonomie, son aptitude à fréquenter l'école ou à occuper un emploi s'en trouvent compromises* ».
Contrairement aux idées reçues, seulement 15 % des handicaps sont acquis à la naissance et 85 % le sont au cours de la vie, l'expression « handicap » s'applique donc aujourd'hui aux personnes manifestant certaines incapacités fonctionnelles dans leur environnement social ou professionnel, par conséquent dans l'entreprise une personne est en situation de handicap à partir du moment où une déficience entraîne certaines incapacités dans le cadre de son emploi. Le maintien dans l'emploi constitue un enjeu important lors de l'apparition d'un handicap ou d'une incapacité dans le milieu professionnel.

Ainsi, en 2009, 5 % des salariés examinés par le médecin du travail sont concernés par une restriction d'inaptitude ou un aménagement de poste de travail.

- **2010 :** un rapport ministériel intitulé « l'Emploi, un droit à faire vivre pour tous » met en avant l'importance de l'évaluation de la situation des personnes handicapées au regard de l'emploi et la prévention de la désinsertion professionnelle.
- **Loi de 2011 :** elle crée le contrat de sécurisation professionnelle et encadre le maintien dans l'emploi des personnes atteintes de handicap. Elle instaure une convention pluriannuelle d'objectifs.

L'insertion professionnelle et le maintien dans l'emploi ne peuvent être effectifs que par l'expertise et les moyens apportés par les acteurs et partenaires au travers de leurs missions respectives complémentaires.

Au niveau de l'État, le Parlement légifère en s'appuyant sur les conclusions d'études et de constats réalisés par des instances reconnues et le secteur associatif, les lois promulguées sont mises en place par les différents ministères impliqués par les dispositifs. Dans le gouvernement actuel, il s'agit en premier lieu du ministère chargé des Personnes handicapées et de la Lutte contre les exclusions (dont la ministre était Marie-Arlette Carlotti) associé au ministère de la Santé. Les préconisations et objectifs désignés sont relayés par le ministère du Travail, de l'Emploi et de la Formation professionnelle. Afin de permettre à toute personne d'être inscrite dans un projet professionnel, elle doit pouvoir le faire de façon autonome : aussi l'accessibilité aux transports, aux établissements publics, aux entreprises est à mettre en place par les ministères concernés.

La CNAM (Caisse nationale d'assurance maladie) accorde une prise en charge à 100 % si le handicap est lié à une affection de longue durée (ALD), une maladie professionnelle. Si le handicap résulte d'un accident du travail ou d'une maladie professionnelle, la personne perçoit les avantages invalidité qui sont prioritaires à l'AAH (en complément, une AAH différentielle peut être versée), idem avec la Mutualité sociale agricole (MSA).

La Caisse d'assurance retraite et de la santé au travail (CARSAT) : dispositif de retraite anticipée pour pénibilité ou incapacité ou assuré handicapé.

Pôle emploi doit développer la formation et le taux d'emploi des handicapés. La Caisse nationale de solidarité pour l'autonomie (CNSA) finance et organise, depuis sa création en 2007, la perte d'autonomie.

Au niveau de la région, depuis la loi HPST (2009), c'est l'agence régionale de la santé (ARS) qui a pour mission le pilotage de l'ensemble des actions de prévention, de soins et les structures d'accueil des personnes handicapées.

L'AGEFIPH – délégation régionale (Association pour la gestion du fond pour l'insertion professionnelle des personnes handicapées) : grâce aux fonds collectés, cette association finance des actions pour favoriser l'insertion et le maintien des personnes handicapées dans les entreprises. Elle délivre des aides financières (à destination des personnes handicapées et des entreprises) et des services définis au plan national. Les aides financières sont soumises à des critères et instruites par les délégations régionales : le but est de permettre l'insertion professionnelle. L'association est gérée par des représentants des salariés, des employeurs et des personnes handicapées. Les employeurs (entreprises privées de plus de 20 salariés) qui n'embauchent pas au moins 6 % de personnes en situation de handicap doivent reverser une taxe à l'AGEFIPH. Cette taxe est ensuite utilisée pour le développement de l'emploi des handicapés, à savoir l'aide à la construction du projet professionnel, la formation, la création ou la reprise d'un emploi. Depuis 2013, l'État transfère à cette association les compétences en matière de gestion et de contrôle de la déclaration annuelle obligatoire d'emploi des travailleurs handicapés. L'AGEFIPH soutient Cap emploi et le SAMETH (service d'appui et de maintien dans l'emploi des travailleurs handicapés).

Le Fonds pour l'insertion des personnes handicapées de la fonction publique (FIPHFP) a les mêmes missions que l'AGEFIPH.

Le département, collectivité territoriale, est une composante importante dans l'accompagnement des personnes handicapées par la maison départementale des personnes handicapées (MDPH). Elle centralise les acteurs dans la prise en charge du handicap et elle est l'interlocuteur privilégié des personnes handicapées et de leurs familles. Au sein de la MDPH, siège la commission des droits et de l'autonomie des personnes handicapées (CDAPH). C'est cette dernière qui accorde la RQTH (reconnaissance de la qualité de travailleur handicapé).

Conseil départemental : service social qui accueille et soutient tout public.

Un certain nombre de partenaires se mobilisent dans le champ du handicap. Parmi ceux-ci, nous retiendrons : les acteurs de l'entreprise : service des ressources humaines, le DRH a pour mission d'apporter des réponses au dysfonctionnement de l'entreprise qui peut induire des souffrances pour le travailleur et participe à la prise en charge sur le plan de l'adaptation du poste de travail, du reclassement professionnel avec la médecine du travail qui a un rôle de prévention et de conseil, le service social, les représentants du personnel, le CHSCT (comité d'hygiène, de sécurité et des conditions de travail) qui contribue à la protection physique et mentale des travailleurs ainsi qu'à leur sécurité, le comité d'entreprise (CE).

L'AGEFIPH a construit un réseau de partenaires, de services et de prestataires qui permettent de proposer aux personnes handicapées et aux entreprises des services et des prestations.
Voici les principaux :
• Cap emploi : dans chaque département, il assure la mission du service public. Les conseillers apportent un service de proximité aux employeurs et aux personnes en situation de handicap pour toutes les questions liées au recrutement et au parcours vers l'emploi, il travaille en lien avec la CDAPH et Pôle emploi. Il est financé par AGEFIPH, FIPHFP, Pôle emploi.
• SAMETH (service d'appui au maintien dans l'emploi des travailleurs handicapés) : dans chaque département, il aide les entreprises et les salariés handicapés à trouver une solution sur mesure pour permettre le maintien dans l'entreprise quand apparaît une inadéquation entre l'état de santé de la personne et son poste de travail entraînant ainsi un risque de perte d'emploi (conseils juridiques, mobilisation de prestations financières, techniques en lien avec les CARSAT, MSA, MDPH...). Le SAMETH est financé par AGEFIPH, FIPHP, Pôle emploi.
• ADAPT (Association pour l'insertion sociale et professionnelle des personnes handicapées) : elle organise chaque année la « semaine de l'emploi des personnes handicapées ».
• APAJH (Association pour adultes et jeunes handicapés) : elle intervient pour l'accès au droit à l'école, à la vie sociale et professionnelle des personnes handicapées, elle est présente dans les départements.

• ALTHER : réseau associatif qui s'adresse aux entreprises privées, les informe du cadre législatif lié au travail des personnes handicapées. Il propose des services de trois ordres : l'information, l'accompagnement et la mobilisation.

Le secteur associatif est toujours très mobilisé et œuvre pour une représentation et une réelle reconnaissance de la place de la personne handicapée au sein de la société. Nous pouvons, par exemple, citer : la Ligue pour l'adaptation des diminués physiques au travail, le Groupement pour l'insertion des personnes handicapées physiques, ou encore l'Association des paralysés de France (APF).
Les établissements et services d'aide par le travail (ESAT), les entreprises adaptées, les centres de réinsertion professionnelle, les centres de rééducation professionnelle (stage de rééducation professionnelle permettant de suivre une formation rémunérée).
Les médecins de ville et réseaux de soins ont aussi un rôle à jouer dans cette prise en charge.

• **30 septembre 2020 :** le congé du proche aidant – AJPA (allocation journalière du proche aidant).
C'est un dispositif mis en place par la loi d'adaptation de la société au vieillissement. Il se substitue au congé de soutien familial. Le congé du proche aidant permet à un salarié de cesser son activité professionnelle pour s'occuper d'une personne handicapée ou d'une personne âgée dépendante.
Il est fractionnable, a une durée maximale de trois mois, et peut être renouvelé dans la limite d'un an sur l'ensemble de la carrière du proche aidant.
Le proche aidant bénéficie également d'une rémunération à travers le versement d'une allocation journalière (AJPA) dont le montant s'élève à 43,83 euros/jour pour les personnes vivant en couple et 52,08 euros/jour pour une personne seule. Cette allocation est indemnisée par la CAF ou la MSA.

Conditions pour bénéficier du congé du proche aidant :
• Le proche aidant peut être :
– le conjoint, le concubin ou le partenaire de PACS,

– un ascendant (père, mère) ou un descendant (fils, fille), l'enfant dont la personne aidée assume la charge (au sens des prestations familiales) ou un collatéral jusqu'au 4e degré (frère, sœur, tante, oncle, cousin germain, neveu, nièce...) de la personne aidée,
– l'ascendant, le descendant ou le collatéral jusqu'au 4e degré du conjoint, du concubin ou du partenaire de PACS,
– une personne avec laquelle la personne aidée réside ou avec laquelle elle entretient des liens étroits et stables, une personne qui vient en aide de manière régulière et fréquente, à titre non professionnel, pour accomplir l'ensemble ou une partie des actes de la vie quotidienne ;
• la personne dépendante doit résider en France de manière stable et régulière ;
• le salarié ne peut exercer aucune activité professionnelle pendant la durée de congé, excepté être employé par la personne aidée lorsque celle-ci perçoit l'APA ou la PCH.

Fractionnement du congé du proche aidant :
• le congé du proche aidant peut être fractionné ou transformé en temps partiel sur accord de l'employeur ;
• dans ce cas, le proche aidant doit avertir son employeur au moins 48 heures avant la date à laquelle il entend prendre chaque période de congé ;
• chaque période de congé doit être au minimum d'une journée.

Lorsqu'il reprend son emploi, le salarié conserve son salaire, son ancienneté, ainsi que tous les avantages qu'il avait acquis avant le début du congé.

Enfin, l'aidant familial peut mettre fin à son congé de manière anticipée dans les cas suivants :
• décès de la personne aidée ;
• admission dans un établissement de la personne aidée ;
• diminution importante des ressources du salarié ;
• recours à un service d'aide à domicile pour assister la personne aidée ;
• congé de proche aidant pris par un autre membre de la famille.

Impact sur la retraite : les salariés en congé de proche aidant sont automatiquement affiliés à l'assurance vieillesse du régime général, sans avoir à verser de cotisations.

Le **19 juillet 2021**, l'AGEFIPH et l'État ont signé une convention qualifiée de « pas décisif », fixant un délai de trois ans, de 2021 à 2024, pour « *accélérer l'inclusion dans l'emploi des personnes en situation de handicap* » avec un focus spécifique sur le handicap invisible.
Quatre axes ont été déterminés :

- accompagner les entreprises sur le terrain ;
- sensibiliser leur personnel au handicap ;
- recruter et outiller les managers afin d'améliorer le maintien en emploi ;
- soutenir la montée en compétences des travailleurs pour leur permettre de passer du secteur protégé (ESAT) au milieu ordinaire.

Un suivi et un pilotage de la performance et du respect des engagements avec échange sont prévus tous les 3 mois.

+ Info

Hello handicap se mobilise dans toute la France !
La dernière édition (mai 2021) a montré un engagement des entreprises : 200 employeurs engagés, 30 000 talents, 8 000 entretiens menés, 2 candidats sur 3 retenus après entretien, c'est encourageant pour l'emploi des travailleurs handicapés.
Hello handicap est le plus grand événement national 100 % digital dédié au recrutement des travailleurs handicapés. Le concept est simple : en partenariat avec l'AGEFIPH, l'APEX, Pôle emploi, le CHEOPS, Cap emploi et DuoDay, deux fois par an des recruteurs passent des entretiens par téléphone ou chat avec des candidats en situation de handicap en France.

Le rôle de l'ASS

Dans le cadre de l'accompagnement des personnes handicapées au travail, l'ASS peut intervenir dans diverses situations. Ainsi, au sein de l'entreprise, l'ASS a un rôle d'accueil, d'écoute, d'information et de soutien des salariés dans les démarches à envisager pour l'aboutissement du projet. Il s'agit d'une action personnalisée en tenant compte du désir de la personne, de son environnement professionnel et familial.

En entreprise

L'ASS intervient à différents moments pour la prise en charge du handicap. Ainsi, lors de l'embauche, il veille à la bonne intégration de la personne handicapée : il doit préparer l'équipe, le manager, solliciter éventuellement des aides extérieures (le SAMETH, par exemple). Lors de l'apparition d'un handicap, d'une maladie invalidante, afin de maintenir la personne dans l'emploi, il y a plusieurs options possibles : la personne peut continuer une activité adaptée à son état de santé, il s'agit alors d'un accompagnement dans le cadre d'une concertation avec la personne salariée, l'employeur ou le DRH ainsi que le médecin du travail, pour adapter le poste de travail, ou pour envisager un reclassement professionnel ou une réorientation qui peut nécessiter une formation. S'il y a nécessité d'une RQTH (reconnaissance de la qualité de travailleur handicapé), il faut monter un dossier auprès de la maison départementale des personnes handicapées (MDPH), mais aussi écouter la personne, la soutenir pour l'aider à accepter la diminution de ses capacités (ce qui peut être mal vécu), respecter ses choix en cohérence avec les possibilités offertes. L'ASS, dans ses échanges avec les instances (DRH, CHSCT...), doit se montrer vigilant par rapport au respect du secret professionnel et travailler en étroite collaboration avec le médecin du travail.
L'ASS peut avoir un rôle de prévention en étant vigilant en ce qui concerne le climat qui règne dans l'entreprise, mais aussi l'absentéisme récurrent qui peut être un signal d'alarme d'un sentiment de mal-être. Il peut évoquer une meilleure organisation du travail avec le médecin ou les représentants du personnel et aider la personne en souffrance à avoir une réflexion sur les différentes possibilités qui s'offrent à elle pour permettre un retour à l'emploi.

Sur le plan collectif

L'ASS peut s'inscrire dans une démarche de prévention : en agissant sur les risques professionnels (stress, dysfonctionnements) avec la participation du psychologue du travail, ou sur les risques d'accidents du travail afin de faire diminuer les inaptitudes (addictions par exemple). Il peut aussi mettre en œuvre une démarche d'accompagnement, par exemple dans le cadre du handicap psychique, afin d'optimiser les compétences de la personne tout en respectant ses différences, car la hiérarchie ou les collègues peuvent se poser la question de la pérennité de la stabilisation d'un état psychique (éviter les situations anxiogènes : rendement, objectifs, etc., faire éventuellement des concessions sur les retards).

Comment permettre à une personne handicapée d'exercer une activité professionnelle lorsqu'elle n'a pas acquis assez d'autonomie pour travailler en milieu ordinaire ? Elle peut bénéficier, dans le cadre d'une orientation décidée par la CDAPH (commission des droits et de l 'autonomie des personnes handicapées, anciennement COTOREP) qui lui reconnaît la qualité de travailleur handicapé, d'un accueil en établissement et service d'aide par le travail (ESAT). L'ESAT est un établissement médico-social, la plupart du temps de type associatif à but non lucratif. La tarification et le contrôle de ce type d'établissement sont assurés par les agences régionales de santé (ARS). Les personnes sont accueillies sur orientation CDAPH.

L'ASS qui travaille en ESAT a pour mission de favoriser l'intégration professionnelle de la personne accueillie et qui se trouve dans l'incapacité d'assumer un poste en milieu ordinaire, sachant qu'elle pourra éventuellement ensuite accéder au milieu du travail ordinaire. Il faut savoir que la personne handicapée n'est pas soumise au code du travail, et qu'elle n'a pas de contrat de travail mais elle signe un contrat avec l'ESAT.

L'ASS soutient l'évolution du parcours de vie en vue d'un accès à l'autonomie, dans le cadre d'un projet individualisé défini avec l'équipe en interne. Il s'agit de développer l'intégration sociale par le biais de l'activité qui, exercée au sein d'un cadre rassurant, a un impact sur la rupture de l'isolement, sur l'estime de soi.

Cet accompagnement nécessite des relations avec des partenaires externes institutionnels et associatifs pour la résolution des problématiques administratives et sociales rencontrées par la personne accueillie : MDPH (ex. dossier pour la PCH), CAF (prestation AAH, APL), service de tutelles (la personne handicapée peut nécessiter un soutien psychologique, médical, éducatif), CMP, organisation des loisirs, séjours de vacances...

L'ASS réalise des entretiens individuels et s'adapte au rythme et au niveau de compréhension de l'usager en l'informant sur l'évolution des démarches en cours. Il accompagne les projets (loisirs, vacances, orientation...) en tenant compte du degré de dépendance et en recueillant l'adhésion de la personne, en incluant si nécessaire la famille. Par exemple, tout en restant attachée à l'ESAT, une personne peut, dans le cadre d'une convention, être mise à disposition d'une entreprise du milieu ordinaire sur des temps prévus.
L'ASS a un rôle de médiation pour aménager, dans certains cas, les relations familiales, l'accès à un logement, les relations avec les tuteurs...

Sur le plan collectif

Afin de développer l'autonomisation de l'usager dans le cadre du projet de vie au sein de l'ESAT, il peut y avoir une réflexion sur l'alimentation, l'hygiène, le budget qui s'inscrit dans une démarche d'équipe avec une conseillère en économie sociale et familiale (CESF), une diététicienne. Il peut s'agir aussi de présenter les associations du secteur susceptibles de proposer des loisirs (sports, handisport, loisirs culturels, etc.).

+ Info

Que fait l'Europe pour ses travailleurs handicapés ? 1/6e de la population est en situation de handicap, soit 80 millions de nos concitoyens en Europe. Le taux de pauvreté des personnes handicapées est de 70 % supérieur à la moyenne, en partie car leur accès à l'emploi est limité. La question de l'emploi est indissociable de celle de la formation en amont, d'où l'importance de l'accès à l'éducation pour tous les enfants.

4/ Handicap et accès à la scolarisation

Contexte sociétal

Le handicap a longtemps été relégué à la sphère privée mais, par le biais de la législation de 1975, le handicap est entré dans la sphère sociale pour devenir une responsabilité sociétale par la loi de 2005.
Ainsi, le principe du droit à l'éducation des enfants et des adolescents handicapés, inscrit dans la loi d'orientation sur l'éducation du 10 juillet 1989, est renforcé par la loi du 11 février 2005 qui dit que la scolarisation en milieu ordinaire devient la règle et la scolarisation en établissement adapté n'intervient qu'ensuite, sachant que le code de l'éducation (art. 112-1 al-1) prévoit que « *le service public de l'éducation assure une formation scolaire, supérieure ou professionnelle aux enfants, aux adolescents et aux adultes présentant un handicap ou un trouble de la santé invalidant* ».

Désormais :
• L'inscription de l'enfant ou de l'adolescent, âgé de 6 à 16 ans, présentant un handicap se fait dans l'établissement d'enseignement le plus proche de son domicile et cet établissement devient l'établissement de référence. Cependant, les enfants peuvent être accueillis dès l'école maternelle. Les établissements d'enseignement supérieur doivent inscrire les étudiants porteurs de handicap et mettre en œuvre les conditions nécessaires à leur situation.
• Les aménagements à la scolarisation peuvent être envisagés selon les cas, soit dans l'établissement où le jeune est accueilli, soit à temps partagé avec une autre structure qui propose une éducation adaptée (IME, IMPro).
• Les établissements scolaires doivent être accessibles aux jeunes à mobilité réduite.
• Afin de faciliter l'intégration scolaire des enfants handicapés, la loi prévoit la possibilité de faire appel à des assistants d'éducation : ceux-ci viennent en appui aux personnels enseignants dans le cadre du soutien et de l'accompagnement pédagogique.

Depuis le 1er septembre 2012, tous les dispositifs collectifs implantés en collège et en lycée pour la scolarisation d'élèves en situation de handicap troubles (troubles des fonctions cognitives, troubles envahissants du développement dont l'autisme, troubles des fonctions motrices, troubles de la fonction auditive, troubles de la fonction visuelle) sont dénommés : unités localisées pour l'inclusion scolaire (ULIS). Les ULIS sont parties intégrantes de l'établissement scolaire, les élèves bénéficient d'un projet personnalisé de scolarisation (PPS). L'inscription au titre d'une ULIS nécessite une décision de la CDAPH.

En école élémentaire, il s'agit de classes pour l'inclusion scolaire (CLIS) destinées aux élèves porteurs d'un handicap mental (CLIS 1), auditif (2), visuel (3), moteur (4). L'admission en CLIS se fait sur orientation de la CDAPH et entraîne la mise en place d'un PPS.

Les aides spécifiques

- Le centre d'aide médico-sociale précoce (CAMSP) assure le dépistage, le diagnostic et la rééducation des enfants de moins de 6 ans, il apporte aux familles un accompagnement. Souvent, l'enfant suivi au CAMSP bénéficie d'un accueil en halte-garderie, école maternelle en complément.
- Le service d'éducation spéciale et de soins à domicile (SESSAD) s'adresse aux jeunes jusqu'à 20 ans. Il s'agit d'une équipe pluridisciplinaire dont l'action vise à apporter un soutien spécialisé aux enfants et adolescents maintenus dans leur milieu de vie, dans le but de favoriser l'intégration scolaire et l'acquisition de l'autonomie. Il peut s'agir d'actes médicaux (kinésithérapeute, orthophoniste, ergothérapeute) et d'un soutien spécifique par un enseignant.

Les établissements médico-sociaux

- IME (institut médico-éducatif) : s'adresse aux jeunes atteints de déficience intellectuelle qui peut s'accompagner de troubles de la personnalité, moteurs, de la communication. L'IME est financé par l'assurance maladie avec l'agrément de l'ARS.

• ITEP (institut thérapeutique, éducatif et pédagogique) : s'adresse à des jeunes qui présentent des troubles du comportement perturbant la socialisation et l'accès aux apprentissages. L'ITEP est financé par l'assurance maladie.
• EEAP (établissement pour enfants et adolescents polyhandicapés) : s'adresse à des jeunes porteurs d'une déficience mentale associée à une déficience motrice. L'EEAP est financé par l'assurance maladie avec l'agrément de l'ARS.

Tous ces accueils nécessitent une orientation CDAPH.

Des parcours plus fluides

Avec la mise en application (de l'article 91) de la loi du 26 janvier 2016 relative « à la modernisation de notre système de santé », un décret du 24 avril 2017 précise les modalités de fonctionnement des établissements et services médico-sociaux en dispositif intégré. Ce dispositif vise deux catégories d'établissements pour enfants handicapés : les instituts thérapeutiques, éducatifs et pédagogiques (ITEP) et les services d'éducation spéciale et de soins à domicile (SESSAD). Ces dispositions, marquées par une volonté de simplification du parcours des enfants, concernent également les départements, les maisons départementales des personnes handicapées (MDPH), les agences régionales de santé (ARS) et les autorités académiques.
Les ITEP et les SESSAD peuvent fonctionner en dispositif intégré pour accompagner des enfants, des adolescents et des jeunes adultes qui, bien que leurs potentialités intellectuelles et cognitives soient préservées, présentent des difficultés psychologiques dont l'expression, notamment l'intensité des troubles du comportement, perturbe gravement la socialisation et l'accès aux apprentissages. Le fonctionnement en dispositif intégré consiste en une organisation des établissements et des services destinée à favoriser un parcours fluide, et des modalités d'accompagnement diversifiées, modulables et évolutives en fonction des besoins des enfants, des adolescents qu'ils accueillent sans avoir à repasser systématiquement devant la commission des droits et de l'autonomie des personnes handicapées (CDAPH).
Une fiche de liaison argumentée de l'équipe de l'établissement informe la maison départementale des personnes handicapées (MDPH) des nouvelles

modalités de scolarisation de l'élève et des modifications substantielles de son projet personnalisé d'accompagnement, toujours avec l'accord de l'intéressé ou de ses représentants légaux.
Le fonctionnement de ce dispositif est subordonné à la conclusion d'une convention cadre entre les divers acteurs.

La prise en charge de l'autisme

En décembre 1996, la loi Chossy reconnaît l'autisme comme un handicap alors qu'auparavant il était considéré comme une maladie psychiatrique. L'autisme est devenu un syndrome dit « trouble envahissant du développement » (TED). La France accuse un retard de plusieurs décennies dans la prise en charge de l'autisme qui oppose les partisans d'une méthode de soins psychiatriques et ceux qui soutiennent la prise en charge éducative et comportementale.
Le 3e plan autisme (2014-2017) prévoit un dépistage précoce dès 18 mois (dans la refonte du carnet de santé, prévue pour 2015, sera inclue une grille de dépistage des premiers signes), avec une prise en charge éducative et non plus psychanalytique. Est également prévue la création de 350 places de « répit » pour des placements de courte durée afin de soulager un peu les parents, ainsi que 700 places pour les petits en maternelle encadrés par 5 000 professionnels formés, et 1 500 places pour les adultes et adolescents autistes.

+ Info

La stratégie autisme 2018-2022 énonce les 5 engagements suivants :
• booster la recherche : 3 centres d'excellence labellisés en 2019 ;
• intervenir précocement au travers d'un parcours coordonné de soins pour les enfants de moins de 7 ans. Un forfait garantit un reste à charge zéro pour les familles ;
• scolariser au mieux : développement des unités d'enseignement en maternelle autisme (UEMA) – Scolarisation renforcée en école élémentaire, professeurs ressources spécifiquement formés aux besoins éducatifs particuliers des élèves autistes ;
• soutenir les adultes : sécuriser le parcours des adultes autistes en milieu ordinaire pour l'accès au logement et à l'emploi ;
• accompagner les aidants en proposant des programmes de formation aux aidants.

Le rôle de l'ASS au sein d'une équipe pluridisciplinaire

L'assistant de service social peut intervenir dans un établissement où sont reçus des enfants porteurs de handicap et leurs parents, au sein d'une équipe pluridisciplinaire soit dans une maternité, un service de pédopsychiatrie, dans un CMPP ou en établissement de type IME...

Les rapports des parents aux professionnels/intervenants sont essentiels, car ils leur permettent de comprendre et de modifier leurs représentations du handicap, et les effets sur le parcours de leur enfant sont liés à leur positionnement comme acteurs dans cette prise en charge. De même, leur parole, leurs souhaits doivent être pris en compte par les professionnels.

L'ASS peut être présent lors de la découverte du handicap, au moment de l'annonce qui vient bouleverser l'image de l'enfant « idéalisé », mais aussi le rôle et le statut des parents, leurs représentations du développement de l'enfant. Dans les années 1920, Freud évoque le traumatisme et le sentiment d'effroi qu'éprouvent les parents au moment où ils perçoivent des différences chez leur enfant comme étant « *l'état qui survient quand on tombe dans une situation dangereuse sans y être préparé* ». Il met l'accent sur le facteur « surprise ». Dans les années 1970, Wilfred Bion, psychanalyste anglais, met en avant le « *sentiment de désastre* », et Bruno Bettelheim, psychologue américain d'origine autrichienne, évoque le caractère extrême de la situation au moment de l'annonce : « *l'individu est catapulté sans pouvoir rien comprendre, il est amené à toucher le fond, son seul projet ne peut être que de tenter de survivre* ». Ces différentes analyses se complètent et permettent à l'ASS d'avoir un éclairage et un regard compréhensif sur la situation.

Lorsqu'il reçoit les parents, l'ASS aborde leur ressenti de parents, leurs perceptions du développement de leur enfant et les réponses apportées par l'institution. Les parents sont-ils dans une image négative d'eux-mêmes marquée par la culpabilité ? Se sentent-ils responsables dans l'évolution du développement de l'enfant ? Certains seront dans une logique active en se mobilisant beaucoup pour chercher des solutions, des réponses, un réseau associatif... D'autres dans une logique passive, d'isolement, de repli sur soi, de retrait de la vie sociale.

Quelle image le système d'accompagnement proposé par les professionnels renvoie-t-il aux parents ? La marge de manœuvre des parents face à un système de réponses proposées est-elle possible ? S'ils acceptent, les réponses sont-elles vécues comme un choix ou acceptées par défaut (par exemple, dans le cas d'un manque d'établissement existant au niveau local) ?
Il doit appréhender tous les retentissements sur la vie du couple, la fratrie, les relations avec la famille au sens large, et les conséquences sur le travail, car parfois l'un des parents doit arrêter de travailler ou adapter son temps de travail. L'ASS accompagne la constitution des dossiers MDPH et les prestations afférentes (évoquées dans la partie générale Handicap).

+ Info

Il reste encore beaucoup à faire pour aider au mieux l'enfant handicapé et sa famille. Quel que soit le handicap, plus ce dernier est pris en charge précocement, plus les chances de surmonter les difficultés sont élevées, cependant notre société se montre encore bien souvent gênée par le handicap...

Pour aller plus loin

Bibliographie

- *Vivre avec un handicap*, Catherine Dolto, Paris, Gallimard jeunesse, 2008.
- *Handicap et accompagnement. Nouvelles attentes, nouvelles pratiques*, Henri-Jacques Stiker, José Puig et Olivier Huet, Paris, Dunod, 2009.
- *Les Personnes en situation de handicap*, Claude Hamonet, Paris, PUF, coll. « Que sais-je ? », 2012.
- *Politiques et dispositifs du handicap en France*, Philippe Camberlein, Paris, Dunod, coll. « Maxi-fiches », 2011.
- *Folies et représentations sociales*, Denise Jodelet, Paris, PUF, coll. « Sociologie d'aujourd'hui », 1989.
- « Les Politiques à l'égard des handicapés », C.-H. Besseyre des Orts et P. Salle, in *Tous différents*, Eyrolles, 2007.
- « Quel sens ont les démarches d'intégration des salariés en situation de handicap pour les parties prenantes », Sandrine Frémeaux et Yvan Barel, *Management et Avenir*, n° 33, 2010.
- « Recruter et intégrer des travailleurs handicapés », P. Levet, in *Le Management de la diversité, Enjeux, fondements et pratiques*, L'Harmattan, 2007.
- *Travailleurs handicapés en milieu ordinaire, Des outils pour mieux les accompagner*, C. Pernet et D. Savard, Érès, 2009.
- *Comprendre l'enfant handicapé et sa famille*, Maurice Ringler, Dunod, 2004.
- *Mon enfant aussi va à l'école*, Jean-Marie Gillig, Dunod, 2007.
- *Intégrer l'enfant handicapé à l'école*, Jean-Marie Gillig, Dunod, 1999.
- *Un petit frère pas comme les autres*, Marie-Hélène Delval, Bayard Jeunesse, 1993.

QCM n° 2 : Le handicap

Sujet

1. La COTOREP est :

a) la commission technique d'ouverture et de reclassement professionnel.
b) la commission technique d'orientation et de reclassement professionnel.
c) la commission territoriale d'orientation et de reclassement professionnel.

2. Elle fut mise en place par une loi promulguée :

a) en 1972.
b) en 1975.
c) en 1980.

3. La définition du handicap par l'Organisation mondiale de la santé (OMS) est apparue :

a) en 1970.
b) en 1980.
c) en 1990.

4. Quelle est l'année qui fut proclamée « année européenne des personnes handicapées » ?

a) 2002
b) 2003
c) 2004

5. Quelle est la date de la loi importante pour l'égalité des droits et des chances ?

a) 2003
b) 2004
c) 2005

6. Que signifie MDPH ?

a) Mission départementale des personnes handicapées
b) Maison départementale des personnes handicapées
c) Maison désignée des personnes handicapées

7. Quel est le pourcentage d'obligation d'emploi des personnes handicapées ?
a) 4 %
b) 6 %
c) 10 %

8. Quel est le taux d'incapacité requis pour ouvrir droit à l'AAH ?
a) 65 %
b) 78 %
c) 80 %

9. Comment nomme-t-on l'allocation versée pour l'éducation d'un enfant handicapé ?
a) AAEH
b) AEEH
c) AEHE

10. Comment la commission qui prend les décisions relatives à l'ensemble des droits de la personne handicapée se nomme-t-elle ?
a) CDEPH
b) CADPH
c) CDAPH

11. Que signifie RQTH ?
a) Relevé quotient du travailleur handicapé
b) Reconnaissance de la qualité de travailleur handicapé
c) Remise de la qualité de travail d'handicapé

12. La loi du 5 mars 2007 concerne :
a) la protection juridique des majeurs.
b) la reconnaissance des droits des majeurs.
c) la protection des mineurs handicapés.

13. Que signifie le sigle MASP ?
a) Mesure d'aide sociale permanente
b) Mesure d'accompagnement social personnalisé
c) Mesure d'action sociale personnelle

14. La MASP est une mesure :
a) administrative.
b) judiciaire.

15. À qui la MASP s'adresse-t-elle ?
a) Aux personnes qui ont une altération des facultés mentales ou corporelles
b) Aux personnes pour lesquelles il y a absence d'altération des facultés mentales ou corporelles

16. La personne qui nécessite une protection juridique temporaire fera l'objet :
a) d'une curatelle.
b) d'une sauvegarde de justice.
c) d'une tutelle.

17. Une mesure de tutelle est :
a) une mesure prononcée par un juge.
b) une mesure administrative.

18. Quelle durée ne peut excéder une mesure de tutelle ?
a) 3 ans
b) 5 ans
c) 10 ans

19. La loi du 5 juillet 2011 concerne :
a) les personnes handicapées physiques.
b) les personnes handicapées psychiques.

20. Qu'est-ce qu'une MAS ?

a) Une maison d'aide spécifique
b) Une maison d'accueil spécialisée
c) Une mission d'accueil spécialisée

21. Que veut dire PAG ?

a) Plan d'accompagnement global
b) Plan d'aide global
c) Programme d'action général

22. Qu'est-ce qu'un ITEP ?

a) Institut technique éducatif primaire
b) Institut thérapeutique, éducatif et pédagogique
c) Internat thérapeutique, éducatif et pédagogique

23. Qu'est ce qu'un SESSAD ?

a) Service d'éducation spéciale et de soins à domicile
b) Service d'école spéciale et de suivi à domicile
c) Service éducatif et de suite à domicile

24. Que signifie le sigle OETH ?

a) Œuvre des enfants très handicapés
b) Orientation d'emploi du travailleur handicapé
c) Obligation d'emploi des travailleurs handicapés

25. Que signifie le sigle AESH ?

a) Accompagnant des élèves en situation de handicap
b) Aidant des enfants sur handicapés
c) Assistance enfants en situation de handicap

26. Dans le champ du handicap, CMI signifie :

a) centre médical interne.
b) carte mobilité insertion.
c) carte mobilité inclusion.

Corrigé

1. Réponse b) ; COTOREP, commission technique d'orientation et de reclassement professionnel.
2. Réponse b) ; mise en place en 1975.
3. Réponse b) ; définition du handicap par l'OMS, 1980.
4. Réponse b) ; année européenne des personnes handicapées, 2003.
5. Réponse c) ; loi de 2005.
6. Réponse b) ; MDPH : maison départementale des personnes handicapées.
7. Réponse b) ; pourcentage : 6 %.
8. Réponse c) ; taux d'invalidité : 80 %.
9. Réponse b) ; c'est l'AEEH.
10. Réponse c) ; la CDAPH.
11. Réponse b) ; RQTH : reconnaissance de la qualité de travailleur handicapé.
12. Réponse a) ; protection juridique des majeurs.
13. Réponse b) ; MASP : mesure d'accompagnement social personnalisé.
14. Réponse a) ; MASP : mesure administrative.
15. Réponse b) ; MASP : absence d'altération des facultés mentales ou corporelles.
16. Réponse b) ; sauvegarde de justice.
17. Réponse a) ; prononcée par un juge.
18. Réponse b) ; la mesure de tutelle ne peut excéder cinq ans.
19. Réponse b) ; 5 juillet 2011 : personnes handicapées psychiques.
20. Réponse b) ; MAS : maison d'accueil spécialisée.
21. Réponse a) ; PAG : plan d'accompagnement global.
22. Réponse b) ; ITEP : institut thérapeutique, éducatif et pédagogique.
23. Réponse a) ; SESSAD : service d'éducation spéciale et de soins à domicile
24. Réponse : c) ; OETH : obligation d'emploi des travailleurs handicapés.
25. Réponse : a) ; AESH : accompagnant des élèves en situation de handicap.
26. Réponse : c) ; CMI : carte mobilité inclusion.

LE LOGEMENT

Partie III

1/ Contexte sociologique

Partout en Europe, en moins de 20 ans, les prix de l'immobilier se sont envolés au point que le budget logement est devenu, dans quasiment tous les pays de l'Union européenne, le premier poste de dépense. Conséquence directe : le nombre des mal-logés ne cesse d'augmenter et l'on voit réapparaître des sortes de bidonvilles, les impayés et les expulsions sont nombreux, et le nombre de logements est toujours insuffisant. Les politiques libérales économiques font que le logement qui devrait être un bien d'usage est devenu un bien d'investissement, les banques jouent un rôle important de financement à la place de l'État.

La fondation Abbé-Pierre estimait dans le rapport de 2011 que 3,6 millions de personnes sont en situation de mal logement en France. Selon l'INSEE, 1,9 million de personnes ont été hébergées par un proche, 543 000 se sont retrouvées sans domicile et ont séjourné dans un service d'hébergement ou dans un lieu non prévu à cet effet (rue, parc, voiture, abri de fortune...). Ce phénomène se serait développé depuis le milieu des années 1980. Environ 1,2 million de personnes sont en attente d'un logement dans le parc public et seulement un tiers y accède. De ce fait, on assiste à un élargissement du nombre d'habitats indignes. Est dit « habitat indigne » tout logement impropre à l'usage d'habitation : il s'agit de logements vétustes, insalubres, dégradés et non sécurisés, qui présentent un risque pour la santé et la sécurité de leurs occupants. Le secteur de l'hébergement d'urgence et d'insertion est saturé en raison de la crise économique qui a aggravé la situation des personnes les plus vulnérables.

La problématique logement agite l'ensemble de la société, les associations se mobilisent et interpellent les pouvoirs publics, qui mettent en place des dispositifs pour l'accès et le maintien au logement, ainsi que pour l'hébergement. Nous présenterons la législation en matière de politique sociale du logement, qui a émaillé ces 30 dernières années.

2/ Contexte législatif

Jusqu'au XIXe siècle, la question du logement est considérée comme ne relevant pas des institutions publiques. Par exemple, dans les fermes, le personnel était logé, les initiatives relevaient du paternalisme patronal (cités ouvrières, corons). Suit le mouvement hygiéniste qui met en avant la volonté de lutter contre l'insalubrité pour enrayer la propagation de la tuberculose.

Les lois générales et les principales dispositions

• **1894 : la loi Sigfried** fait suite à la réflexion des hygiénistes qui proposent des exonérations fiscales à des sociétés pour la construction d'habitations bon marché (HBM).

• **1906 : la loi Strauss** complète la précédente en mettant en place les prêts à la construction d'HBM par la Caisse des dépôts.

• **1912 : le rapport Bonnevay** crée les offices publics communaux et départementaux d'HBM. C'est la création du service du logement.

• **1928 : la loi Loucheur** prévoit la construction de 200 000 logements HBM sur cinq ans, suite à la pression de nombreux mouvements sociaux.

• **Après la Seconde Guerre mondiale,** la France est confrontée à une grave crise du logement en partie liée aux nombreux bombardements, mais aussi aux effets de la politique menée antérieurement, qui n'a pas anticipé l'exode rural. C'est en 1931 que, pour la première fois, la population urbaine dépasse la population rurale.

• **La loi de 1948,** dont l'ambition était d'assurer une hausse régulière et raisonnable des loyers compatibles avec les ressources des occupants, et devant permettre aux propriétaires d'améliorer leur patrimoine dans le secteur privé.

L'intervention de l'État se traduit par la création de financements publics pour la construction de logements sociaux, mais aussi vers le secteur privé par l'intermédiaire du crédit foncier.

- **1953 :** Pierre Courant, ministre de la Construction, fait voter une loi qui crée la contribution obligatoire des entreprises à l'effort de construction (1 % de la masse des salaires pour les entreprises de plus de dix salariés).

- **1954 :** sous la pression de l'opinion publique, suite à l'appel de l'abbé Pierre : « *Mes amis, au secours* » (une femme venait de mourir de froid à Paris boulevard Sébastopol car elle avait été expulsée), le gouvernement adopte un programme de 12 000 logements neufs en cité d'urgence, destinés à accueillir les familles ou les personnes isolées qui sont à la rue.

- **Dans les années 1960 et jusqu'en 1973 :** construction de grands ensembles en périphérie car les terrains y sont moins chers et la quantité est privilégiée au détriment de la qualité. Devant la dégradation des constructions HLM, le ministre Olivier Guichard met fin, en 1993, à ce type de construction.

- **1982 :** la loi Quillot énonce : « *Le droit à l'habitat est un droit fondamental.* » Elle règle les rapports des locataires et bailleurs avec l'obligation d'un contrat de bail et, pour le locataire, l'obligation de souscrire une assurance habitation pour les risques locatifs. Protection des locataires qui rend plus difficile l'expulsion.

- **1982-1983 : les lois de décentralisation** donnent aux communes, départements et régions la possibilité de définir leurs priorités en matière d'habitat.

- **De 1986 à 1997 : la loi Méhaignerie** prend des mesures de défiscalisation lors de l'achat d'un bien destiné à être mis en location afin de favoriser l'investissement immobilier locatif en plein essoufflement. Durée minimale six ans, à usage de résidence principale.

• **6 juillet 1989 : la loi Mermaz** introduit le principe d'un droit au logement (art. 1er : « *Le droit au logement est un droit fondamental* ») réaffirmé par la loi du 31 mai 1990.

+ Info

Les années 1990 vont voir se développer de nouvelles politiques de dimension sociale en fonction des responsabilités qui incombent à l'État jusqu'en 2007, avec la loi instituant un droit au logement opposable.

• **1990 : la loi Besson** estime, dans l'article 1er, que « *garantir un droit au logement constitue un devoir de solidarité de l'ensemble de la nation. Toute personne éprouvant des difficultés particulières, en raison notamment de l'inadaptation de ses ressources ou de ses conditions d'existence, a droit à une aide de la collectivité, pour accéder à un logement décent et indépendant et s'y maintenir* ». La France passe progressivement d'une politique du logement social à une politique sociale du logement. Cette loi crée le plan départemental d'action pour le logement des personnes défavorisées (PDALPD). Le terme « défavorisées » intègre à la fois les personnes sans abri ou mal logées, les personnes en difficulté sociale et celles aux revenus modestes. Le PDALPD inclut le plan départemental d'accueil, d'hébergement et d'insertion (PDAHI). Il est élaboré et mis en œuvre par l'État et le département qui y associent les communes, les associations œuvrant dans ce champ social, la Caisse d'allocations familiales, les bailleurs, les fournisseurs d'eau et d'énergie. Il est établi pour une durée de trois ans.

Le PDALPD institue un fonds de solidarité pour le logement (FSL) destiné à accorder des aides financières telles que cautions, prêts, garanties pour entrer dans un logement locatif (FSL accès) ou à destination des locataires qui se trouvent dans l'impossibilité d'assumer le paiement du loyer et des charges (FSL maintien). Le FSL prend en charge les mesures d'accompagnement social lié au logement (ASLL), nécessaire à l'installation ou au maintien dans le logement, dans une démarche éducative.

• **Depuis 1991, mise en place de la trêve hivernale** qui interdit toute mesure d'expulsion entre le 1er novembre et le 15 mars, prolongée jusqu'au 31 mai 2012 par Cécile Duflot, alors ministre de l'Égalité, des Territoires et du Logement.

• **Depuis le 1er janvier 1993,** l'APL est généralisée à tous les ménages dès lors qu'ils remplissent les conditions de ressources.

• **29 juillet 1998 : la loi d'orientation relative à la lutte contre les exclusions** a voulu renforcer les outils mis en place par la loi Besson afin que la procédure gagne en cohérence et en efficacité. Ainsi, le PDALPD est adapté dans un souci d'équité territoriale : il fixe des règles identiques de fonctionnement pour le FSL, un ensemble de mesures afin de renforcer la lutte contre le saturnisme, il institue une taxe sur les logements vacants et instaure un numéro unique d'enregistrement des demandes. Pour favoriser le maintien dans les lieux, la loi comporte un important dispositif de prévention des expulsions qui doit faire l'objet d'une « charte départementale » rédigée et adoptée par l'ensemble des partenaires.

• **13 décembre 2000 : la loi de solidarité et renouvellement urbain** (dite loi SRU) impose aux communes urbaines de plus de 3 500 habitants, un objectif de 20 % de logements locatifs sociaux assorti pour celles qui ne respectent pas leur obligation d'un mécanisme de sanctions financières, mesure visant à favoriser la mixité sociale.

• **1er août 2003 : la loi d'orientation et de programmation pour la ville et la rénovation urbaine** proposée par Jean-Louis Borloo fixe un programme national pour la période 2004-2008, prolongé jusqu'en 2013, dont l'objectif est de lutter contre la dégradation de l'habitat. Mise en place de l'Agence nationale de rénovation urbaine (ANRU), interlocuteur unique pour les projets de rénovation urbaine. Ce « plan Marshall » prévoit l'offre nouvelle de 250 000 logements sociaux locatifs, la rénovation de 400 000 logements sociaux locatifs et la démolition de 150 000 logements. Au-delà de son intervention sur les logements, les aménagements et équipements publics, l'ANRU soutient un projet global qui tend à désenclaver durablement l'espace urbain,

à faciliter l'accès à l'emploi, à l'éducation, à la culture en cohérence avec la politique menée dans le cadre des contrats urbains.
Tous ces objectifs, notamment en matière d'équité, sont complétés par plusieurs lois et circulaires.

• **La loi du 18 janvier 2005 (loi Borloo) de programmation pour la cohésion sociale** fixe trois objectifs : rattrapage de la production de logements sociaux, mobilisation du parc privé, renforcement de l'accueil et de l'hébergement d'urgence (consolidation du plan hivernal).

• **La loi du 13 juillet 2006, dite ENL (engagement national pour le logement),** introduit une série de mesures visant à faciliter l'accès au logement des ménages les plus modestes (prêt à taux zéro, vente de logements sociaux, avantages fiscaux pour favoriser l'offre de logements privés). Elle interdit la coupure de gaz, d'électricité, d'eau pendant l'hiver pour les personnes en difficulté financière.

• **La loi du 5 mars 2007 instituant un droit opposable au logement (DALO)** donne la possibilité aux mal-logés et aux personnes dépourvues de logement de pouvoir se retourner contre l'État pour obtenir un logement ou un hébergement d'urgence dans le cadre d'un recours gracieux ou contentieux (voir plus bas, le chapitre intitulé « Loi du 5 mars 2007 »).

• **La circulaire du 19 juillet 2010 relative à l'accompagnement vers et dans le logement « Le logement d'abord ».** La mise en place d'un dispositif renforcé d'accompagnement vers et dans le logement est apparue indispensable pour amplifier l'accès au logement public ou privé et contribuer à la fluidité des parcours dans le dispositif d'accueil, d'hébergement et d'insertion (AHI). Elle crée un Fonds national d'accompagnement vers et dans le logement (FNAVDL) financé par l'État, entré en vigueur en juillet 2011. Il finance l'accompagnement vers et dans le logement (AVDL) pour les personnes en difficulté pour accéder à un logement public ou privé et pour les aider à bien y vivre en respectant les droits et obligations des locataires.

Les objectifs visés sont de favoriser les sorties réussies des structures d'hébergement et de logement temporaire, et s'insérer durablement dans le logement et son environnement, mais aussi proposer un accompagnement adapté aux personnes passant directement de la rue au logement.
Les missions de l'AVDL sont à trois niveaux : accompagnement vers le logement afin d'aider les ménages fragiles dans la recherche d'un logement adapté à leur situation ; accompagnement lors du relogement pour faciliter l'installation dans le logement, ce qui concerne aussi bien le suivi des démarches administratives que l'appropriation du logement ; l'accompagnement dans le logement et ainsi prévenir ou gérer les incidents de parcours (retard de loyer, etc.).
Les mesures de l'AVDL ne peuvent se mettre en place que sur la base d'un diagnostic préalable. Le diagnostic est une évaluation de la situation de la personne au regard de son autonomie et de sa capacité à assumer les responsabilités d'un locataire. Les deux phases sont obligatoirement réalisées par des opérateurs différents et aucun accompagnement ne pourra s'enclencher sans un diagnostic préalable.
Le diagnostic doit définir l'intensité de l'accompagnement (léger, moyen ou approfondi), sa durée prévisionnelle 3, 6 ou 9 mois maximum.

• **La circulaire du 13 janvier 2012 relative à la mise en œuvre opérationnelle du logement** poursuit trois actions prioritaires :
- faciliter l'accès à des logements existants pour les ménages privés de logement pérenne en mobilisant de façon exemplaire le contingent préfectoral, en amplifiant les concertations avec les bailleurs sociaux localement, en impliquant les collecteurs d'Action logement ;
- développer l'accompagnement dans le logement et l'intermédiation locative (privilégier le bail glissant) ;
- poursuivre le développement des pensions de famille qui permettent l'accès à un logement pérenne tout en assurant un environnement collectif qui répond à la problématique d'isolement à laquelle peuvent être confrontées certaines personnes.

Loi du 29 juillet 1998 : prévention des expulsions

La prévention des expulsions locatives constitue un axe majeur de la loi du 29 juillet 1998 relative à la lutte contre les exclusions. L'État, en tant que garant du droit au logement, se doit d'affirmer le caractère prioritaire de la politique de prévention des expulsions locatives qui doit constituer une action majeure du PDALPD. La loi prévoit une protection des locataires de bonne foi par un traitement social précoce des situations d'impayés locatifs. La mobilisation de tous les acteurs doit donc s'effectuer dès la constitution des premiers impayés afin de rechercher une solution réelle et durable, grâce à l'engagement du locataire pour éviter la résiliation du bail. Chaque département doit donc élaborer une charte de prévention de l'expulsion afin de proposer des moyens en amont de la décision de justice et, le cas échéant, des solutions de relogement adaptées aux situations des personnes.

On constate que, souvent, les locataires les plus démunis s'enferment dans une logique d'évitement, ou que certains, en particulier logés dans le parc privé, par méconnaissance des dispositifs, négligent de demander de l'aide. Aussi, afin de traiter les situations d'impayés au plus tôt, le bailleur doit, dans un délai inférieur à trois mois, prendre contact avec les personnes pour évaluer les raisons de l'impayé et négocier les plans d'apurement adaptés à leur capacité, et/ou envisager le traitement de l'impayé par une aide du FSL. Dans ce cas, l'APL continue d'être versée. Si le locataire ne respecte pas les engagements, le bailleur est tenu d'en informer la CDALPD qui suspend le versement. Le FSL maintien peut être mis en place, pour apurer la dette, lorsque le locataire a repris durant trois mois consécutifs le paiement du loyer (déduction faite de l'APL versée au bailleur), et si le bailleur accepte de renoncer à une petite partie de la dette (5 à 10 %). Le FSL peut être assorti d'un accompagnement social dit ASLL effectué par un travailleur social, souvent conseiller en économie sociale et familiale (CESF), autour de la gestion budgétaire.

Si le commandement de payer n'a pas abouti, le locataire est assigné au tribunal d'instance, et l'assignation est suivie d'une lettre du préfet. Celui-ci invite le locataire à prendre contact avec un travailleur social qui réalisera une enquête sociale avec un double objectif : réaliser un diagnostic complet de la situation sociale et financière du locataire, préconiser des solutions, ces éléments étant ensuite portés à la connaissance du juge qui recevra en audience le locataire et lui permettront de statuer. Le juge peut accorder des délais de paiement jusqu'à 24 mois, suspendre la résiliation du bail, proposer un échéancier, demander un relogement dans un logement mieux adapté à la situation actuelle, ce qui suspend la procédure d'expulsion. Si les préconisations ne sont pas respectées, il y a reprise de la procédure d'expulsion ; le locataire reçoit un commandement de quitter les lieux par un huissier. Lorsque le bail est résilié et que l'autorisation d'expulsion est accordée par le juge, il est possible de demander des délais pour quitter les lieux au juge de l'exécution (JEX). Si la personne refuse l'expulsion ou si elle est absente, l'huissier doit demander au préfet le concours de la force publique (police) pour réaliser l'expulsion.

Dans le cadre de la prévention des expulsions, la loi ALUR a apporté des modifications qui ont été rendues effectives au 1er janvier 2015. Elle prévoit désormais pour les bailleurs l'obligation de signaler les impayés de loyer auprès des CCAPEX (commissions de coordination des actions de prévention des expulsions) au stade du commandement de payer, soit dans un délai de 2 mois avant la phase d'assignation. À défaut, la demande en justice sera irrecevable.
L'objectif est que la CCAPEX puisse examiner les dossiers les plus délicats et formuler un avis ou une recommandation pour mettre en œuvre la solution la plus adaptée aux personnes en difficulté.

Loi du 5 mars 2007 : droit au logement opposable (DALO)

+ Info

Cette loi a vu le jour à la suite de mobilisations intenses autour du problème des personnes sans domicile ou en logement insalubre. Des associations se sont mobilisées : le DAL (occupation de l'immeuble de la rue de Dragon au printemps 1992, les familles maliennes investissent l'esplanade de Vincennes), en décembre 2006, mais aussi l'action conduite par l'association les Enfants de Don Quichotte, qui médiatise le problème du logement et le manque de places d'hébergement. La loi sera rapidement rédigée et adoptée le 5 mars 2007. Applicable au 1er janvier 2008 pour les personnes en situation difficile et au 1er janvier 2012 pour toutes les personnes éligibles aux logements sociaux. Avec cette loi, la France devient le premier pays (après l'Écosse) à introduire ce principe. Elle ajoute à l'obligation de moyens de la part de l'État une obligation de résultats.

Ce droit s'exerce selon une procédure en deux temps.

Le recours amiable

Il se fait devant une commission départementale de médiation, instaurée depuis le 1er janvier 2008 dans chaque département par le préfet. Toute personne qui dispose d'un numéro d'enregistrement unique qui n'a reçu aucune proposition adaptée à sa demande de logement dans un délai « *anormalement long* » (fixé par arrêté préfectoral) peut saisir la commission de médiation. Sans conditions de délai, cinq autres catégories de personnes sont considérées comme prioritaires : les personnes dépourvues de logement, les personnes logées dans des locaux impropres à l'habitation ou présentant un caractère insalubre ou dangereux, les personnes ayant fait l'objet d'une décision de justice prononçant l'expulsion du logement sans relogement, les personnes hébergées dans une structure d'hébergement de façon continue depuis plus de six mois ou logées dans un logement de transition depuis plus de 18 mois, les personnes logées dans des locaux manifestement suroccupés ou ne présentant pas le caractère d'un logement décent, si elles ont un enfant mineur, si elles présentent un handicap ou si elles ont une personne handicapée à leur charge.

Est également considérée comme prioritaire toute personne qui sollicite l'accueil dans une structure d'hébergement, un établissement ou un logement de transition, un logement foyer, une résidence sociale.

Les personnes qui engagent un recours amiable peuvent être assistées par une association dont l'un des objets est l'insertion ou le logement des personnes défavorisées ou en situation d'exclusion. La commission de médiation se prononce sur le caractère prioritaire de la demande et sur l'urgence ; elle rend sa décision dans un délai de trois mois à compter de la réception de la demande. Elle transmet au préfet la liste des personnes auxquelles un logement doit être attribué en urgence, lequel, après avis des maires des communes concernées, compte tenu de la mixité sociale, désigne un bailleur social. L'attribution s'impute sur les droits de réservation du préfet.

Le recours contentieux

Ouvert à tous les demandeurs depuis le 1er janvier 2012, le recours contentieux s'exerce auprès du tribunal administratif qui statue dans un délai de deux mois. Lorsqu'il constate que la demande de logement ou d'hébergement a été reconnue par la commission de médiation comme prioritaire, il ordonne soit le logement par l'État, soit l'accueil dans une structure d'hébergement.

Un décret du 15 février 2011 apporte des aménagements au DALO dans la procédure d'attribution du logement social : il clarifie les modalités de réservation, notamment au bénéfice de l'État, précise la notion de logement adapté aux besoins et aux capacités, et renforce l'information du demandeur sur les conséquences d'un refus de logement.

+ Info

La loi DALO intègre le dispositif DAHO (droit à l'hébergement opposable) pour obtenir une admission en structures d'hébergement transitoire.

L'accompagnement vers et dans le logement : le rôle de l'ASS

L'ASS intervient dans l'accompagnement vers et dans le logement (AVDL), défini par la circulaire du 19 juillet 2010.

L'accompagnement individuel

Voici les démarches effectuées par l'ASS dans le cadre de l'accompagnement individuel.

Lorsque je rencontre, dans le cadre de l'AVDL, une famille pour laquelle un accompagnement a été préconisé suite à un diagnostic, nous contractualisons ensemble des objectifs afin de permettre à la famille de s'installer durablement et d'investir son nouveau lieu de vie dans la durée.
Les rencontres se déroulent le plus souvent au domicile de l'usager. Je veille donc à respecter l'intimité de la famille.
Si je me situe dans un accompagnement AVDL moyen, il couvrira une période de 6 mois.
Je me trouve face à des personnes qui ont eu un parcours en structure d'hébergement et qui doivent investir un nouveau cadre de vie, un nouveau quartier, avec des repères différents...
C'est donc un accompagnement global qui prend en compte plusieurs dimensions : investissement de l'habitat en matière d'occupation, d'entretien. Je suis également amené(e) à assurer un encadrement portant sur la gestion du budget, afin que la famille se projette dans le paiement des factures liées au loyer et aux charges locatives. Je m'intéresse donc aux ressources : la personne bénéficie-t-elle de tous ses droits (RSA, APL, CMU, tarifs première nécessité...) ?
Je suis vigilant(e) à l'état de santé de la personne et de son entourage, car un parcours d'errance a pu générer des pathologies, physiques ou psychiques, qui n'ont pas été prises en charge et un emménagement dans un nouveau lieu peut favoriser des troubles, des angoisses.

Je permets à la personne de repérer les partenaires institutionnels et associatifs de la commune (le service social départemental, la PMI, l'école, les structures médicales, le Pôle emploi, la CAF, les Restos du cœur, etc.) ainsi que les moyens de transport à disposition afin de s'y rendre.
Faciliter l'installation est un moment essentiel pour la réussite du parcours, aussi, tout en respectant son rythme, je peux l'accompagner dans les premières démarches afin d'aider à son autonomisation, tout en étant dans le respect du secret professionnel.
Si une continuité paraît nécessaire et si la personne adhère au projet à la fin de mon intervention, je peux solliciter auprès du conseil départemental une mesure d'ASLL (accompagnement social lié au logement).

L'initiative de projets collectifs

Voici les démarches effectuées par l'ASS dans le cadre de projets collectifs.

Mes collègues et moi-même remarquons, chez certaines familles, une difficulté dans la priorisation des choix de dépense. Aussi, avec un CESF (conseiller en économie sociale et familiale) du service, nous avons pensé organiser des petits groupes d'une dizaine de familles avec un jeu comme support. Ce jeu fonctionne selon les principes du Monopoly et, à travers des images proposant plusieurs choix de dépenses, il permet un échange entre les familles sur la priorisation de celles-ci : les incontournables, celles qui peuvent être différées, etc. Ainsi, le travailleur social est modérateur des échanges mais n'apparaît pas en donneur de leçons puisque c'est l'échange qui permet de déterminer les réponses adaptées.
De plus, ces rencontres permettent de créer du lien social et favorisent l'inscription des personnes à d'autres activités dans leurs communes de référence.

Loi du 24 mars 2014 « ALUR » pour l'accès au logement et un urbanisme rénové

Mesures concernant les locataires :
- l'encadrement du prix des loyers entrera en vigueur progressivement. Il concerne les zones d'urbanisation de plus de 50 000 habitants connaissant des difficultés sérieuses d'accès au logement. C'est le préfet qui fixera par arrêté le loyer de référence ;
- la garantie universelle des loyers (GUL) qui évitera au locataire de verser une caution, sera financée par l'État et entrera en vigueur au 1er septembre 2016 ;
- nouvelles règles autour du contrat de location : bail type obligatoire défini par décret, état des lieux type, ajout de documents relatifs à l'amiante, installation électrique...

Réglementation des professions immobilières, les points principaux :
- le montant des honoraires de location sera partagé entre le bailleur et le locataire ;
- le délai maximal de remise du dépôt de garantie est ramené à 1 mois ;
- limiter la pratique de régularisation tardive des charges.

• Instruction du gouvernement du 30 juin 2015 qui a conduit à la réalisation d'une circulaire adressée aux préfets (juin 2015). Elle est relative au renforcement de l'application des obligations des communes ne respectant pas le quota des logements sociaux imposé par la loi SRU (politique de la ville). Les préfets doivent développer leur action d'accompagnement auprès des communes en déficit de logements sociaux, notamment en établissant des contrats de mixité sociale signés entre l'État et les communes carencées. Face aux communes carencées qui ne souhaitent pas s'engager, les préfets pourront user de moyens coercitifs (droit de préemption, reprise de l'instruction des permis de construire, modification du plan d'urbanisme...).

En effet, le plan de relance prévoit la construction de 35 000 logements en zone tendue d'ici à 2019.

Afin d'aider les préfets, un délégué interministériel à la mixité sociale dans l'habitat a été nommé en avril 2015.

• Instruction du 3 novembre 2015 du ministère du Logement, relative à la mise en œuvre d'une politique intercommunale des attributions et du volet « attributions » de la politique de la ville, et à l'articulation des dispositions relatives à l'attribution des logements sociaux. Pour l'attribution de ces derniers, elle rappelle le rôle de la CIL (conférence intercommunale du logement) et de la loi ALUR, en matière d'attribution de relogement des personnes éligibles DALO. Elle définit les objectifs de la mixité sociale.

Loi « égalité et citoyenneté » (27 janvier 2017) sur le volet logement

Elle vise à renforcer la mixité sociale dans l'habitat en utilisant deux outils principaux :
- un renforcement de la place des demandeurs prioritaires ;
- une meilleure répartition des attributions de logements sociaux à l'échelle intercommunale.

La loi définit désormais des notions « d'égalité des chances et de mixité sociale ».

• Favoriser l'équité dans l'attribution : il s'agit de participer à la mise en œuvre du droit au logement pour les personnes aux ressources modestes et des personnes « défavorisées ». La loi prévoit de favoriser l'égalité des chances des demandeurs et la mixité sociale des villes et des quartiers.

• Pour l'attribution d'un logement social : il n'y aura plus qu'une seule liste des publics prioritaires, la loi « égalité et citoyenneté » fait désormais obligation qu'au moins 25 % des attributions du contingent soient destinées aux ménages reconnus prioritaires au titre du DALO (loi du 5 mars 2007).
De même, les collecteurs d'Action logement (ancien 1 % patronal) doivent aussi attribuer 25 % sur leur contingent aux ménages reconnus prioritaires au titre du DALO. Cette loi instaure « une obligation de transparence » imposée aux réservataires de logements sociaux et aux bailleurs, ils doivent rendre publiques les conditions dans lesquelles ils procèdent à la désignation des candidats.

• Gestion de la demande de logement social : un numéro unique de demandeur de logement social était déjà attribué pour chaque demande.
Un décret du 9 mai 2017 précise que, dans le cadre de la loi « égalité et citoyenneté », le numéro d'enregistrement délivré soit enregistré à l'échelle nationale. Désormais, toute demande de logement locatif social (LLS) doit obligatoirement être enregistrée dans le système national d'enregistrement (SNE). C'est ce système qui délivre désormais un numéro unique de la demande de logement (évitant ainsi les « doublons » connus par le passé). Cette modalité permettra de vérifier que les objectifs d'attribution de 25 % sont atteints.
Pour rendre plus dissuasif le supplément de loyer de solidarité (SLS), la loi du 27 janvier 2017 relative à l'égalité et à la citoyenneté modifie les dispositions relatives au plafonnement du SLS. Dans le parc social, les locataires dont les revenus dépassent les plafonds de ressources pour l'attribution de logements sociaux paient, en plus de leur loyer, un SLS. Toutefois, le montant du SLS, cumulé avec le montant du loyer principal, est plafonné. Auparavant, il ne pouvait pas être supérieur à 25 % des ressources de l'ensemble des personnes vivant au foyer. Il est désormais plafonné à 30 % des ressources du ménage. Cette nouvelle mesure s'applique à compter du 1er janvier 2018.

• Les RHVS (résidences hôtelières à vocation sociale), solution alternative aux nuitées hôtelières, sont également visées par la loi égalité et citoyenneté. Créées par la loi du 13 juillet 2006 portant engagement national pour le logement, les RHVS sont initialement ouvertes à un public qui souhaite disposer d'un hébergement pour une courte durée, par exemple les jeunes et apprentis en mobilité professionnelle. La loi de 2017 élargit les catégories de personnes auxquelles l'accueil aux RHVS est ouvert ; à savoir, notamment, les personnes éprouvant des difficultés particulières à se loger et ayant besoin d'un accompagnement social ou médico-social sur site, les personnes sans abri ou en détresse, ainsi que les demandeurs d'asile. Cette ouverture des RHVS à un public plus varié doit permettre la résorption des nuitées hôtelières, solution peu satisfaisante pour les personnes concernées et extrêmement coûteuse pour les finances publiques. En contrepartie de l'engagement de l'exploitant des RHVS à réserver 80 % des logements à ces publics en difficulté, il pourra

bénéficier de diverses aides de l'État et exonérations fiscales, car la résidence est alors considérée comme relevant d'un service d'intérêt général.
Le décret du 9 mai 2017 qualifie ces résidences de « résidences d'intérêt général ». Le cahier des charges précise que le prix de nuitée applicable à chacun de ces logements ne peut être supérieur à 20 euros (une majoration est possible lorsque le logement est occupé par plusieurs personnes).

• Pour un meilleur accueil des gens du voyage : cette loi définit la notion de gens du voyage : ce sont les personnes « *dont l'habitat traditionnel est constitué de résidences mobiles installées sur des aires d'accueil ou des territoires prévus à cet effet* ». La loi modifie le contenu du schéma départemental d'accueil des gens du voyage en y intégrant les terrains familiaux locatifs.

Loi du 7 novembre 2018

La loi du 5 juillet 2000 fait obligation aux communes de plus de 5 000 habitants de réaliser une aire d'accueil, prévue dans le cadre du schéma d'accueil départemental, d'une capacité de 40 caravanes au moins avec accès électricité, eau, sanitaires.
La loi du 7 novembre 2018 « relative à l'accueil des gens du voyage et à la lutte contre les installations illicites », promulguée au *JO* le 8 novembre, précise certains points : afin d'organiser l'accueil des gens du voyage, les représentants de groupes des gens du voyage devront informer les autorités publiques, en cas de grands rassemblements et de grands passages (groupes de plus de 150 caravanes), afin de mieux les organiser et de confier au préfet le pouvoir de police.
Le texte réforme également les procédures d'évacuation de stationnements illicites des gens du voyage et prévoit qu'une commune remplissant ses obligations en matière d'accueil est en droit d'évacuer les campements illicites.

Loi ÉLAN : évolution du logement, de l'aménagement et du numérique

Publiée au *JO* le 24 novembre 2018, la loi ÉLAN a été mise en place par le ministère de la Cohésion des territoires et des Relations avec les collectivités territoriales.

Elle énonce 4 axes :
- construire plus, mieux et moins cher ;
- évolution du secteur du logement social ;
- améliorer le cadre de vie ;
- répondre aux besoins de chacun et favoriser la mixité sociale.

Quelles sont les mesures pour répondre à ses préconisations ?

Construire plus, mieux et moins cher – évolution du secteur du logement social

- **Concernant le parc privé** : la caution locative Visale est un dispositif du groupe Action logement qui assume le statut de garant (elle remplace la GUL prévue par la loi ALUR).

La garantie Visale est une caution accordée à certains locataires du parc locatif privé. C'est une garantie pour le bailleur et le locataire puisqu'elle vise à couvrir les loyers impayés (charges comprises) pour une durée de 36 mois.

Elle s'adresse aux jeunes de moins de 30 ans, étudiants, en apprentissage, jeunes actifs. Peuvent également en bénéficier les salariés de plus de 30 ans ne bénéficiant pas encore d'un CDI, les ménages en intermédiation locative et les signataires d'un bail mobilité (voir encadré p. 161).

Le bail mobilité d'une durée de 1 à 10 mois (sans tacite reconduction ou renouvellement pour le même logement) concerne le logement meublé, il permet plus de flexibilité au bailleur et facilite l'accès au logement pour certains publics. Un logement meublé est un logement décent équipé d'un ameublement minimum. Le bail mobilité s'adresse à toute personne en formation professionnelle, études supérieures, contrat d'apprentissage, stage, service civique, missions temporaires. Le propriétaire peut demander une caution, mais pas un dépôt de garantie. Le bail mobilité permet le versement de l'APL.

• **Concernant le parc social** : la loi prévoit le regroupement des organismes HLM (échéance 2021) afin de les rendre plus efficaces dans leur gestion et de leur permettre de construire et de rénover plus de logements sociaux.
Il s'agit d'accroître la mobilité dans le parc HLM. Ainsi, en zone tendue, la situation de chaque locataire sera réexaminée tous les 3 ans pour constater si le logement est toujours adapté aux besoins de la famille et, si besoin, proposer un nouveau logement.
La loi offre aux bailleurs HLM des outils pour vendre plus facilement des logements, notamment à leurs occupants (chaque logement vendu permettra de financer 2 à 3 logements neufs ou de rénover 3 ou 4 logements existants).

Améliorer le cadre de vie – répondre aux besoins de chacun et favoriser la mixité sociale

• **Lutter contre les marchands de sommeil et les habitats indignes.** Il existe en France 450 000 logements considérés comme tels. Un numéro gratuit permet de les signaler, en mettant l'interlocuteur en relation avec l'ADIL (Agence départementale d'information sur le logement). Les propriétaires s'exposent à des poursuites par le FISC, des biens confisqués, etc.

• Redressement des **copropriétés dégradées**. L'État a identifié près de 700 copropriétés, soit environ 50 000 logements dégradés. En effet, des copropriétés sont fragilisées par des problèmes financiers, techniques, et rencontrent des difficultés pour maintenir les logements en bon état, ce qui menace la santé et la sécurité des occupants. Le plan « Initiatives copropriétés », financé en partie par l'ANAH (Agence nationale de l'habitat) à hauteur de 2 milliards d'euros et confirmé par la loi ÉLAN, prévoit de faciliter la réalisation de rénovations y compris énergétiques.

• Pour les **constructions neuves** : prévoir un séjour et des toilettes accessibles pour les personnes à mobilité réduite dans tous les logements.

• Mise en place de mesures facilitant la transformation de **bureaux en logements** (en Île-de-France cela représente un gisement de 10 000 à 20 000 logements).

• La loi améliore la **coordination** entre les procédures de surendettement et les procédures d'expulsion.

• **L'encadrement des loyers** : les observatoires des loyers sont généralisés pour améliorer la connaissance des loyers. De nouvelles sanctions en cas de non-respect de cet encadrement sont encourues par les bailleurs.

• Afin d'améliorer l'accès au logement, mise en place du **bail numérique** qui permet d'éditer les contrats et de les sécuriser. La consommation de papier est réduite, la procédure accélérée.

À savoir : l'une des dispositions de la loi ÉLAN du 24 novembre 2018 stipule depuis début 2019 qu'une victime de violences conjugales poussée à quitter le logement n'a pas à être redevable du loyer commun. En effet, la solidarité du locataire victime et de la personne qui s'est portée caution prend fin. La victime en informe le bailleur par lettre recommandée avec AR.

+ Info

Éligibilité caution Visale
• Locataire : entre 18 et 30 ans quelle que soit la situation professionnelle, ou plus de 30 ans salarié d'une entreprise du secteur privé ou agricole.
• Bail : loyer charges comprises maximum de 1 300 euros (1 500 euros en Île-de-France), sans que le bail ne soit conclu entre les membres d'une même famille. Attention : le bail doit être signé après obtention du contrat de cautionnement Visale.
• Logement : constitue résidence principale, est loué vide ou meublé (pour les jeunes de 18 / 30 ans le logement peut-être en logement foyer ou une résidence universitaire)

• **Ressources : pour les étudiants de moins de 30 ans, la garantie Visale est accordée sans justification de ressources dans la limite d'un loyer maximum de 600 euros (800 euros en Île-de-France). Au regard des ressources mensuelles déclarées, le loyer maximum charges comprises ne doit pas dépasser un taux d'effort de 50 %.**

Loi du 1er janvier 2021 : la réforme du calcul des APL (aides personnalisées au logement), de l'ALF (allocation de logement familiale) et de l'ALS (allocation de logement sociale)

Cette réforme prévoit que ces aides seront désormais calculées sur les revenus des douze derniers mois, et non plus sur les revenus déclarés 2 ans auparavant. Leur montant sera actualisé tous les trimestres et non plus une fois par an, ce nouveau mode de calcul ajuste les aides en fonction des revenus « en temps réel ».
Compte tenu de l'instauration du prélèvement de l'impôt à la source, les ressources sont déjà connues, ce qui permettra une actualisation automatique des droits aux allocations tous les trimestres. Par contre, les changements de situation (mariage, naissance, séparation, déménagement...) devront être signalés par l'allocataire.
Le versement reste mensuel et à date fixe : le 25 du mois pour les allocataires en HLM, et le 5 du mois pour les autres allocataires.
Le 24 octobre 2020, plan d'urgence contre la pauvreté : sur le front du logement, le plan hivernal commence le 18 octobre au lieu du 1er novembre afin de permettre l'ouverture de places dites « hivernales ».

Il ne faut pas confondre : plan hivernal et trêve hivernale. Cette dernière mesure est le dispositif qui gèle l'exécution des expulsions du domicile entre le 1er novembre et le 31 mars.

La **loi de finances applicable en 2021** proroge les régimes fiscaux avantageux dits lois Pinel et Censi-Bouvard jusqu'au 31 décembre 2022.
Le dispositif Censi-Bouvard est une incitation à investir dans les résidences avec services meublées destinées aux étudiants ou aux personnes âgées. Il permet de bénéficier d'une réduction d'impôt de 11 % de la valeur d'achat hors taxe du bien immobilier neuf dans une résidence services, étalée sur 9 ans. Le logement devra être donné en location pendant 9 ans à l'exploitant de la résidence.

Projet de loi de finances pour 2022 en faveur du logement

• Une augmentation de 6 % de l'enveloppe consacrée au logement soit : 17,1 milliards d'euros. Cette somme intègre :
- pour 13,1 milliards d'euros : les aides et accès au logement dont les APL ;
- pour 2,7 milliards d'euros : l'hébergement d'urgence ;
- pour 1,3 milliard d'euros : l'urbanisme, les territoires, etc.

• Une priorité est donnée à la rénovation avec un budget alloué de 2 milliards d'euros : en particulier pour financer le dispositif « MaPrimRénov' ». Il s'agit d'une aide financière et non d'une réduction d'impôts, versée en fin de travaux pour la rénovation énergétique (changement de chaudières, de fenêtres, poêle à granules, insert, isolation des murs, des combles, etc.).

• Un objectif ZAN (zéro artificialisation nette) est prévu pour les questions d'énergie : soutien aux solutions vertes (biométhane, éolien en mer...).

• Le plan « France Relance » (créé en 2020) consacre pour 2022 un budget de 2 milliards d'euros. Il propose des mesures concrètes à destination de tous : particuliers, entreprises, associations, collectivités... Il permet d'accélérer les transformations avec une visée écologique, industrielle et sociale, l'écologie restant au cœur du plan.

• Pour 2022, l'orientation porte surtout sur le développement de l'hydrogène décarboné (on parle d'hydrogène vert, obtenu par électrolyse) afin de faire baisser les émissions de gaz à effet de serre, et sur le déploiement des bornes de recharges pour voitures électriques. Le décret du 12 février 2021 prévoit ainsi l'équipement des aires de service de l'ensemble du réseau autoroutier en borne de recharge rapide au 1er janvier 2023.

3/ L'hébergement d'urgence

Confronté à une grande précarité liée à l'hébergement et au logement, l'ensemble des partenaires privés et publics œuvre pour faire face à l'urgence sociale. Environ 300 000 personnes SDF, 100 000 personnes en habitation de fortune (selon le rapport 2021 de la fondation Abbé-Pierre) : tels sont les chiffres de la grande précarité de notre pays. Ces données sont le résultat d'un contexte d'exclusion lié à plusieurs champs : l'emploi, le logement, l'isolement, etc. Face à ce constat, l'État a, depuis de nombreuses années, mis en place plusieurs mesures pour répondre à cette problématique.

Historique de l'hébergement d'urgence

En 1993, le docteur Xavier Emmanuelli a créé le premier Samu social à Paris, et en 1995 fut mis en place le numéro vert « 115 », puis, avec la loi de juillet 1998 de lutte contre les exclusions, ce numéro d'urgence est généralisé à l'ensemble du territoire national. Il est géré par chaque département dans le cadre du SAHI (schéma d'accueil, d'hébergement et d'insertion), établi pour cinq années et piloté par le préfet.

Le Samu social a des équipes mobiles : les maraudes qui vont au-devant des personnes à la rue, pas toujours en capacité de solliciter de l'aide.

La loi du 5 mars 2007 (DALO) introduit le principe de non-remise à la rue : les demandeurs d'hébergement peuvent faire un recours amiable ou contentieux (DAHO).

La loi du 25 mars 2009 de mobilisation pour le logement et la lutte contre les exclusions (dite loi Molle) lutte contre l'habitat indigne et renforce les dispositifs. Le PDALPD intègre désormais le PDAHI : plan départemental d'accueil, d'hébergement et d'insertion des personnes sans domicile qui se substitue au SAHI. Elle impose aux structures d'hébergement d'informer le préfet en temps réel des places vacantes.

En mars 2010, le secrétaire d'État au Logement (Benoît Apparu), dans le souci d'améliorer l'orientation et la prise en charge des personnes sans abri, réforme le dispositif d'accueil n° 115 par le lancement du SIAO (service intégré de l'accueil et de l'orientation), instance de coordination et de mise en réseau des acteurs du secteur de l'accueil, de l'hébergement et de l'insertion. C'est un dispositif de veille sociale. Il reçoit toutes les demandes de prise en charge et oriente les personnes vers la solution la plus adaptée en fonction du diagnostic réalisé par des professionnels (travailleurs sociaux). Il comporte deux volets de prise en charge : l'urgence et l'insertion.

Contexte législatif et sociétal

À ses débuts, l'hébergement d'urgence naissait d'initiatives individuelles, privées, confessionnelles. Les premières dispositions significatives ont été adoptées au début des années 1950, ce qui fait le lien avec la fermeture des maisons closes en 1946. Est instituée, par le décret du 23 novembre 1953, l'aide sociale à l'hébergement alors réservée à des publics marginaux (personnes sortant de prison, prostituées...).

- **1er février 1954 :** appel de l'abbé Pierre et première sensibilisation sur le mal-logement en France. 12 000 logements neufs sont créés par l'État.
- **En 1956 :** les présidents de 18 foyers créent alors la fédération des centres d'hébergement pour libérés, laquelle, en 1977, donne naissance à la Fédération nationale des associations d'accueil et de réinsertion sociale (FNARS), à laquelle adhérent la plupart des associations qui gèrent les centres d'hébergement et de réinsertion sociale (CHRS).
- **Loi du 19 novembre 1974 :** introduit le titre de centre d'hébergement et de réadaptation sociale qui s'adresse aux personnes et familles en difficultés. Puis, la loi du 31 juillet 1998, relative à la lutte contre les exclusions, donne aux CHRS le nom de centres d'hébergement et de réinsertion sociale.
- **Début des années 1980 :** avec la progression du chômage, cette période est marquée par la montée de la précarité. C'est pendant cette période qu'apparaît la notion de « sans domicile fixe » qui remplace le « vagabond » ou le « clochard ».

- **1982 :** la loi Quillot énonce que « *le droit à l'habitat est fondamental* ».
- **Octobre 1984 :** le premier plan « pauvreté/précarité » instaure des places d'hébergement d'urgence.
- **Décembre 1986 :** création des Restaurants du cœur par Coluche.
- **1987 :** conférence du père Joseph Wresinski sur la grande pauvreté et la précarité économique et sociale.
- **1990 :** loi Besson : « *garantir le droit au logement constitue un devoir de solidarité pour l'ensemble de la nation* ». Création du Fonds solidarité de logement.
- **1993 :** création du Samu social à Paris.
- **Juillet 1994 :** la loi habitat introduit le plan départemental de l'hébergement d'urgence (obligation d'un minimum de places d'urgence dans certaines communes).
- **19 janvier 1995 :** l'avis du Conseil constitutionnel stipule que « *la possibilité pour toute personne de disposer d'un logement décent est un objectif à valeur constitutionnelle* ».
- **1997 :** généralisation du numéro 115.
- **Juillet 1998 :** loi de lutte contre les exclusions. « *La présente loi tend à garantir sur l'ensemble du territoire l'accès effectif de tous aux droits fondamentaux dans les domaines de l'emploi, du logement, etc.* »
- **Loi du 19 décembre 2005 :** création du dispositif LHSS (lits halte soins santé), mis en place par le décret du 17 mai 2006, relatif aux conditions d'organisation et de fonctionnement des LHSS, suite à l'expérimentation des lits infirmiers initiés en 1993 par le Samu social de Paris. Ce dispositif vise à offrir une prise en charge sanitaire et sociale à des personnes sans domicile fixe qui ne nécessitent plus une hospitalisation complète mais dont la santé n'est pas compatible avec la vie à la rue. Il s'agit d'un accueil 24 h/24 et sur 365 jours. Ce dispositif est financé par la Sécurité sociale à partir d'un prix de journée. Ces structures fonctionnent avec une équipe pluridisciplinaire (hébergement, soins, accompagnement social) car il y a un suivi thérapeutique et un accompagnement sur le plan social.
- **Avril 2006 :** plan triennal, il programme la pérennisation de 5 000 places d'hébergement correspondant au niveau 1 du plan grand froid.

• **8 janvier 2007 :** le plan d'action renforcé pour les sans-abri (PARSA) prévoit la transformation de places d'hébergement d'urgence en places de CHRS ainsi qu'en places d'hébergement et de stabilisation. Sont également créées des places en maisons-relais et en résidences hôtelières à vocation sociale. Ce plan propose aussi des logements dans le parc social public et dans le parc privé conventionné, prioritairement pour un public sortant de CHRS.
• **5 mars 2007 :** loi sur le droit au logement opposable (DALO). Droit à un logement décent garanti par l'État, aux personnes n'étant pas en mesure d'y accéder par leurs propres moyens : personnes dépourvues de logement ; menacées d'expulsion sans relogement ; hébergées ou logées temporairement dans un établissement ou un logement de transition ; logées dans des locaux impropres à l'habitation, insalubres ou dangereux ; logées dans des locaux sur-occupés ou ne présentant pas le caractère de logement décent, s'il y a au moins un enfant mineur ou si une personne du ménage présente un handicap ; en attente d'un logement HLM depuis un délai anormalement long. Cette loi renforce les objectifs de places d'urgence (sanctions pour les communes qui ne respectent pas ces mesures). Elle introduit le principe de non-remise à la rue et permet aux demandeurs d'hébergement qui ne sont pas accueillis de demander un recours amiable ou, le cas échéant, contentieux. Elle décide de la transformation de 6 000 places d'urgence en places de stabilisation et de 4 500 places d'urgence en CHRS.
• **Novembre 2008 :** après le décès de personnes sans-abris dans le bois de Vincennes, Nicolas Sarkozy, alors président de la République, propose de contraindre les sans-abri à rejoindre les foyers d'hébergement d'urgence à partir d'une température inférieure à -6 °C. Les associations contestent la faisabilité de cette mesure et mettent en avant le respect de la volonté des personnes.
• **25 mars 2009 :** loi de mobilisation pour le logement et la lutte contre les exclusions (loi Molle). Création des PDAHI : plans départementaux d'accueil, d'hébergement et d'insertion, devant être intégrés aux plans départementaux d'action pour le logement des personnes défavorisées (PDALPD). La loi redéfinit, par ailleurs, la veille sociale en élargissant ses missions à l'évaluation médicale, psychique et sociale. Elle impose aux structures d'hébergement d'informer le préfet en temps réel des places vacantes afin que celui-ci puisse répartir en conséquence les personnes accueillies.

• **2010 :** circulaire SIAO : service intégré de l'accueil et de l'orientation. Le SIAO est une instance de coordination et de mise en réseau des acteurs du secteur de l'accueil, de l'hébergement et de l'insertion qui a pour objectif, sous l'égide de l'État, en lien avec d'autres partenaires (collectivités locales, bailleurs sociaux...), d'organiser de manière collective les réponses aux situations d'exclusion (personnes sans-abris ou susceptibles de l'être). Il a vocation à disposer d'une vision exhaustive des places d'hébergement d'urgence, de stabilisation, d'insertion ainsi que tout ou partie du parc de logements temporaires (résidence sociale, sous-location...) et adaptés (maisons-relais...). Il reçoit toutes les demandes de prise en charge et oriente les personnes vers la solution la plus adaptée à leur situation en fonction d'un diagnostic réalisé par des professionnels (travailleurs sociaux). Il comporte deux volets de prise en charge, l'urgence et l'insertion. Chaque département pourra choisir son mode opératoire.
Les principes : inconditionnalité de l'accueil et continuité de la prise en charge, le logement d'abord, puis l'accès aux services publics.
Les missions : l'accueil, l'évaluation, l'orientation, la coordination de l'attribution des places d'urgence, d'insertion, de logements adaptés, la prévention des remises à la rue liées à l'exclusion des structures d'hébergement.

Le plan pluriannuel contre la pauvreté et pour l'inclusion sociale prévoit :
- la poursuite, d'après le ministère du Logement, du plan d'humanisation des structures d'accueil « *pour garantir des solutions dignes aux personnes accueillies* » et la fusion du PDAHI et du PDALPD afin d'en renforcer la cohérence et l'efficacité ;
- la création ou la pérennisation de 5 000 places d'hébergement d'urgence dès 2013, dont près d'un tiers sera réservé aux femmes victimes de violences ;
- entre 2013 et fin 2014, la création de 4 000 nouvelles places dans les centres d'accueil pour demandeurs d'asile ;
- les passerelles vers le logement seront développées par le renforcement des places en maisons-relais et les solutions en intermédiation locative (7 000 places seront créées en alternative à l'hébergement) ;
- le ministère du Logement lance un appel à projets innovants (souvent menés par le secteur associatif) pour apporter des solutions aux personnes en

situation de rupture : femmes victimes de violences, personnes sortant de prison, jeunes issus de la protection judiciaire de la jeunesse ou en grande difficulté, et les grands exclus ;
– une mobilisation de l'État et des collectivités territoriales pour le développement des aires d'accueil et l'accompagnement social des gens du voyage ;
– dans ce plan, figure également un accompagnement pour les personnes habitant des campements, des bidonvilles ou des squats. Le ministère du Logement proposera des montages de projets avec les différents acteurs concourant à l'inclusion des personnes afin de multiplier les solutions transitoires, concrètes et pérennes.

Une étape importante a été franchie avec un arrêté du 6 août 2018 publié au *JO* du 5 septembre 2018. Celui-ci fixe en effet le nouveau formulaire de demande de logement locatif social et précise les pièces justificatives à fournir pour l'instruction de cette demande. Cet arrêté du 6 août 2018 s'inscrit notamment dans le prolongement des orientations de la loi du 27 janvier 2017 relative à l'égalité et à la citoyenneté, et dans l'optique de la loi ÉLAN : évolution du logement, de l'aménagement et du numérique.
Le nouveau formulaire est entré en vigueur le 10 septembre 2018. Il n'est pas vraiment simplifié par rapport à ses prédécesseurs : il comprend en effet quatre pages très denses, détaillant successivement l'identité du demandeur, celle du conjoint ou futur co-titulaire du bail, les personnes fiscalement à charge qui devraient occuper le logement avec le demandeur, la situation professionnelle du demandeur et du conjoint ou futur co-titulaire du bail, le revenu fiscal de référence, les ressources mensuelles (demandeur, conjoint, co-titulaire du bail et personnes fiscalement à charge), les caractéristiques détaillées du logement actuel, les motifs de la demande, le type de logement recherché et la commune de localisation souhaitée (huit choix possibles). S'y ajoute une page destinée à la demande d'un logement adapté aux différents handicaps. Sont ajoutées à la liste des populations prioritaires les personnes victimes de viol ou d'agression sexuelle.

Différents partenaires et acteurs concourent à la mise en œuvre, sur le territoire national, de l'hébergement d'urgence.

Le dispositif « **le logement d'abord et la lutte contre le sans-abrisme** », lancé en 2017 par un plan quinquennal (2018-2022), a pour orientation de donner la priorité au logement comme condition première à l'insertion en mettant en valeur les compétences des personnes « *car l'expérience montre qu'au-delà de l'accès à un logement, c'est la qualité de l'accompagnement qui est un facteur clé de l'insertion durable des personnes, avec une mobilisation de tous les acteurs* ». Ce dispositif vise les sans-abris, mais aussi les personnes privées de logements pérennes, les jeunes, les sortants d'institutions et les sortants de prison. Il voit sa mise en œuvre accélérée car le public sans domicile fixe est en hausse (environ 300 000 personnes), ceci résultant notamment de la crise migratoire.

Ce dispositif créé en 2010 (voir p. 160) a été renforcé. En effet, la DIHAL (délégation interministérielle à l'hébergement et à l'accès au logement) a pour missions d'assurer la coordination et de décider de la mise en œuvre des priorités en matière d'hébergement. La DIHAL pilote le Pôle national de prévention des expulsions locatives. Depuis 2021, c'est la DIHAL qui est responsable du programme budgétaire.

La DIHAL s'inscrit dans la question de la résorption des bidonvilles dans le cadre de la lutte contre la grande précarité (loi du 25 janvier 2008).
Également à travers son pôle migrants, la DIHAL est chargée de piloter l'action publique en faveur du logement des réfugiés.

• **Instruction du 26 mai 2021** : elle met fin à la « gestion au thermomètre » de l'hébergement d'urgence (qui consistait en l'ouverture ou fermeture des places d'hébergement d'urgence en fonction des saisons).
Les 40 000 places ouvertes depuis le début de la crise sanitaire portent à 203 000 le nombre de places qui seront pérennisées jusqu'en mai 2022. Cela évite des remises à la rue au 31 mars et permet aux personnes hébergées de se stabiliser et de trouver des solutions de logements pérennes.

Principales structures d'hébergement

• Les CHU (centres d'hébergement d'urgence) proposent, en accueil de jour ou de nuit, l'hébergement et le repas pour un temps court.

• Les CHRS (centres d'hébergement et de réinsertion sociale), créés en 1974, sont initialement destinés aux personnes sortant de prison et aux prostituées. Depuis la loi de 1998, leurs missions ne sont plus liées uniquement à l'hébergement : un accompagnement social permet l'élaboration d'un projet de vie pour ce qui est de la réinsertion dans le but d'une autonomie en vue de l'accession à un logement pérenne.

• Les CADA sont destinés à accueillir les demandeurs d'asile, en possession d'un récépissé de l'OFPRA (Office français de protection des réfugiés et apatrides). Selon la direction de la cohésion sociale, en 2012, un nombre croissant de demandeurs d'asile ne trouvant pas de place en CADA sont orientés vers les CHRS. Ils représentent 20 % des personnes accueillies.

• Les résidences sociales créées en 1994 ont pour objet d'offrir une solution de logement meublé temporaire pour des personnes ayant des difficultés à accéder à un logement et pour lesquelles un accompagnement social peut être nécessaire. Les résidents bénéficient de l'APL et le régime est proche du secteur locatif (bail, quittance...).

• Les FJT (foyers de jeunes travailleurs) s'adressent aux jeunes travailleurs ou aux jeunes en formation professionnelle, qui ont entre 16 et 25 ans, voire 30 ans. Ils peuvent bénéficier d'un accompagnement en vue de l'accès à l'autonomie.

• Des structures maintenant nommées résidences sociales gérées par ADOMA (sigle construit à partir des mots latins *ad*, « avec », et *domus*, « maison »), anciennement connues sous le sigle Sonacotra (Société nationale de construction pour les travailleurs), et AFTAM (Association pour l'accueil et la formation des travailleurs migrants), sont en priorité destinées aux migrants célibataires. Le public est maintenant plus large car certains résidents en situation d'exclusion sociale sollicitent l'attribution de studios dans ces résidences.

• Les centres maternels sont des lieux d'hébergement de femmes enceintes et de mères avec enfant de moins de trois ans, isolées ou victimes de violences. Les travailleurs sociaux présents sur la structure proposent un accompagnement éducatif et global en vue de l'insertion sociale et professionnelle.

+ Info

Les dispositifs d'accueil d'urgence et de transition s'adressent à des personnes qui sont dans la précarité et en situation de détresse, mais parfois répondent aussi à des situations d'urgence : crise conjugale, violence, expulsion.

L'ASS et le logement d'urgence

L'assistant de service social, dans le cadre de ses missions, accompagne un public en situation précaire en matière de logement. Sur un plan individuel, il aura une démarche d'accès aux droits d'orientation et d'information dans le cadre d'une évaluation globale de la situation. Ces interventions se réfèrent en matière de positionnement professionnel au cadre éthique et déontologique (respect de l'usager, secret professionnel...).

L'assistant de service social peut expliquer le dispositif FSL (accès ou maintien), proposer l'ASLL, aider à la constitution d'un dossier DALO/DAHO, solliciter le SIAO. Ces différents constats récurrents peuvent conduire à des actions collectives avec des partenaires internes à l'institution (CESF : gestion budgétaire, de l'énergie...) et/ou externes (bailleurs, associations sur l'accès au logement, mairie, service logement...). Il peut aussi mettre en place des actions avec les usagers d'un quartier autour de la rénovation urbaine, par exemple, en mobilisant les élus, les bailleurs sociaux, les associations de quartier.

Au sein d'un centre d'hébergement et de réinsertion sociale

Son rôle consiste à accueillir, écouter, évaluer, accompagner, orienter. Dans le cadre des missions institutionnelles au sein du CHRS, il assure l'accompagnement des personnes hébergées en vue de leur insertion socioprofessionnelle. Il s'agit d'une prise en charge individualisée globale dans le cadre d'un projet d'insertion pour personnes accueillies afin de recouvrer leur autonomie. La prise en charge est de 6 mois renouvelable. Le travail social en CHRS a ceci de spécifique que l'ASS intervient au quotidien auprès d'un public « désinséré » dans sa vie affective, sociale, professionnelle, dans un contexte socio-économique peu propice à la réinsertion et dans un contexte politique ne favorisant pas toujours l'accès au logement.

Dans le cadre de l'accompagnement individuel

L'ASS crée une relation de confiance (secret professionnel) afin d'envisager une évaluation de la situation de la personne, c'est-à-dire afin de comprendre son parcours d'errance, quelle succession d'événements l'ont conduite soit à perdre son logement soit à n'avoir jamais disposé de logement. L'évaluation se rapporte au vécu de la personne, son passé scolaire, professionnel, son environnement familial, les difficultés qui sont, selon elle, à l'origine de ses problèmes, son ressenti par rapport à ce nouveau statut de SDF...
L'accompagnement global nécessitera souvent une prise en charge : administrative, médicale, pour permettre une insertion sociale, professionnelle, car la personne accueillie est dans un processus de désocialisation d'où la nécessité de pouvoir identifier ses potentialités, ses freins...
L'ASS s'assure de la possibilité d'une ouverture de droits et soutient la personne dans ses diverses démarches auprès des partenaires institutionnels (le RSA si la personne est sans ressources, ou l'allocation chômage). Souvent, la personne a négligé sa santé, elle peut avoir des pathologies addictives, une fragilité psychique liées à son parcours d'errance (PUMa/CMU-C auprès de la CPAM). On peut éventuellement l'orienter vers des soins en lui indiquant quel établissement, pour quelles consultations, selon le partenariat établi.

Il peut être envisagé de faire une demande de logement (n° unique d'enregistrement pour constituer un dossier) et d'instruire un dossier DALO (préciser quel partenaire).
L'accompagnement peut aussi se faire sur le plan de l'insertion professionnelle : stage, ateliers de socialisation, recherche d'emploi... en fonction de l'état physique et psychique de la personne accompagnée. Toutes ces misions s'effectuent en respectant le choix de l'usager, son rythme, sa compréhension des institutions, etc.

Action collective

• Afin de permettre aux personnes résidant en CHRS d'être reconnues, de se mobiliser et de se rencontrer, il peut être intéressant de les faire participer au « conseil de vie sociale » qui doit exister dans tout établissement médico-social (loi 2002/2 droit des usagers). Elles peuvent faire part à la direction et au personnel du CHRS de propositions pour améliorer ou modifier le fonctionnement de la structure.
• Possibilité d'ateliers au sein du CHRS (par exemple, entreprise de relooking qui va permettre une reprise de confiance et une meilleure estime de soi) avec la sollicitation de partenaires extérieurs : groupe de parole sur des thèmes comme la parentalité, la santé...
• Mise en place d'un atelier de théâtre, atelier d'écriture, de photo, etc. dans le but de valoriser l'expression.
• Toute initiative propre à favoriser la création du lien social pour envisager peu à peu la sortie hors de la structure et favoriser une inscription dans le tissu social.

+ Info

L'exclusion liée au logement est l'un des problèmes de société traité au niveau européen. De ce concept de logement, sont dérivées quatre formes d'exclusion : être sans abri, être sans logement, être en situation de logement précaire, être en situation de logement inadéquat. Toutes ces situations soulignent le manque de logements.

Pour aller plus loin

Bibliographie

• *Comprendre les politiques d'action sociale*, Valérie Löchen, Paris, Dunod, 2010 (3e édition).
• *Politiques du logement en France*, Jean-Claude Drian, Paris, La Documentation française, 2009.
• *Le Logement social en France*, Jean-Marc Stebe, Paris, PUF, coll. « Que sais-je ? », 2011.

QCM n° 3 : Le logement

Sujet

1. Au cours de l'hiver 1954, un appel fut lancé car une femme venait de mourir de froid dans la rue. Cet appel fut lancé par :
a) mère Térésa.
b) l'abbé Pierre.
c) le père Joseph.

2. Une loi de 1982 énonce : « *le droit à l'habitat est un droit fondamental* ». Il s'agit de :
a) la loi Loucheur.
b) la loi Quillot.
c) la loi Guichard.

3. La loi qui introduit « *le principe du droit au logement* » fut promulguée en :
a) 1988.
b) 1989.
c) 1990.

4. Que signifie l'abréviation PDALPD ?
a) Plan départemental pour le logement des personnes dépendantes
b) Plan décidé pour le logement des personnes défavorisées
c) Plan départemental pour le logement des personnes défavorisées

5. Le PDALPD fut créé en 1990 par la loi dite :
a) loi Besson.
b) loi Mermaz.
c) loi Mehaignerie.

6. Le PDALPD institue le FSL qui est le :

a) fondement social du logement.
b) fonds de solidarité pour le logement.
c) financement social du logement.

7. Que signifie ASLL ?

a) Aide sociale au logement
b) Accompagnement social lié au logement
c) Action sociale liée au logement

8. Qu'est-ce que la trêve hivernale ?

a) L'interdiction d'attribuer un logement
b) L'interdiction de toute mesure d'expulsion
c) L'impossibilité de faire une demande de logement

9. Que veut dire la loi dite SRU ?

a) Soutien rural urbain
b) Solidarité et renouvellement urbain
c) Solution renouveau urbanisme

10. La loi dite SRU impose un pourcentage de logements locatifs sociaux dans les communes de plus de 3 500 habitants. Le taux est de :

a) 10 %.
b) 20 %.
c) 25 %.

11. Qu'est-ce que l'ANRU ?

a) Association nationale rurale urbaine
b) Agence nationale pour la rénovation urbaine
c) Association nommée pour le renouveau urbain

12. Que signifie DALO ?
a) Droit au logement opposable
b) Droit au logement organisé
c) Désignation du logement ouvert

13. Quelle est la date de la loi instituant le dispositif DALO ?
a) 18 janvier 2005
b) 13 juillet 2006
c) 5 mars 2007

14. Quelle est la date de création du premier Samu social à Paris ?
a) 1992
b) 1993
c) 1994

15. Qui fut le créateur du Samu social ?
a) Le docteur Kouchner
b) Le docteur Emmanuelli
c) Martin Hirsch

16. Que signifie CHU ?
a) Centre hospitalier d'urgence
b) Centre d'hébergement urbain
c) Centre d'hébergement d'urgence

17. Que signifie CHRS ?
a) Centre d'hébergement et de réinsertion sociale
b) Centre hospitalier et de rééducation sociale
c) Comité d'hébergement et de recours social

18. Que signifie CADA ?
a) Centre d'adaptation et de développement d'accueil
b) Centre d'accueil et de développement d'asile
c) Centre d'accueil des demandeurs d'asile

19. Quel est le numéro vert pour l'accueil d'urgence ?
a) 110
b) 115
c) 119

20. En 2010, le secrétaire d'État au logement a réformé le dispositif de l'accueil d'urgence en organisant le SIAO qui est le :
a) service intégré de l'accueil et de l'orientation.
b) service interne d'accueil et d'ouverture.
c) service informatique d'accueil et d'orientation.

21. Que signifie AVDL ?
a) Avenir vie dans le logement
b) Accompagnement vers et dans le logement
c) Aller voir diriger louer

22. Que signifie ALUR ?
a) Accès au logement et urbanisme rénové
b) Accompagnement logement universel retrouvé
c) Avec le logement urbain rénové

23. Qui finance le Fonds national d'accompagnement vers et dans le logement (FNAVDL) ?
a) Les communes
b) Le conseil régional
c) L'État

24. Que signifie le sigle CCAPEX ?
a) Commission de coordination des actions de prévention des expulsions
b) Coordination des commissions des allocations de prévention des expulsions
c) Comité de collaboration des actions contre les expulsions

25. Comment se nomme la caution locative ?

a) Valise
b) Sivale
c) Visale

26. Quelle est la durée maximale du bail mobilité ?

a) 36 mois
b) 10 mois
c) 12 mois

27. Que signifie le sigle DIHAL ?

a) Direction interministérielle pour l'hébergement et le logement
b) Direction des institutions d'hébergement et du logement d'abord
c) Délégation interministérielle à l'hébergement et à l'accès au logement

Corrigé

1. Réponse b) ; l'abbé Pierre.
2. Réponse b) ; la loi Quillot.
3. Réponse b) ; 1989 : la loi Mermaz.
4. Réponse c) ; plan départemental pour le logement des personnes défavorisées.
5. Réponse a) ; la loi Besson.
6. Réponse b) ; FSL : fonds de solidarité pour le logement.
7. Réponse b) ; ASLL : accompagnement social lié au logement.
8. Réponse b) ; trêve hivernale : interdiction de toute mesure d'expulsion.
9. Réponse b) ; SRU : solidarité et renouvellement urbain.
10. Réponse b) ; taux : 20 %.
11. Réponse b) ; ANRU : Agence nationale pour la rénovation urbaine.
12. Réponse a) ; DALO : droit au logement opposable.
13. Réponse c) ; DALO : 5 mars 2007.
14. Réponse b) ; premier Samu : 1993.
15. Réponse b) ; le docteur Xavier Emmanuelli.
16. Réponse c) ; CHU : centre d'hébergement d'urgence.
17. Réponse a) ; CHRS : centre d'hébergement et de réinsertion sociale.
18. Réponse c) ; CADA : centre d'accueil des demandeurs d'asile.
19. Réponse b) ; numéro vert 115.
20. Réponse a) ; SIAO : service intégré d'accueil et d'orientation.
21. Réponse b) ; AVDL : accompagnement vers et dans le logement.
22. Réponse a) ; ALUR : accès au logement et urbanisme rénové.
23. Réponse c) ; FNAVDL : l'État.
24. Réponse a) ; CCAPEX : commission de coordination des actions de prévention des expulsions.
25. Réponse c) ; nom de la caution locative : Visale.
26. Réponse b) ; durée maximale du bail mobilité : 10 mois.
27. Réponse c) ; Délégation interministérielle à l'hébergement et à l'accès au logement

LES PERSONNES ÂGÉES

Partie IV

1/ Contexte sociologique

Selon l'INSEE, en 2060, notre pays comptera 75,2 millions d'habitants, dont 23,6 millions de personnes âgées de 60 ans ou plus. L'augmentation de l'espérance de vie est de plus en plus élevée, grâce à l'amélioration des conditions de vie, à la protection sociale et aux progrès de la médecine. En 2008, les hommes vivaient en moyenne jusqu'à 77,6 ans et les femmes jusqu'à 84,4 ans. En 2060, ils atteindront respectivement 86 et 91,1 ans (nous gagnons quatre mois par année). Voilà pourquoi la longévité accrue est un nouveau défi pour la prise en charge des personnes âgées.

Silencieuse, cette révolution n'en est pas moins structurelle : elle bouleverse le parcours de vie de chacun, la succession des âges de la vie, les rôles dans la société, les valeurs culturelles accordées au vieillissement. C'est un des enjeux majeurs de notre société qui interroge notre pacte social fondé sur la solidarité.

Ne confondons pas vieillissement et perte d'autonomie, qui recule vers les âges les plus élevés. On dénombre aujourd'hui plus d'un million de personnes âgées dépendantes, identifiées par la diminution de leurs capacités, surtout parmi les plus de 80 ans.

+ Info

L'ampleur tragique des événements de l'été 2003 pose des interrogations sur la société française (selon l'INSERM et l'INSEE, estimation d'environ 15 000 décès entre le 1er et le 20 août, soit une surmortalité de 55 % qui a surtout atteint les plus de 75 ans). La notion de politique sociale en faveur des personnes âgées n'apparaît que vers le milieu du XXe siècle avec des notions nouvelles liées à l'autonomie, le maintien à domicile, la socialisation.

2/ Contexte législatif

- **1945 :** ordonnance organisant la Sécurité sociale (branche vieillesse).

- **1954 :** premiers textes sur l'aide ménagère.

- **1955 :** allocation aux vieux travailleurs salariés (AVTS).

- **1956 :** création du Fonds national de solidarité (FNS).

- **1962 :** rapport Laroque qui définit une politique de la vieillesse dirigée vers le terrain social et non plus uniquement économique. Les objectifs sont le maintien à domicile et la conservation du lien social, l'effort le plus important devant porter sur l'aide ménagère.

- **31 décembre 1970 :** loi portant réforme hospitalière ; disparition des hospices.

- **1971 :** création de l'allocation logement pour les personnes âgées.

- **1972 :** circulaire sur le maintien à domicile.

- **1982 :** création d'un secrétariat d'État chargé des retraités et des personnes âgées, et ordonnance abaissant l'âge de la retraite à 60 ans.

- **1983 :** assises nationales des retraités et personnes âgées.

- **1989 :** loi sur l'accueil familial.

- **1991 :** rapport sur le « X^{e} plan : dépendance et solidarité. Mieux aider les personnes âgées ».

- **Loi du 24 janvier 1997 :** création de la prestation spécifique dépendance (PSD).

• **1999 :** année internationale des personnes âgées : une société pour tous les âges. Décret relatif aux modalités de tarification et de financement des établissements qui hébergent des personnes âgées.

• **Loi du 21 juillet 2001** relative à la prise en charge de la perte d'autonomie des personnes âgées et à l'APA qui remplace la PSD et marque une avancée importante. Cette allocation est versée à toute personne de plus de 60 ans pour compenser la perte d'autonomie liée à son état physique ou mental. Son attribution repose sur une grille d'appréciation de la dépendance (grille nationale AGGIR – autonomie gérontologie groupe iso-ressources) qui propose un niveau de classement de 1 à 6 (allant de la plus forte dépendance, GIR1, à la plus faible, GIR6). Cette loi prévoit la création du centre local d'information et de coordination gérontologique (CLIC) : lieu d'accueil d'information pour les personnes âgées et leur entourage, de coordination et d'animation du réseau de professionnels et associations.

• **Loi du 2 janvier 2002** rénovant l'action sociale et médico-sociale : son principe directeur correspond à l'amélioration globale de la qualité du service rendu[1].

• **Loi du 30 juin 2004** relative à la solidarité pour l'autonomie des personnes âgées et des personnes handicapées, qui institue, dans chaque département, un dispositif de veille et d'alerte ; une journée solidarité pour assurer le financement de nouvelles actions ; la création de la Caisse nationale de solidarité pour l'autonomie (CNSA) en partie financée par la contribution versée par les employeurs représentant la journée solidarité.

• **Loi du 13 août 2004** relative aux libertés et responsabilités locales, qui approfondit la décentralisation des politiques sociales et confie au conseil général la compétence sociale en faveur des personnes âgées. Il est le seul

1. Dépendance définie comme une incapacité pour une personne à effectuer les gestes de la vie quotidienne, comme se lever, s'habiller, s'alimenter et se déplacer chez soi ou à l'extérieur.

pilote de la coordination gérontologique et doit établir un schéma départemental d'ensemble.

• **Loi du 11 février 2005** (voir la partie « Handicap ») qui renforce les missions de la CNSA.

• **Loi du 26 juillet 2005** établissant le plan Borloo, ministre de la Cohésion sociale, qui prévoit le développement des services à la personne répondant à un double enjeu : satisfaire une demande forte de services et créer de nombreux emplois professionnalisés et mieux rémunérés ; créer le chèque emploi service universel (CESU).

• **1er janvier 2006,** l'allocation de solidarité aux personnes âgées (ASPA) et l'allocation supplémentaire d'invalidité (ASI) ont remplacé les prestations constitutives du minimum vieillesse.
L'ASPA est une allocation non contributive réservée aux personnes âgées n'ayant pas droit à une retraite de base ou dont la pension de retraite est minime.
L'ASI est une prestation non contributive versée aux personnes invalides, en complément d'un avantage vieillesse ou invalidité, jusqu'à ce qu'elles aient atteint l'âge requis pour bénéficier de l'ASPA.
Pour bénéficier de l'ASPA, il faut :
– être âgé d'au moins 65 ans (âge abaissé selon l'âge légal de la retraite selon l'année de naissance de la personne) ;
– résider de façon stable et régulière en France. Pour les ressortissants non communautaires, ils doivent disposer d'un titre de séjour les autorisant à travailler depuis au moins 10 ans.
Le montant de l'allocation est depuis le 1er avril 2017 :
– pour une personne seule : 9 638,42 euros/an (803,20 euros/mois) ;
– pour un couple (pacsé, marié...) : 14 963,97 euros/an (1 246,97 euros/mois).

Pour bénéficier de l'ASI, il faut :
- ne pas remplir les conditions d'âge pour percevoir l'ASPA ;
- résider de façon stable et régulière en France ;
- justifier d'être atteint d'une invalidité générale réduisant au moins des deux tiers la capacité de travail.

Le montant maximal de l'allocation est depuis le 1er avril 2019 :
- pour une personne seule : 8 679 euros/an (723,25 euros/mois) ;
- pour un couple (pacsé, marié...) : 15 201,92 euros/an (1 266,82 euros/mois).

Ces deux allocations étant non contributives, elles peuvent être récupérées dans une certaine limite sur la succession du bénéficiaire.

• **En 2007 :** Philippe Bas, ministre délégué à la Sécurité sociale, aux Personnes âgées, aux Personnes handicapées et à la Famille, a mis en place le plan solidarité grand âge.

• **2007-2012 :** il entend donner le libre choix aux personnes de rester chez elles. Doublement des capacités d'hospitalisation à domicile, augmentation des services de soins infirmiers, soutien des aidants familiaux, développement de la recherche et prévention. Le programme « Bien vieillir 2007-2009 » prévoit des mesures en matière de dépistage, de prévention, la promotion d'une alimentation équilibrée, de l'activité physique.

• **2008-2012 : MAIA** (maison pour l'autonomie et l'intégration des malades d'Alzheimer) fait l'objet de la mesure 4 du plan Alzheimer (2008-2012). Ce dispositif s'adresse aux malades d'Alzheimer ou d'une maladie apparentée, l'enjeu est de mettre fin aux difficultés rencontrées par les malades et leurs familles face à une multitude de services.

Après 2 années d'expériences sur 17 sites pilotes, les MAIA s'étendent sur tout le territoire. Ainsi, fin 2013, on comptait 202 MAIA et la 4e vague a été déployée sur l'année 2014 avec 50 nouveaux dispositifs mis en place. La MAIA est financée par l'ARS (agence régionale de la santé) sur le budget de la CNSA (Caisse nationale de solidarité pour l'autonomie mise en place en mai 2005). La tutelle de la CNSA est assurée par la DGCS (direction générale de la cohésion sociale).

• **En 2010,** la Commission européenne a désigné l'année 2012 comme « année européenne du vieillissement actif et de la solidarité intergénérationnelle », qui vise à mettre en évidence l'apport des personnes âgées à la société. Quatre thèmes sont associés : le vieillissement sur le marché du travail, la participation à la vie sociale, le vieillissement en bonne santé, la solidarité entre générations.

• **28 octobre 2014 :** 21ᵉ Journée mondiale de lutte contre la maladie d'Alzheimer qui a permis d'élaborer le 4ᵉ plan Alzheimer (2014-2019) adopté en novembre 2014 qui englobe d'autres maladies neurovégétatives. Il s'inscrit dans la continuité du plan 2008-2012 et concerne plus d'un million de malades (plus de 850 000 atteints d'Alzheimer, environ 150 000 de la maladie de Parkinson et 85 000 de sclérose en plaques).
Le plan se décline autour de 3 priorités :
– « améliorer diagnostic et prise en charge » : formation : amélioration de la formation du personnel soignant – amélioration du diagnostic – couverture territoriale : des centres experts sur l'ensemble du territoire ;
– « assurer la qualité de vie des malades et de leurs aidants » : prise en charge des malades avec 100 nouveaux dispositifs MAIA – soulager les aidants : mesure du droit au répit développée – augmentation de l'accompagnement à domicile et du maintien avec renforcement des SSIAD (services des soins infirmiers et d'aide à domicile) et des SPASAD (services polyvalents d'aide et de soins à domicile) – mieux organiser l'accueil de jour et l'hébergement temporaire ;
– « développer et coordonner la recherche » : l'objectif est de mieux comprendre ces maladies pour prévenir leur apparition et ralentir leur évolution – mutualiser les données des divers organismes et mettre en réseau la recherche à l'échelon international.

On peut résumer ainsi les enjeux de ces diverses législations :
• favoriser le maintien à domicile avant la structure d'hébergement ;
• limiter les coûts en réduisant les hospitalisations et leur durée ;
• favoriser la conservation de l'autonomie pour permettre de rester au domicile.

• 28 décembre 2015 : loi sur l'adaptation de la société au vieillissement, dite loi ASV.

L'amélioration des conditions de vie des personnes âgées et la place de la prévention de la dépendance à réaffirmer sont à l'origine de l'adoption de la loi du 28 décembre 2015 entrée en vigueur le 1er janvier 2016, « loi relative à l'adaptation de la société au vieillissement ».

Cette loi veut changer le regard sur la vieillesse en favorisant la mobilisation de la société autour du vieillissement dans une dimension de prévention « bien vieillir » et de protection des plus vulnérables.
Elle a pour objectif d'anticiper les conséquences du vieillissement de la population et d'inscrire cette période de vie dans un parcours, répondant le plus possible aux attentes des personnes âgées en matière de logement, transports, vie sociale et citoyenne et accompagnement adapté.
La priorité est donnée à l'accompagnement à domicile afin que les personnes âgées puissent vieillir chez elles dans de bonnes conditions.
En renforçant les droits et libertés des personnes âgées, la loi vise à leur apporter une meilleure protection et elle veut s'attacher à leur reconnaître la participation, notamment avec la création du conseil départemental de la citoyenneté et de l'autonomie, dédié à l'expression des représentants des personnes âgées et des personnes en situation de handicap.

Le texte de loi s'articule autour de 3 grands axes qui seront développés :
- amélioration du quotidien des personnes âgées ;
- amélioration des conditions de travail des aides à domicile et droit au répit ;
- prévention contre la perte d'autonomie.

Le rôle du département est réaffirmé comme pilote de la politique de l'autonomie (art. 52), les communes sont concernées au titre de la planification urbaine, des transports et globalement de l'accessibilité.

Pour répondre à ces axes, 5 principales mesures sont évoquées :

1) Des mesures concrètes pour améliorer le quotidien des personnes âgées et de leurs proches : une réforme de l'APA domicile.

Cette prestation participe à partir d'un plan d'aide, au financement des frais d'aide à domicile liés aux actes de la vie courante : aides, gardes, repas, toilette... et des frais des aides techniques : fauteuils, déambulateurs, lits médicalisés...
Le montant au regard du niveau de la dépendance est attribué selon les revenus, avec une participation progressive de la personne. Les plafonds des plans d'aide sont augmentés afin de donner plus d'aide à ceux qui en ont le plus besoin.

Qu'est-ce qu'un plan d'aide ? Suite à la sollicitation de l'APA auprès du conseil départemental, une équipe médico-sociale se rend au domicile de la personne âgée pour évaluer le niveau de perte d'autonomie. Elle doit faire une évaluation globale de la situation et des besoins de la personne âgée avec elle : y compris aides techniques, travaux d'adaptation du logement... C'est cette évaluation qui va permettre de classer la personne dans le groupe iso-ressources (GIR). Si le GIR est entre 1 et 4, la personne est éligible à l'APA (les personnes ayant moins de 800 euros, correspondant au montant actuel de l'allocation solidarité aux personnes âgées (ASPA), sont exonérés de toute participation financière). Le plan d'aide précise le classement GIR et les aides proposées (par exemple : nombre d'heures d'aide à domicile accordées, nombre de repas portés à domicile...), le coût de ces aides, et la participation financière laissée à la personne. Il existe aussi l'APA maison de retraite : allocation qui prend en charge une partie des frais liés à la dépendance.

2) La reconnaissance des droits et le soutien du proche aidant.

La loi reconnaît officiellement l'action de l'aidant familial, en l'appelant « proche aidant » et en lui donnant une définition : c'est une personne qui vient en aide de manière régulière, à titre non professionnel, pour accomplir

une partie ou la totalité des actes de la vie quotidienne d'une personne âgée en perte d'autonomie.
La loi reconnaît un droit au répit intégré à l'APA, pour permettre aux proches aidants qui ne peuvent être remplacés, et dont la présence est indispensable, de prendre un temps de repos.

Ainsi l'accueil de la personne âgée dans un accueil de jour ou un hébergement temporaire pourra être financé jusqu'à 500 euros par an, en plus de l'APA.
Également dans le cas où le proche aidant doit être hospitalisé, et que la personne âgée nécessite une aide, elle pourra être financée jusqu'à 992 euros en plus de l'APA.

3) Prévention de la perte d'autonomie des personnes âgées.

La loi ASV (art. 3) prévoit la mise en place dans chaque département d'une conférence départementale des financeurs de la prévention de la perte d'autonomie, afin de coordonner le financement des actions de prévention pour les personnes âgées de 60 ans et plus. Elle devra adopter un programme pour financer des actions collectives de prévention, de lutte contre l'isolement et des mises en place d'aides individuelles, pour faciliter l'accès aux aides techniques pour les personnes âgées à revenus modestes.
Cette conférence doit réunir sous la présidence du président du conseil départemental et sous la vice-présidence du directeur général de l'ARS, des représentants de toutes les institutions impliquées dans la prévention : caisses de retraites des régimes de base (CNAV), ANAH (Agence nationale de l'habitat), les institutions de retraite complémentaire... Elle aura une action sur le volet logement et hébergement.
Les logements-foyers sont rebaptisés résidences-autonomie et modernisés (travaux de rénovation, de réhabilitation...).

On parle de maintenir à domicile mais peu de logements sont adaptés, aussi l'ANAH évalue à 2 millions le nombre de logements à adapter. Pour faire des aménagements, ANAH et CNAV peuvent être sollicités. Des crédits d'impôts sur le revenu peuvent permettre l'adaptation du logement.

4) Renforcement de la transparence et de l'information sur les prix pratiqués en EHPAD.

Le prix de l'hébergement en EHPAD (public, associatif, privé) correspondra à un socle de prestations, et le calcul du reste à charge en EHPAD sera simplifié. La loi prévoit un effort de médicalisation pour mieux prendre en compte la perte d'autonomie des personnes âgées accueillies, avec la présence de personnels soignants plus nombreux, et mieux formés...
Afin de renforcer les droits des résidents en EHPAD, la loi définit les sanctions encourues par les établissements qui ne respecteraient pas certaines obligations dans un secteur où la personne est vulnérable.

5) Réaffirmation des droits et libertés des personnes âgées.

Toute personne âgée résidant dans un établissement médico-social, ou faisant appel à un service, a la possibilité de désigner une personne de confiance, dans le cas où elle rencontrerait des difficultés dans la compréhension de ses droits. Jusqu'alors cette désignation était uniquement réservée aux personnes hospitalisées.
La loi renforce la procédure d'acceptation du contrat de séjour, au moment de sa signature à l'entrée en maison de retraite, permettant de mieux s'assurer du consentement de la personne accueillie, de la connaissance et de la compréhension de ses droits.

Des actions de communication pour faire mieux connaître le mandat de protection future, (loi du 5 mars 2007, protection des majeurs vulnérables), qui permet à la personne âgée d'anticiper sa perte d'autonomie, et d'organiser à l'avance sa propre protection, devront être mises en place.

6) Financement des mesures.

La réforme de l'APA et la création d'un droit au répit nécessitent d'en prévoir le financement. Il y aura une partie financée par la CNSA (Caisse nationale des solidarités pour l'autonomie créée en 2004) et une partie par la CASA (contribution additionnelle de solidarité pour l'autonomie).

La CASA est un prélèvement social de 0,3 % sur les retraites et les pensions d'invalidité depuis 2013.

La loi prévoit aussi de généraliser « les maisons départementales de l'autonomie », censées devenir un guichet unique, pour les personnes âgées, les personnes en situation de handicap, leurs familles et les aidants.

• **30 septembre 2020 :** le congé du proche aidant – AJPA (allocation journalière du proche aidant)
C'est un dispositif mis en place par la loi d'adaptation de la société au vieillissement. Il se substitue au congé de soutien familial. Le congé du proche aidant permet à un salarié de cesser son activité professionnelle pour s'occuper d'une personne handicapée ou d'une personne âgée dépendante. Il est fractionnable, a une durée maximale de trois mois, et peut être renouvelé dans la limite d'un an sur l'ensemble de la carrière du proche aidant.
Le proche aidant bénéficie également d'une rémunération à travers le versement d'une allocation journalière (AJPA) dont le montant s'élève à 43,83 euros/jour pour les personnes vivant en couple et 52,08 euros/jour pour une personne seule. Cette allocation est indemnisée par la CAF ou la MSA.

Conditions pour bénéficier du congé du proche aidant :
• Le proche aidant peut être :
– le conjoint, le concubin ou le partenaire de PACS,
– un ascendant (père, mère) ou un descendant (fils, fille), l'enfant dont la personne aidée assume la charge (au sens des prestations familiales) ou un collatéral jusqu'au 4e degré (frère, sœur, tante, oncle, cousin germain, neveu, nièce...) de la personne aidée,
– l'ascendant, le descendant ou le collatéral jusqu'au 4e degré du conjoint, du concubin ou du partenaire de PACS,
– une personne avec laquelle la personne aidée réside ou avec laquelle elle entretient des liens étroits et stables, une personne qui vient en aide de manière régulière et fréquente, à titre non professionnel, pour accomplir l'ensemble ou une partie des actes de la vie quotidienne ;

• la personne dépendante doit résider en France de manière stable et régulière ;
• le salarié ne peut exercer aucune activité professionnelle pendant la durée de congé, excepté être employé par la personne aidée lorsque celle-ci perçoit l'APA ou la PCH.

Fractionnement du congé du proche aidant :
• le congé du proche aidant peut être fractionné ou transformé en temps partiel sur accord de l'employeur ;
• dans ce cas, le proche aidant doit avertir son employeur au moins 48 heures avant la date à laquelle il entend prendre chaque période de congé ;
• chaque période de congé doit être au minimum d'une journée.

Lorsqu'il reprend son emploi, le salarié conserve son salaire, son ancienneté, ainsi que tous les avantages qu'il avait acquis avant le début du congé.

Enfin, l'aidant familial peut mettre fin à son congé de manière anticipée dans les cas suivants :
• décès de la personne aidée ;
• admission dans un établissement de la personne aidée ;
• diminution importante des ressources du salarié ;
• recours à un service d'aide à domicile pour assister la personne aidée ;
• congé de proche aidant pris par un autre membre de la famille.

Impact sur la retraite :
Les salariés en congé de proche aidant sont automatiquement affiliés à l'assurance vieillesse du régime général, sans avoir à verser de cotisations.

À savoir : perspectives pour 2021

Création de la cinquième branche de la Sécurité sociale

L'idée est de mieux financer la prise en charge des seniors dans un contexte d'augmentation continue de l'espérance de vie et des dépenses liées au grand âge.

La crise sanitaire engendrée par la pandémie de Covid a mis en lumière une hausse des besoins pour la prise en charge des personnes âgées. Pour faire face aux dépenses croissantes liées à la perte d'autonomie de ces personnes, le gouvernement a proposé deux projets de loi permettant de créer une cinquième branche à la Sécurité sociale. Elle s'ajouterait aux quatre existantes : maladie/maternité, accident du travail/maladie professionnelle, famille et retraite.

Elle permettrait de prendre en charge les frais liés aux soins de santé, à l'aide spécifique autour de la perte d'autonomie ou à l'hébergement en établissement spécialisé. Elle aurait pour mission de protéger les personnes âgées contre tous les risques à partir de leur retraite. De la même manière que les quatre autres branches, elle reposerait sur un principe de solidarité, chacun participant à son financement selon ses moyens.

Comment serait financée cette cinquième branche ?

Plusieurs pistes ont été évoquées pour financer cette cinquième branche :

- économies sur l'AAH et l'APA ;
- réduction des niches sociales et fiscales ;
- hausse des prélèvements obligatoires, qui viserait notamment les retraités en alignant le taux de CSG des retraités (8,3 %) sur celui des actifs (9,2 %) ;
- transfert de ressources d'autres branches : une partie des recettes d'Action logement qui aide au financement de l'habitat social – ponction sur fonds de réserve des retraites ;
- taxation des successions envisagée…

+ Info

La génération du *baby boom* atteint l'âge de la retraite, aussi, à l'horizon 2030, la facture liée à l'évolution de la pyramide des âges s'annonce élevée. Actuellement, il y a quatre personnes en âge de travailler pour subvenir à une personne retraitée, il n'y en aura alors plus que deux. La responsabilité des pouvoirs publics, mais aussi de tous les acteurs de la société civile, est d'entreprendre une réflexion et d'envisager des initiatives innovantes.

Notre société doit s'accoutumer au vieillissement de la population, en adoptant des lois en faveur des personnes âgées. Cela implique d'imaginer des espaces urbains, des transports, des logements permettant à ce public de rester au domicile en toute sécurité.

En effet, la survenue d'une situation de dépendance est mal vécue et souvent insuffisamment préparée. Il est important de connaître toutes les possibilités : aménagement de logement, appel à service d'aide à domicile, dispositif de téléalarme, etc.

Quatre ans après la « loi d'adaptation de la société au vieillissement » (ASV), une nouvelle loi sur le grand âge est en préparation. Les points principaux qui seront adoptés sont les suivants :

- approche domiciliaire, ou « être chez soi », impliquant davantage de moyens pour les services à domicile ;
- financements : comment gérer et financer les prestations et les prises en charge ? Ce point reste à débattre par les décideurs ;
- suivi de l'offre médico-sociale dans une logique inclusive ;
- indemnisation du congé des aidants ;
- revalorisation des métiers d'accompagnement et de soins.

Toutes ces mesures appellent un effort financier de la nation.

Les annonces faites en 2018 par le président de la République sur une future loi « grand âge et autonomie » ou « générations solidaires », puis reprises au cours du quinquennat, sont désormais caduques.

• **1er janvier 2021 :** naissance d'une cinquième branche de la Sécurité sociale dédiée à l'autonomie (voir partie « La famille », p. 271).

Le **8 septembre 2021**, le Premier ministre a déclaré que le gouvernement proposera des « *mesures nouvelles* » pour renforcer la branche autonomie dans le cadre du PLFSS (projet de loi de financement de la Sécurité sociale) 2022, ce qui met fin à la possibilité d'un vote d'une loi « grand âge ».

Le gouvernement lance une campagne nationale sur les métiers du grand âge dans l'optique d'un virage domiciliaire. En effet les besoins sont immenses, estimés à près de 350 000 recrutements d'aides-soignants et d'accompagnants éducatifs et sociaux (AES) d'ici 2025.

Il s'agit de rendre ces métiers du « prendre soin » attractifs, de diversifier les voies d'accès, construire des formations, offrir des carrières aux jeunes et à tous ceux qui souhaitent se reconvertir.

La campagne, qui s'intitule « métiers du grand âge, et si c'était vous », vise les jeunes de 15 à 24 ans qui s'inscrivent dans le cadre du plan « 1 jeune, 1 solution » (voir p. 63) ainsi que les demandeurs d'emploi qualifiés ou en reconversion de 25 à 49 ans.

• Le **23 septembre 2021**, Le Premier ministre a annoncé un certain nombre de mesures :

- Investissement pour le « virage domiciliaire » pour permettre aux personnes âgées de rester le plus longtemps possible chez elles, qui sera financé par la branche autonomie à hauteur de 250 millions d'euros en 2022 et 390 millions en 2025 pour renforcer la lisibilité et la qualité de l'offre à domicile et garantir une plus grande équité dans le financement des structures selon les territoires.
- **À partir du 1er janvier 2022**, instauration d'un tarif plancher national de 22 euros par heure d'intervention pour les services d'aides et d'accompagnement à domicile (SAAD) prestataires qui dispensent « *des prestations d'aide et d'accompagnement dans le cadre des plans d'aide APA (allocation personnalisée d'autonomie) et PCH (prestation de compensation du handicap)* ».

Le coût induit pour les départements sera intégralement pris en charge par la branche autonomie (mise en place au 1er janvier 2021, voir partie « La famille »).

+ Info

La Journée internationale des personnes âgées est fixée au 1er octobre. En 2021, cette Journée a eu pour thème « l'équité numérique pour tous les âges », car beaucoup de personnes âgées sont laissées de côté en matière de technologie.
L'année 2021 marque le début de la « Décennie des Nations unies pour le vieillissement en bonne santé », dispositif qui fournit une plate-forme afin de promouvoir les changements sociaux qui permettent d'améliorer la vie des personnes à tout âge.

3/ Acteurs et partenaires

Au niveau de l'État

L'État légifère et donne des missions aux collectivités territoriales dans le cadre de ses compétences, ainsi le conseil départemental verse l'APA et met en place les CLIC. Les caisses de Sécurité sociale versent des prestations, la Caisse nationale d'assurance vieillesse (CNAV) octroie les pensions de retraite vieillesse du régime général, ou MSA pour les ressortissants du secteur agricole. La CAF verse l'allocation logement pour les personnes âgées qui peuvent y prétendre au regard de leurs ressources. Les chèques emploi service peuvent être utilisés par un certain nombre de personnes âgées afin de rémunérer les services d'aide à la personne (ils permettent une déduction fiscale).

Au niveau du département

Le secteur hospitalier a une place très importante dans la prise en charge des personnes âgées, d'une part du fait que leur état de santé peut nécessiter des séjours en milieu hospitalier, ce qui a conduit à la mise en place de consultations de gérontologie, d'autre part à travers des consultations spécialisées dans le cadre du plan solidarité grand âge, consultation mémoire, Alzheimer...

La mise en place des CLIC nécessite une réflexion et un travail en réseau, dans le lieu du choix d'implantation et dans l'accompagnement avec le secteur associatif qui intervient dans ce domaine, avec les caisses de Sécurité sociale, les centres communaux d'action sociale.

L'APA s'adresse à l'ensemble des personnes âgées en perte d'autonomie et nécessitant un soutien (degré de perte d'autonomie évalué par la grille nationale AGGIR) : elle concerne autant les personnes résidant à leur domicile que celles hébergées dans un établissement ; elle peut financer divers services (aide ménagère, accueil de jour, accueil temporaire, aides techniques, adaptation du logement et environnement matériel).

Le schéma départemental piloté par le conseil départemental associe les divers acteurs institutionnels et associatifs pour définir les politiques gérontologiques globales au regard des besoins locaux et établir le réseau gérontologique qui coordonne tous les acteurs de la prise en charge d'une personne âgée, afin d'apporter les réponses en terme de structures dispensant les soins et les aides tant à domicile que des créations d'établissements, ouverture de lits médicalisés...

Le CLIC n'a pas vocation à se substituer aux dispositifs mais à donner une cohérence au réseau. Il peut participer ou effectuer l'évaluation des besoins et la mise en œuvre des plans d'aide aux personnes.

Le conseil départemental peut attribuer l'ASH aux personnes âgées de 65 ans (ou 60 ans en cas d'inaptitude au travail constatée) dont les ressources sont insuffisantes pour assurer leurs frais d'hébergement, même avec l'aide d'éventuels obligés alimentaires. L'ASH peut être octroyée pour un accueil en USLD (unité de soins de longue durée), chez un accueillant familial agréé, ou dans un foyer logement habilité à l'aide sociale.

MAIA, c'est quoi ? Une méthode qui associe tous les acteurs engagés dans l'accompagnement des personnes âgées de 60 ans et plus en perte d'autonomie, afin de co-construire leurs moyens d'action, leurs outils collaboratifs. Cette approche permet d'apporter une réponse décloisonnée, harmonisée, complète et adaptée aux besoins de la personne âgée.
Les acteurs, décideurs et financeurs sont associés à la concertation. Les principaux sont : ARS (agence régionale de la santé), CARSAT (Caisse d'assurance retraite et de santé au travail), CD (conseil départemental), RSI (régime social d'indépendants), MSA (Mutualité sociale agricole), CPAM.
Le constat d'une fragmentation de la prise en charge des personnes âgées, tant pour l'accessibilité aux soins et aux aides que pour le fonctionnement des structures et services, a présidé à la création de ce dispositif qui a pour objectif de renforcer l'articulation des intervenants des champs sanitaire et médico-social autour de la personne en perte d'autonomie et de ses aidants.

Cette organisation simplifie le parcours et réduit les doublons en matière d'évaluation et évite les ruptures dans les interventions.

Les MAIA peuvent être portées par les conseils départementaux en lien avec le réseau gérontologique, par les CLIC, ou par des structures mixtes (MDPH et CD-Associations...).

La MAIA se développe sur une stratégie de guichet intégré et de gestion de cas. Le guichet intégré est un mode d'organisation partagé entre tous les partenaires du territoire autour d'outils communs, de définition de pratiques et de besoins du territoire. La gestion de cas est une réponse individualisée aux situations complexes. Le gestionnaire de cas (travailleur social ou professionnel paramédical) développe le partenariat et coordonne le travail des divers intervenants. Le gestionnaire de cas est responsable de la prise en charge globale des personnes qu'il suit, il est interlocuteur de la personne, de sa famille, du médecin traitant. Il évalue les situations et définit un plan de service individualisé. Il peut mobiliser une équipe d'évaluation complémentaire (service APA, caisse de retraite...). Le gestionnaire de cas assurant l'accompagnement individualisé, il réévalue régulièrement la pertinence du plan et le réadapte.

Au niveau local

Sur le plan local, les mairies sont très concernées par la population vieillissante par leur inscription dans les instances de réflexion dans les CLIC, mais s'impliquent également en proposant des services d'aide à la personne, des loisirs, des transports mis à disposition.

Des structures intermédiaires entre le domicile et l'hébergement collectif se développent : accueil de jour, hébergement temporaire (pour soulager l'entourage), famille d'accueil.

Afin de privilégier le retour à domicile, de nombreuses structures associatives ont développé de vraies compétences permettant l'hospitalisation à domicile (HAD), avec les services de soins infirmiers (SSIAD), d'aide ménagère, de portage de repas. La médecine libérale est très partie prenante de ces efforts : le médecin de famille a un rôle privilégié, ainsi que les infirmiers et kinésithérapeutes libéraux.

Lorsqu'un retour à domicile n'est pas compatible avec l'état de la personne âgée, des établissements collectifs d'hébergement peuvent être envisagés (maisons de retraite), les EHPAD, ou les services de soins de suite et de réadaptation (SSR).

Entre les deux alternatives, il existe des foyers logements qui permettent à la personne âgée de bénéficier d'un petit logement indépendant mais également de services collectifs (repas, loisirs...).

Le choix de l'usager, dans tous les cas, doit être respecté. L'entourage proche (famille, environnement amical...) sera associé au projet. Des congés pour accompagner un proche (congé de soutien familial, congé de solidarité familiale...) peuvent être octroyés.

Un secteur associatif important s'est développé sous forme de fédération pour les aides à domicile (ADESSA : fédération d'associations d'aide, de soins et de services à domicile), aides à domicile en milieu rural (ADMR)... Afin de soutenir les proches qui prennent soin d'une personne âgée, des réseaux s'organisent : Association France Alzheimer, Association des paralysés de France... et de nombreux services locaux sont dédiés aux aidants familiaux.

Rôle de l'ASS dans le cadre de la dépendance

Selon son institution employeur, l'assistant de service social sera amené à accompagner une personne âgée ayant à faire face à une diminution de ses capacités.

Par exemple, dans le cadre du service des personnes âgées du conseil départemental, l'assistant de service social va accompagner le maintien à domicile en mettant en œuvre plusieurs actions. Il va d'abord évaluer le degré de dépendance au sein d'une équipe médico-sociale afin de mettre en œuvre le plan adapté pour permettre ce maintien à domicile, ce qui implique des relations suivies avec la personne âgée incluant les relations avec la famille. Puis il se mettra en relation avec le réseau gérontologique : prestataires de soins, d'aide à domicile, établissements de soins, d'hébergement. La fonction de communication et de partenariat est essentielle. L'assistant de service social peut agir en tant que médiateur avec les familles, mais aussi les divers services en appliquant les notions de déontologie (respect, secret professionnel). Il pourra aussi solliciter le CLIC comme partenaire privilégié.

S'il s'agit d'un assistant de service social qui intervient en milieu hospitalier : l'équipe médicale, au regard de la santé de la personne âgée, peut proposer un retour à domicile (l'assistant de service social se mettra en relation avec le service qui gère l'APA et les divers prestataires de soins et d'aide à domicile). En revanche, dans le cas où le retour à domicile n'est pas envisageable, un pronostic médical propose une orientation en soins de suite ou EHPAD... L'assistant de service social devra accompagner la personne âgée dans l'acceptation de cette orientation, et dans l'organisation. En effet, un placement en établissement est vécu comme une rupture, les personnes âgées souhaitant souvent rester dans leur environnement.

+ Info

Le nouveau code pénal du 1er mars 1994 introduit la notion de personnes vulnérables, la vulnérabilité étant liée à un état : âge, maladie, infirmité, déficience physique ou psychique. Tout citoyen peut être amené à repérer une situation qui nécessite un signalement. Une proposition d'aide pourra se dégager : mise en œuvre d'accompagnement médical, social, protection juridique.

La réforme des retraites a été posée par le fait de l'allongement d'espérance de vie à 60 ans. Selon l'INSEE, l'espérance de vie progresserait d'un an par décennie.

Pour aller plus loin

Bibliographie

- « 1962-2007 : regards sur les politiques du "maintien à domicile" », Bernard Ennuyer, *Gérontologie et société*, n° 123, décembre 2007.
- *Le temps de vivre un 3e âge heureux*, René Lenoir, Paris, La Documentation française, 1978.
- *Dépendance des personnes âgées. Une projection en 2040*, Michel Duée et Cyril Rebillarc, Données sociales INSEE, 2006.

QCM n° 4 : Les personnes âgées

Sujet

1. En 2060, la population de plus de 60 ans représentera, sur la population totale :
a) environ 5 millions d'habitants.
b) environ 10 millions d'habitants.
c) environ 20 millions d'habitants.

2. Le Fonds national de solidarité a été créé en :
a) 1954.
b) 1955.
c) 1956.

3. L'allocation logement pour les personnes âgées a été créée en :
a) 1971.
b) 1972.
c) 1973.

4. La loi qui a mis en place la prestation spécifique dépendance date de :
a) 1997.
b) 1999.
c) 2000.

5. De quand date la loi qui marque une avancée importante dans la prise en charge des personnes âgées ?
a) Du 21 juillet 2001
b) Du 21 juillet 2002
c) Du 21 juillet 2003

6. Que signifie le sigle APA ?
a) Aide personnelle autonomie
b) Allocation permettant l'autonomie
c) Allocation personnalisée à l'autonomie

7. Quelle est l'année de la création de l'APA ?
a) 2000
b) 2001
c) 2002

8. Pour mesurer le degré de perte d'autonomie, on utilise la grille AGGIR qui signifie :
a) aide gérontologique garantie insertion ressource.
b) autonomie gérontologie groupe iso-ressources.
c) allocation gérontologique grande incapacité reconnue.

9. Le niveau de classement de la dépendance est de 1 à 6. La plus forte dépendance se situe :
a) au niveau 1.
b) au niveau 3.
c) au niveau 6.

10. En quelle année l'été caniculaire a-t-il entraîné une surmortalité ?
a) 2003
b) 2004
c) 2005

11. En quelle année une loi a-t-elle instauré une journée de solidarité ?
a) En 2004
b) En 2005
c) En 2007

12. Qu'est-ce que le CLIC ?
a) Le comité local d'information central
b) Le centre local d'information et de coordination gérontologique
c) Le centre de logement et d'information

13. Qu'est-ce que le CESU ?
a) Le centre d'étude et de suivi universel
b) Le chèque emploi service universel
c) Le certificat d'étude et de suivi universel

14. Quelle est l'année désignée comme année européenne du vieillissement actif et de la solidarité intergénérationnelle ?
a) 2010
b) 2012
c) 2013

15. Qu'est-ce que l'ASH ?
a) Allocation de secours hébergement
b) Aide de secours à l'hébergement
c) Aide sociale à l'hébergement

16. Quelle est l'instance qui attribue l'ASH ?
a) La préfecture
b) La mairie
c) Le conseil départemental

17. Qu'est-ce que l'HAD ?
a) Hôpital aide déplacement
b) Hospitalisation à domicile
c) Hospice à domicile

18. Que signifie EHPAD ?
a) Établissement hospitalier personne handicapée
b) Établissement hospitalier personne âgée dépendante
c) Établissement d'hébergement personne âgée dépendante

19. Quelle est la mission du service SSIAD ?
a) Service social d'aide à domicile
b) Service de suite pour infirme à domicile
c) Service de soins infirmiers à domicile

20. Selon l'INSEE, l'espérance de vie progresserait à quel rythme ?
a) Un an tous les trois ans
b) Un an tous les cinq ans
c) Un an par décennie

21. Que signifie MAIA ?
a) Maison d'accueil et d'information Alzheimer
b) Maintien accueil intégration des malades Alzheimer
c) Maison pour l'autonomie et l'intégration des malades d'Alzheimer

22. Quelle est la durée du 4e plan Alzheimer (citez les dates précises) ?
a) 4 ans
b) 5 ans
c) 6 ans

23. La loi de 2015 est appelée loi ASV, soit :
a) adoption sociale vieillesse.
b) adaptation de la société au vieillissement.
c) accompagnement de la société vers la vieillesse.

24. Que veut dire ASI ?
a) Aide spécifique individuelle
b) Assurance supplémentaire d'invalidité
c) Allocation supplémentaire d'invalidité

25. Comment s'appelle la stratégie annoncée par le Premier ministre en septembre 2021 ?

a) Virage domiciliaire
b) Maintien à domicile
c) Rester chez soi

26. Quel est le montant du tarif plancher national pour l'aide à domicile au 1er janvier 2022 ?

a) 22 euros/h
b) 23 euros/h
c) 30 euros/h

Corrigé

1. Réponse c) ; environ 20 millions d'habitants.
2. Réponse c) ; création FNS : 1956.
3. Réponse a) ; création allocation logement : 1971.
4. Réponse a) ; loi créant la PSD : 1997.
5. Réponse a) ; grande avancée : loi de 2001.
6. Réponse c) ; APA : allocation personnalisée à l'autonomie.
7. Réponse b) ; création de l'APA : 2001.
8. Réponse b) ; AGGIR : autonomie gérontologie groupe iso-ressources.
9. Réponse a) ; niveau de la plus forte dépendance : 1.
10. Réponse a) ; canicule de 2003.
11. Réponse a) ; journée de solidarité en 2004.
12. Réponse b) ; CLIC : centre local d'information et de coordination gérontologique.
13. Réponse b) ; chèque emploi service universel.
14. Réponse b) ; 2012 est l'année européenne du vieillissement actif et de la solidarité intergénérationnelle.
15. Réponse c) ; ASH : aide sociale à l'hébergement.
16. Réponse c) ; l'ASH est attribuée par le conseil départemental.
17. Réponse b) ; l'HAD est l'hospitalisation à domicile.
18. Réponse c) ; EHPAD : établissement d'hébergement pour personnes âgées dépendantes.
19. Réponse c) ; SSIAD : service de soins infirmiers à domicile.
20. Réponse c) ; un an par décennie.
21. Réponse c) ; MAIA : maison pour l'autonomie et l'intégration des malades d'Alzheimer.
22. Réponse b) ; 5 ans (2014-2019).
23. Réponse b) ; ASV : adaptation de la société au vieillisement.
24. Réponse c) ; ASI : allocation supplémentaire d'invalidité.
25. Réponse a) ; virage domiciliaire.
26. Réponse a) ; 22 euros de l'heure.

LA PROTECTION DE L'ENFANCE

Partie V

Plusieurs étapes ont marqué la construction de la politique sociale de la protection de l'enfance en France. Nous reprendrons tout d'abord quelques éléments du contexte d'émergence de la notion de protection de l'enfance puis, tant ce domaine est large, nous ciblerons particulièrement la loi n° 2007-308 du 5 mars 2007 et la loi n° 2016-297 du 14 mars 2016, réformant toutes deux la protection de l'enfance.

1/ Contexte sociologique

Le mot « enfant » vient du latin *infans* qui signifie « celui qui ne parle pas ». On peut noter une conception bien particulière de l'enfant : « Sois sage et tais-toi. » Les pères avaient droit de vie et de mort sur leurs enfants. Ce sont les philosophes du XVIIe siècle qui introduisent une réflexion sur l'éducation et l'épanouissement. La protection de l'enfance est née de l'évolution de la place de l'enfant dans la famille et dans la société, ainsi que de l'évolution de la notion d'autorité parentale.

Le code pénal de 1791 montre le mineur comme auteur de violences potentielles, qui doit être dissuadé par la menace de sanctions exemplaires, plutôt que considéré comme une victime. Une loi de 1889 prévoit la protection des « *enfants maltraités et moralement abandonnés* » ; elle institue la déchéance de la puissance paternelle.

Mais, c'est depuis l'ordonnance promulguée le 2 février 1945, relative à la prééminence de l'éducatif sur le répressif à l'égard de l'enfance délinquante, que la protection de l'enfance a amorcé une avancée importante. Elle crée les tribunaux pour enfants (matière pénale). L'ordonnance du 23 décembre 1958 relative à la protection de l'enfance et de l'adolescence en danger confie l'assistance éducative au juge des enfants (matière civile), afin de tendre vers la recherche de solutions préventives (assistance éducative). Jusqu'en 1974, la limite d'âge pour la protection de l'enfance était de 21 ans, âge de la majorité. La loi du 5 juillet 1974 a porté l'âge de la majorité civile à 18 ans. Néanmoins, une protection « jeune majeur » a été décidée, qui permet à un jeune de 18 ans de demander au juge pour enfants d'être protégé malgré sa majorité.

Afin de suivre l'évolution sociologique de la conjugalité et de la parentalité, la loi du 4 juin 1970 marque une étape essentielle, en remplaçant la notion de puissance paternelle et la notion de chef de famille par l'autorité parentale conjointe.

Les lois de décentralisation redéfinissent les compétences :

- **la loi du 6 janvier 1986** transfère aux conseils départementaux les compétences en matière d'aide sociale à l'enfance qui étaient préalablement sous la responsabilité de l'État. Elle insiste sur l'autonomie de la famille qui est à rechercher et sur l'importance de la prévention ;
- **la loi du 10 juillet 1989**, relative à la prévention des mauvais traitements à l'égard des mineurs et à la protection de l'enfance, est venue clarifier et renforcer le rôle du département dans le dispositif de recueil des signalements et dans la prévention des mauvais traitements ;
- **la loi du 5 mars 2007**, réformant la protection de l'enfance, fait de la prévention un axe majeur (voir p. 220) ;
- **la loi du 5 novembre 2015**, qui entend clarifier la procédure de signalement des situations de maltraitance par les professionnels de santé. Afin de renforcer le dispositif de signalement de maltraitance par les médecins et tous les membres des professions médicales (auxiliaires médicaux, infirmiers, aides-soignants...), tout en les protégeant contre l'engagement de leur responsabilité civile, pénale et disciplinaire. Les professionnels de santé peuvent adresser directement leur signalement à la CRIP. La loi introduit une obligation de formation des médecins à la détection et au signalement des situations de maltraitance ;
- **la loi du 14 mars 2016**, qui renforce les grands principes de la loi du 5 mars 2007 et apporte une nouvelle définition au sens donné à la protection de l'enfance (développée p. 224) ;
- **la circulaire du 13 mai 2016** (qui complète loi du 23 avril 2014), qui agit en prévention de la radicalisation (voir p. 230) ;
- **l'arrêté du 28 août 2018** (qui modifie l'arrêté du 13 décembre 2016 fixant les modalités d'application du décret n° 2016-1483 du 2 novembre 2016), relatif à l'autorisation de sortie du territoire d'un mineur non accompagné par un titulaire de l'autorité parentale.

Désormais, lorsque l'autorité parentale est exercée par le président du conseil départemental, par l'autorité compétente en matière d'aide sociale à l'enfance, par le préfet de département ou par le représentant de l'État dans la collectivité, ou lorsque l'aide sociale à l'enfance signe une autorisation de sortie du territoire refusée de manière abusive ou injustifiée par les parents d'un mineur confié à ses services, l'identité du signataire pourra être justifiée au moyen des documents suivants :

- la carte nationale d'identité ;
- le passeport ;
- la carte professionnelle délivrée par l'administration dont relève le signataire, comportant les nom et prénom du titulaire, sa photographie ainsi que l'autorité de délivrance.

Le 1er plan triennal **2017-2019** de « mobilisation, de lutte contre les violences faites aux enfants » propose 4 axes :

- améliorer la connaissance et comprendre les mécanismes de violence ;
- sensibiliser et prévenir ;
- former pour mieux repérer ;
- accompagner les enfants victimes de violence.

En lien avec les départements, **« une stratégie nationale interministérielle de protection de l'enfance, de l'adolescence et de la jeunesse sera élaborée, pour la période 2018-2022, en prenant appui sur les propositions du Conseil national de la protection de l'enfance »**.

Cette stratégie portera sur différents aspects :

- lutte contre les violences faites aux enfants ;
- amélioration de la santé ;
- réussite scolaire et insertion professionnelle des jeunes majeurs ;
- parcours adaptés pour les mineurs non accompagnés ;
- qualité de la prise en charge et sortie sécurisée des dispositifs de l'aide sociale à l'enfance ;
- évaluation et connaissance de cette politique publique.

2/ Contexte législatif

1989-2007

La loi du 10 juillet 1989 pose le principe d'une obligation de signaler à la justice les situations d'enfants maltraités. C'est pour faciliter cette obligation qu'est créé le Service national d'accueil téléphonique de l'enfance en danger (SNATED), le 119, accessible 24 heures sur 24 tous les jours de l'année. Cependant, force est de constater que ces dispositifs se limitant aux enfants maltraités ne répondaient plus aux évolutions de la société. En effet, la protection de l'enfance est souvent dénoncée et se trouve au cœur des débats publics ; des « affaires » sont révélées par les médias (violences institutionnelles, enfant « du placard », pédophilie, affaire d'Outreau, d'Angers...). L'Observatoire national de l'enfance en danger (ONED), créé par la loi de janvier 2004 à l'initiative du ministre Christian Jacob, indique une augmentation préoccupante des enfants en danger. Les facteurs explicatifs seraient liés à des carences affectives, à l'isolement, à la précarité, aux violences conjugales et intrafamiliales.

C'est de ce contexte social qu'émerge la nécessité d'une nouvelle loi : la loi du 5 mars 2007, qui fut élaborée au terme d'une très large concertation tant nationale que locale. Cette loi s'appuie sur les nombreux rapports publiés depuis 2000, qui mettaient en lumière certaines failles du dispositif de protection de l'enfance : manque de coordination des différents acteurs, faiblesse de l'évaluation ; et qui proposaient des améliorations.

La loi du 5 mars 2007

Elle propose plusieurs orientations et objectifs :
- renforcer la prévention ;
- améliorer le dispositif d'alerte et de signalement ;
- diversifier les modes d'intervention auprès des enfants et de leurs familles, plaçant au cœur du dispositif l'intérêt de l'enfant ;
- confirmer le rôle du département.

L'axe de la prévention

La loi substitue la notion d'enfant en danger à celle d'enfant maltraité (issue de la loi de 1989). La prévention est un axe majeur de la protection de l'enfance ; elle vise à prévenir le plus en amont possible les risques de danger afin qu'ils ne surviennent pas, ou en limitant leurs effets. La prévention doit s'adapter aux différents besoins des parents et de l'enfant en matière d'information, de conseils, d'orientation, d'accompagnement et de soutien. Ainsi, la prévention couvre tous les champs et prend en compte tous les moments de la vie de l'enfant, ce qui réaffirme une implication importante des services de protection maternelle et infantile et de la médecine scolaire dans le dispositif.

L'amélioration du dispositif d'alerte

La loi du 5 mars 2007 charge le président du conseil départemental du recueil, du traitement et de l'évaluation des informations dites préoccupantes concernant les enfants en danger ou en risque de danger, en mettant en place une cellule départementale. Il s'agit de faire converger vers un même lieu toutes les informations préoccupantes de manière à éviter la déperdition des informations et, ainsi, de rendre plus fiable le dispositif de recueil. La cellule départementale est garante du traitement et de l'évaluation de ces données dans un délai le plus court possible. Elle contribue à l'observation des situations en transmettant à l'ONED des données annuelles qui permettent d'orienter les politiques.

La diversification des modes d'intervention

La loi du 5 mars 2007 définit l'articulation entre l'aide sociale à l'enfance (protection administrative), et la protection judiciaire dans l'intérêt de l'enfant et de leur famille. Désormais, le ministère public ne doit être saisi que si la protection administrative n'a pas permis de remédier à la situation de danger pour l'enfant et si la famille refuse toute intervention, ce qui, dans ce cas, rend l'évaluation impossible.

Mise en œuvre de la loi du 5 mars 2007

Le renforcement de la prévention repose sur la protection maternelle et infantile, lors de moments clés identifiés au cours de la période périnatale et de la petite enfance. Ainsi, la loi rend obligatoire un entretien psychosocial au cours du quatrième mois de grossesse, afin de permettre de détecter d'éventuelles difficultés susceptibles d'altérer le lien parent-enfant. Des actions médico-sociales de suivi post-natal à la maternité et au domicile sont proposées, avec l'objectif d'apporter une aide nécessaire aux parents, le plus précocement possible.

Le suivi médical des enfants est renforcé : nécessité désormais d'établir un bilan de santé pour tous les enfants de trois à quatre ans pour dépister des troubles d'ordre physique, psychologique, sensoriel et orienter les parents de l'enfant vers des professionnels compétents et des structures spécialisées. Le renforcement du rôle de la médecine scolaire est prévu à l'horizon de 2013. S'ajoutent à ce qui existe déjà au cours de la sixième année, trois nouvelles visites médicales obligatoires au cours de la neuvième, douzième et quinzième années (les parents peuvent cependant avoir recours à des médecins libéraux de leur choix). Au cours de la visite médicale, dès les six ans de l'enfant, un dépistage des troubles spécifiques du langage et de l'apprentissage doit être effectué. Il s'agit de faire, selon un protocole, un bilan complet du développement psychomoteur et de l'équilibre des enfants, mais aussi des jeunes, notamment en direction des adolescents qui présentent des souffrances psychiques (plaintes somatiques, tentatives de suicide...).

À ce titre, la mise en place de la cellule départementale permet plus de fiabilité pour le recueil des informations préoccupantes afin de mieux repérer les enfants en danger ou en risque de danger et d'évaluer ces risques. L'objectif est d'établir le diagnostic et d'apporter la réponse à la question : « Le mineur est-il en danger ou en risque de l'être ? » Il convient donc d'apprécier les éléments d'inquiétude en s'appuyant sur une démarche rigoureuse. Elle nécessite de comprendre la réalité de la situation du mineur dans son cadre de vie, la place et le rôle des parents, le contexte familial et environnemental influant sur la situation du mineur, son développement. Cette démarche d'évaluation nécessite de rechercher l'implication des parents et du mineur en privilégiant le dialogue, de prendre en compte le point de vue de tous les professionnels connaissant la situation en ayant informé la famille. Cette articulation est favorisée par la loi qui donne une base légale au partage d'informations et inscrit la notion de « secret partagé », tout en préservant le secret professionnel ainsi aménagé pour autoriser le partage des informations entre professionnels dans l'intérêt de l'enfant.

Le partage de ces informations doit être strictement limité à ce qui est nécessaire à l'accomplissement de la mission de protection de l'enfance. La loi prévoit que le père et la mère, et le mineur selon son âge et sa maturité, en soient informés, sauf si cette information peut nuire ou est contraire à l'intérêt de l'enfant. La loi permet de diversifier les modes d'intervention afin de sortir de l'alternative aide à domicile ou placement de l'enfant en proposant de nouvelles formules d'accueil : accueil de jour, accueil séquentiel...

L'accompagnement à la gestion budgétaire est également rénové : il peut s'agir de mettre en place une mesure administrative à domicile appelée « accompagnement en économie sociale et familiale » ou une mesure judiciaire d'aide à la gestion du budget afin de gérer les prestations familiales pour répondre aux besoins liés à l'entretien, la santé et l'éducation des enfants.

La loi réaffirme la subsidiarité de la protection judiciaire par rapport à l'intervention sociale. Désormais, le procureur de la République s'assure qu'il a été saisi par le président du conseil départemental uniquement parce que la protection administrative n'a pas permis de résoudre la situation de danger du mineur. La loi réserve le terme de « signalement » à cette saisine. Le signalement est un acte professionnel écrit présentant la situation d'un mineur en danger qui nécessite une protection judiciaire. Cependant, la saisine directe du parquet sans passer par la cellule départementale est autorisée par les textes en cas d'extrême urgence, lorsqu'une décision de protection immédiate ou qui revêt un caractère pénal doit être prononcée.

La loi du 14 mars 2016

La loi du 14 mars 2016, relative à la protection de l'enfance, constitue le texte le plus important sur le sujet depuis celle du 5 mars 2007 qui avait réformé la protection de l'enfance.

Elle renforce les grands principes de la loi du 5 mars 2007 mais son article 1er apporte une nouvelle définition du sens donné à la protection de l'enfance :
« *La protection de l'enfance vise à garantir la prise en compte des besoins fondamentaux de l'enfant, à soutenir son développement physique, affectif, intellectuel et social et à préserver sa santé, sa sécurité, sa moralité et son éducation, dans le respect de ses droits.* »

Revenant sur une approche considérée comme « familialiste », voire « parentaliste », l'enfant est placé au centre de l'intervention (il est désigné clairement comme sujet).
Les parents ne sont visés qu'en 2e alinéa :
« *Elle comprend des actions de prévention en faveur de l'enfant et de ses parents, l'organisation du repérage et du traitement des situations de danger ou de risque de danger pour l'enfant ainsi que les décisions administratives et judiciaires prises pour sa protection.*
Une permanence téléphonique est assurée au sein des services compétents.
Les modalités de mise en œuvre de ces décisions doivent être adaptées à chaque situation et objectivées par des visites impératives au sein des lieux de vie de l'enfant, en sa présence, et s'appuyer sur les ressources de la famille et l'environnement de l'enfant. Elles impliquent la prise en compte des difficultés auxquelles les parents peuvent être confrontés dans l'exercice de leurs responsabilités éducatives et la mise en œuvre d'actions de soutien adaptées en assurant, le cas échéant, une prise en charge partielle ou totale de l'enfant.
Dans tous les cas, l'enfant est associé aux décisions qui le concernent selon son degré de maturité.
Ces interventions peuvent également être destinées à des majeurs de moins de vingt et un ans connaissant des difficultés susceptibles de compromettre gravement leur équilibre.

La protection de l'enfance a également pour but de prévenir les difficultés que peuvent rencontrer les mineurs privés temporairement ou définitivement de la protection de leur famille et d'assurer leur prise en charge. [...] »

À partir de cette approche, les trois grands titres sont :
- améliorer la gouvernance nationale et locale de la protection de l'enfance ;
- sécuriser le parcours de l'enfant ;
- adapter le statut de l'enfant placé sur le long terme.

Analyse des orientations

Le premier alinéa désigne l'enfant au centre de l'intervention (garantir la prise en compte des besoins fondamentaux de l'enfant, soutenir son développement physique, affectif, intellectuel et social, préserver sa santé, sa sécurité, sa moralité, son éducation). On se recentre sur la personne de l'enfant. La loi précédente disait : « *le but de la protection de l'enfance est de prévenir les difficultés auxquelles les parents peuvent être confrontés dans l'exercice de leurs responsabilités éducatives, d'accompagner les familles et d'assurer, le cas échéant, selon des modalités adaptées à leurs besoins, une prise en charge partielle ou totale des mineurs.* »
Le second alinéa s'intéresse, lui, à la prévention : organisation du repérage à partir des besoins de l'enfant, c'est-à-dire une démarche de consensus pour définir les besoins fondamentaux de l'enfant et en faire une référence incontournable et partagée par toutes les instances (formation continue des professionnels : culture commune).

Ainsi :
- dans chaque service départemental de PMI sera désigné un médecin référent chargé d'établir des liens de travail réguliers entre les divers services départementaux : la cellule de recueil des informations préoccupantes (CRIP), les services hospitaliers, médecins libéraux (art. 4) ;
- les équipes pluridisciplinaires évaluent les informations préoccupantes, en prenant en compte la situation du mineur et celles des autres mineurs présents au domicile (art. 9) ;

• le code de l'action sociale et des familles devra réaffirmer l'établissement du projet pour l'enfant (PPE) afin d'en faire un véritable instrument au service de l'intérêt supérieur du mineur (art. 5) ;
• l'une des priorités est ainsi de sécuriser le parcours de l'enfant : la stabilité de vie de l'enfant tout en considérant la réalité de ses liens (réforme de la procédure de déclaration judiciaire d'abandon) ;
• l'adoption simple est réformée, afin de la rendre irrévocable durant la minorité de l'enfant (sauf pour motifs graves) ;
• dès ses 17 ans, préparation pour le mineur accueilli à l'ASE d'un projet d'accès à l'autonomie ;
• l'assistant familial pourra pratiquer, de sa propre initiative, un certain nombre d'actes quotidiens, qui auront été listés dans le PPE ;
• la désignation d'un administrateur *ad hoc* par le juge des enfants devient systématique. Indépendant de l'ASE, il représente les intérêts du mineur dans le cadre de l'assistance éducative, si ses intérêts sont en opposition à ceux des titulaires de l'autorité parentale ;
• l'autorité parentale est immédiatement retirée au parent condamné pour des crimes et délits commis contre son enfant ;
• la loi (code pénal) punit systématiquement la non-dénonciation d'agression sexuelle commise sur un mineur, et certaines agressions sexuelles et viols sont qualifiés d'incestes (art. 22) ;
• l'ONED devient l'ONPE (Observatoire national de protection de l'enfance) ;
• l'acquisition de la nationalité pour un enfant recueilli par des Français (dont par Kafala) se fait au bout de 3 ans ;
• le recours aux tests osseux se multiplie pour les MNA (mineurs non accompagnés).

Acteurs et partenaires

Le conseil départemental est le chef de file de la politique départementale en matière de prévention et de protection de l'enfance en renforçant le rôle de certains de ses services (protection maternelle et infantile, service social départemental), et par la mise en place de la cellule départementale de recueil, de traitement et d'évaluation des informations préoccupantes et en diversifiant les modalités des équipes de professionnels de l'aide sociale à l'enfance. Il coordonne, par ailleurs, les actions avec les autres partenaires dans le cadre du schéma départemental de la protection de l'enfance et de l'observatoire départemental de la protection de l'enfance. Il renforce la formation des cadres et des professionnels territoriaux qui prennent des décisions relatives à la protection de l'enfance.

À noter que le schéma départemental, document d'orientation et de planification de la politique départementale, est élaboré conjointement par les services départementaux de l'aide sociale à l'enfance, les services de l'État dont la direction départementale de la protection judiciaire de la jeunesse, auxquels sont associés les associations et les responsables des établissements et services de protection de l'enfance. Ce schéma a pour vocation d'améliorer les réponses apportées aux familles et enfants dans le cadre d'une démarche de renforcement des complémentarités existantes entre l'ensemble des acteurs.

Les services de l'État contribuent à la politique de protection de l'enfance par les services judiciaires de la protection de la jeunesse, les services médicaux et sociaux de l'Éducation nationale, la direction de la Jeunesse et des Sports, les services de police.

Les acteurs de la santé sont également impliqués : secteur hospitalier (maternité, services pédiatriques, psychiatrie juvénile), et secteur libéral.

Les communes, par l'intermédiaire des centres communaux d'action sociale, centres de loisirs, des services petite enfance, des activités périscolaires, sont également concernées.

La CAF met en place des actions de soutien à la parentalité et est un partenaire privilégié dans de nombreuses initiatives territorialisées en faveur des familles, des enfants et des jeunes.

Les unions départementales des allocations familiales (UDAF) accompagnent les familles sur le plan de la gestion des prestations familiales.

La loi du 5 mars 2007 prévoit le renforcement du partenariat entre ces différents acteurs institutionnels et associatifs, tant au niveau de la prévention des violences que dans le soutien à la parentalité. Les interventions concernent les aspects médicaux, médico-sociaux et socio-éducatifs. Parmi les intervenants les mieux identifiés, on peut citer : les points d'accueil et d'écoute jeunes (PAEJ), les centres de planification familiale, les espaces santé jeunes, les maisons des adolescents, les réseaux d'écoute, d'appui et d'accompagnement des parents (REAAP) pour soutenir les parents dans leur rôle éducatif, les diverses associations comme Info drogues-sida, les services d'accompagnement sur le plan de la vie quotidienne, du logement et du budget par l'intermédiaire de professionnels comme les techniciens d'intervention sociale et familiale (TISF) et les conseillers en économie sociale et familiale (CESF). Toutes ces structures professionnelles privilégient la proximité en proposant des actions d'accueil, d'écoute et d'information, de soutien, d'accompagnement, social et éducatif, juridique d'orientation pour les jeunes et leurs familles.

Dans le cadre de ce partenariat, la loi du 5 mars 2005 (article 25) prévoit une formation continue pour l'ensemble des professionnels susceptibles de rencontrer des situations d'enfants en danger : médecins, enseignants, policiers, animateurs... afin de s'approprier une culture commune donnant des repères pour l'intervention et la prévention précoce dans le domaine de la protection de l'enfance.

Évaluation du dispositif

Après plus de cinq années d'application de la loi du 5 mars 2007, les différents associations et partenaires concernés – l'ONED, l'Union nationale interfédérale des œuvres et organismes privés sanitaires et sociaux (UNIOPSS) qui regroupe 25 000 établissements sociaux et médico-sociaux, la Convention nationale des associations de protection de l'enfance (CNAPE) – en font un bilan mitigé. Le constat montre que l'accueil traditionnel pour l'accueil des mineurs reste majoritaire et que les mesures d'accompagnement préconisées (aide à la gestion budgétaire, soutien à la fonction parentale, action éducative à domicile) ne sont pas suffisamment mises en place. En effet, un certain nombre de départements réduit les actions de prévention du fait des contraintes budgétaires.

Par ailleurs, la défenseur des enfants pointe les effets de la précarité sur la construction psychique et le devenir des enfants affectant tous les domaines de la vie familiale et environnementale de l'enfant : éclatement de la cellule familiale, problèmes de scolarité, santé, vie sociale. Dans l'article 19, la loi prévoit « *l'obligation d'établir un projet pour le mineur* » en tant que support non seulement administratif mais éducatif, afin d'assurer une cohérence et une continuité des interventions des différents partenaires, car les points de passage entre les institutions peuvent être source de ruptures dans le parcours du jeune et générer des troubles. En effet, la problématique de la continuité des soins a été historiquement étudiée dans le champ de la santé. Yvon Gauthier, pédopsychiatre à Montréal qui a fondé la Clinique de l'attachement, aborde la question de la continuité des liens pour l'enfant sur la base de la théorie de l'attachement.

De plus, le volet concernant la question du soutien au passage à l'âge adulte des jeunes qui ont bénéficié d'un accompagnement jusqu'à 18 ans nécessite d'aménager un dialogue avec le secteur de l'insertion professionnelle (redéfinir des liens avec les missions locales), afin que l'autonomie ne soit pas vécue comme une rupture brutale et que le jeune soit acteur de son parcours.

Loi relative à la prévention de la délinquance

La loi du 5 mars 2007 réforme l'ordonnance de 1945 sur la délinquance et renforce la place du maire. Dans le cadre de la politique de la ville, en 1983, un décret promulguait l'obligation de mise en place d'un conseil communal de prévention de la délinquance (CCPD) puis, en 1987, sont mis en place des contrats locaux de sécurité (CLS). La loi du 5 mars 2007, sur la prévention de la délinquance, a été portée par le ministère de l'Intérieur (Nicolas Sarkozy) dans une logique sécuritaire.

Elle place le maire au centre du dispositif d'animation et de coordination de la politique de prévention de la délinquance et généralise, à toutes les communes de plus de 10 000 habitants, l'obligation de constituer un conseil local de sécurité et de prévention. Cette loi est centrée sur la délinquance des mineurs, elle permet désormais d'informer le maire sur l'absentéisme scolaire (obligation scolaire pour tout jeune de 6 à 13 ans) et intègre également des mesures concernant les violences conjugales, les infractions sexuelles, la consommation de drogues. Les procédures sont applicables dès l'âge de 13 ans : élargissement de la possibilité de placer sous contrôle judiciaire les adolescents de 13 à 16 ans.

Elle prévoit la présence de travailleurs sociaux dans les commissariats et gendarmeries, ainsi que l'obligation de mise en place d'un conseil des droits et devoirs des familles (voir la partie VII sur La politique de la ville).

La circulaire sur la prévention de la radicalisation du 13 mai 2016

Elle s'inscrit dans la loi du 23 avril 2014 « de lutte contre la radicalisation violente et les filières terroristes ». Dans chaque département, le préfet doit constituer une cellule départementale de suivi de la radicalisation et d'accompagnement des familles : elle analyse les signalements transmis *via* le numéro vert (0 800 005 696) et vérifie que les situations ne relèvent pas de la police ou de la justice, puis organise une prise en charge des familles et de leur proche radicalisé ou en voie de l'être.

Lorsqu'un individu signalé par ce biais présente un risque de radicalisation violente, son profil est envoyé aux services de renseignement et au préfet du département où il réside. Le préfet avise alors le procureur de la République qui, dans le cas de mineurs, peut mettre en œuvre des mesures d'assistance éducative.

Les cellules départementales mobilisent également les services de l'État pertinents (police, gendarmerie, Éducation nationale, protection judiciaire de la jeunesse, Pôle emploi, mission locale), les collectivités locales (mairie, services sociaux), la CAF et les associations intervenant auprès des familles et des jeunes.

Au sein de la préfecture, un professionnel est ensuite désigné pour organiser la mise en place d'un parcours personnalisé, en lien avec la famille de l'individu et sous la responsabilité d'un travailleur social. Tous les mois, les cellules analysent les situations de radicalisation dont elles ont connaissance.

En application de la circulaire du 13 mai 2016, les « *conseils départementaux ont un rôle essentiel pour la prévention de la radicalisation, compte tenu de leurs missions dans le champ social et plus particulièrement pour les mineurs dans le cadre de la protection de l'enfance* ».

La réponse en matière de prévention de la radicalisation requiert une approche pluridisciplinaire et une mobilisation de compétences variées. La prise en charge des personnes radicalisées relève du champ psychologique. Dans ce cas, les cellules de suivi sollicitent le réseau des maisons des adolescents dont l'expérience dans l'accueil et le traitement de jeunes en souffrance psychologique est acquise, ou encore des établissements de santé avec qui des partenariats s'élaborent. Un accompagnement éducatif, social et professionnel peut être mis en œuvre par des associations de prévention spécialisée et les missions locales. Le soutien à la parentalité est un des leviers d'accompagnement que les cellules peuvent proposer en s'appuyant sur les réseaux d'écoute, d'appui et d'accompagnement des parents (REAAP). Dans le champ de l'aide aux victimes, peuvent être sollicités : les associations généralistes de l'Institut national de l'aide aux victimes et de médiation (INAVEM), les réseaux associatifs de défense des familles et de l'individu (ADFI) et les centres contre les manipulations mentales (CCMM), qui interviennent pour lutter contre les dérives sectaires.

La loi du 10 juillet 2019 relative à l'interdiction des violences éducatives ordinaires, *JO* du 11 juillet

Les violences éducatives ordinaires (VEO) concernent toutes les violences subies par les enfants, qu'elles soient physiques ou morales. Généralement, les parents reproduisent ce qu'ils ont vécu étant eux-mêmes enfants, et pensent alors donner « une bonne éducation » à leurs chérubins.

Les VEO sont utilisées par les parents ou les professionnels de l'enfance afin de leur permettre de se faire obéir par l'enfant ou de le punir d'un comportement indésirable pour l'adulte. Il existe les violences physiques : fesser, gifler, mettre des « petites » tapes sur les mains, secouer, tirer les oreilles, pousser, priver de nourriture...
Il existe également les violences verbales et psychologiques : crier, insulter, punir, se moquer, humilier, faire du chantage, menacer, priver d'affection, menacer d'abandonner l'enfant, etc.

Avec la **loi du 10 juillet 2019 relative à l'interdiction des violences éducatives ordinaires** (*JO* du 11 juillet), la France est le 56e pays à interdire « la fessée » et tout autre châtiment corporel sur les enfants. Cette interdiction est désormais inscrite dans le Code civil (alinéa 3 de l'article 371-1), avec l'ajout d'un alinéa qui précise que « *l'autorité parentale s'exerce sans violences physiques ou psychologiques* ». Cet article sera notamment lu par le maire lors des mariages civils.
Le gouvernement inscrit également l'objectif de prévention des violences éducatives ordinaires dans les prérequis de la profession d'assistant maternel.

Pour autant, la proposition de loi ne s'accompagne d'aucune sanction pénale. Il s'agit avant tout de sensibiliser les parents et de favoriser une prise de conscience dans l'intérêt de l'enfant. En effet, les violences éducatives ordinaires ont des conséquences sur l'estime de soi et la confiance en soi, impactant ainsi le potentiel d'apprentissage de l'enfant. En outre, les enfants qui subissent des violences éducatives ordinaires auraient un risque accru de devenir auteurs ou victimes de harcèlement. Sur le long terme, les VEO représentent un risque de développer des troubles psychologiques (anxiété, dépression, comportements à risques), mais aussi des comportements agressifs asociaux. Les VEO augmenteraient également le risque de développer certaines maladies comme l'asthme, l'eczéma, les maladies cardio-vasculaires et auto-immunes et certains cancers.

La circulaire du 5 mars 2020 : stratégie nationale de prévention de la délinquance et de prévention de la radicalisation 2020-2024 (PNPR)

Elle s'articule autour de 4 axes principaux :
• agir plus tôt et aller plus loin dans la prévention des jeunes : le précédent plan visait un public de 12/25 ans. Désormais, la prévention doit cibler aussi les moins de 12 ans ;
• aller vers les personnes vulnérables pour mieux les protéger : démarche du « aller vers » qui s'adresse notamment aux personnes âgées, aux personnes en situation de handicap, aux femmes victimes de violences, aux mineurs exposés et en danger, aux victimes de discrimination ;
• s'appuyer sur la population, nouvel acteur de la prévention de la délinquance, dans le cadre de démarches participatives ;
• créer une gouvernance rénovée et efficace, le maire est le pilote mais la stratégie du gouvernement encourage les articulations entre le niveau intercommunal et communal en lien étroit avec le préfet du département.

La circulaire intègre la radicalisation, la lutte contre l'islamisme et le repli communautaire avec plusieurs axes prioritaires :
• sur la prévention de la radicalisation, il est indispensable d'intensifier le travail de prévention en milieu pénitentiaire, d'intégrer la prévention de la radicalisation dans la prévention de la pauvreté et dans le Service national universel ;
• dans le cadre des cellules de suivi pour la prévention de la radicalisation et de l'accompagnement des familles (CPRAF), il faut :
– densifier la prise en charge individualisée des personnes radicalisées ou en voie de radicalisation et de leur famille,
– offrir un discours alternatif aux discours extrémistes en promouvant un contre-discours républicain émanant de la société civile portée par différents intervenants (intellectuels, sportifs...) auprès du public, des jeunes et des femmes. Il s'agit d'encourager l'émergence d'initiatives qui affirment les principes et valeurs de la République, de promouvoir les valeurs citoyennes et

la lutte contre le conspirationnisme. Des dispositifs tels que des documentaires, fictions, pièces de théâtre, ateliers... sont à déployer au niveau local pour permettre des moments de débat, ouvrir le dialogue et sensibiliser à la question de la radicalisation ;

- la vidéo protection de la voie publique est un outil complémentaire qui doit s'articuler avec la présence humaine ;
- la sécurisation des sites sensibles : lieux de culte, sièges d'institutions cultuelles... pour les protéger d'actes terroristes ;
- la sécurisation des établissements scolaires publics comme privés.

+ Info

Tout au long de l'histoire, la place de l'enfant a évolué dans les sociétés. À ce jour, 192 pays ont ratifié la Convention internationale des droits de l'enfant adoptée à l'ONU en 1989 (54 articles). En 1995, le Parlement français décide de faire du 20 novembre la Journée nationale de défense et de promotion des droits de l'enfant. En 2000, elle est devenue une journée européenne, puis une journée internationale.

Stratégie nationale de prévention et de protection de l'enfance 2020-2022

Présentée le 14 octobre 2019 par le secrétaire d'État auprès du ministère des Solidarités et de la Santé, cette stratégie vise à transformer la manière de conduire les politiques publiques et à changer le regard de la société sur les enfants pris en charge par l'aide sociale à l'enfance.
Elle a pour objectif de garantir les droits des enfants à la santé, à l'éducation, à la sécurité affective et à l'autonomie après 18 ans. Enfin, la stratégie nationale de prévention et de protection de l'enfance vise à donner la parole aux enfants et à mieux prendre en considération leur avis et ce qu'ils vivent.
Quatre axes orientent cette stratégie pour répondre à plusieurs objectifs.

Axe 1

• Palier les inégalités du destin qui persistent ou qui se creusent ;
• améliorer les réponses aux besoins des enfants qui arrivent encore trop tardivement et mal coordonnées ;
• réduire les disparités territoriales : des indicateurs laissent apparaître des écarts importants. Ainsi, la consultation des départements sur l'application de la loi de 2016 relève que 74 % des départements reconnaissent que le projet pour l'enfant n'est pas systématiquement mis en œuvre.

Afin de répondre à cet axe, 4 engagements sont prévus :
– agir le plus précocement possible pour répondre aux besoins des enfants et leurs familles : rendre obligatoire l'entretien prénatal précoce et réaliser 100 % des bilans de santé en maternelle des enfants de 3-4 ans d'ici 2022. Définir un référent national unique sur la conduite de ces bilans, sensibiliser les équipes de PMI au repérage des signes d'alerte, doubler le nombre de visites à domicile pré et post natales et renforcer les consultations infantiles pour les 0 à 6 ans ;
– soutenir les actions innovantes centrées sur la santé du jeune enfant en PMI ;
– développer le relais auprès des parents confrontés à des situations particulières de vulnérabilité : créer des relais parentaux, développer le soutien à la parentalité ;
– renforcer les cellules de recueil des informations préoccupantes (CRIP), notamment sur la base du référentiel de la Haute Autorité de santé (HAS). Accentuer la pluridisciplinarité et le recours à des compétences complémentaires. Systématiser la mise en place d'un référent handicap dans chaque CRIP.

Axe 2

• Sécuriser les parcours des enfants protégés et prévenir les ruptures.

Pour cet axe il est préconisé de :
– systématiser le bilan complet de santé des enfants et des ados à leur entrée dans les dispositifs de protection ;

– créer des dispositifs d'intervention adaptés aux problématiques croisées, de protection de l'enfance et du handicap ;
– créer un référentiel national de contrôle des lieux d'accueil de protection de l'enfance ;
– soutenir la diversification des dispositifs d'accompagnement aux besoins des enfants, en permettant aux services et établissements d'innover ;
– systématiser les mesures d'accompagnement au retour à domicile en fin de placement ;
– moderniser et soutenir les conditions de travail et d'exercice des assistants familiaux et des lieux de vie et d'accueil ;
– mobiliser la société civile, notamment le parrainage, le soutien scolaire ou l'accès à la culture, aux sports et aux loisirs ;
– sécuriser et faciliter l'adoption.

Axe 3

• Donner aux enfants les moyens d'agir et garantir leurs droits.

Dans cette optique, il est proposé :
– d'élaborer une charte des droits des enfants protégés ;
– de mettre en place un album de vie pour chaque enfant et leur garantir l'accès à leur histoire ;
– de garantir l'accès à la scolarité et un accompagnement scolaire adapté pour les enfants accompagnés ;
– de renforcer les garanties procédurales devant le juge des enfants.

Axe 4

• Préparer leur avenir et sécuriser leur vie d'adulte.

Il sera nécessaire de :
– mobiliser l'ensemble des outils et dispositifs financiers pour l'accès au logement et aux droits des jeunes sortants de l'ASE ;

– garantir un accès prioritaire à ces jeunes aux bourses et logements étudiants, favoriser l'accès aux études supérieures ;
– faciliter l'intégration sociale et professionnelle des MNA lorsqu'ils atteignent l'âge de 18 ans.

La loi du 30 juillet 2020 visant à protéger les victimes de violences conjugales, *JO* du 31 juillet

La loi du 30 juillet 2020 visant à protéger les victimes de violences conjugales (*JO* du 31 juillet) entend mieux protéger les victimes de violences conjugales.
Pour cela, elle permet la suspension du droit de visite et d'hébergement de l'enfant mineur au parent violent.
En cas de violence au sein du couple, l'inscription au fichier judiciaire des auteurs d'infractions sexuelles ou violentes est automatique (sauf décision contraire du juge) pour les infractions les plus graves.
La notion de harcèlement au sein du couple est considérée comme une circonstance aggravante.
La procédure de médiation en matière pénale et en matière civile est encadrée dans les cas de violences conjugales.
La loi décharge de leur obligation alimentaire les ascendants, descendants, frères ou sœurs de personnes condamnées pour un crime ou un délit portant atteinte à l'intégrité de la personne commis par un parent sur l'autre parent.
Le harcèlement moral au sein du couple qui a conduit au suicide ou à sa tentative est dorénavant puni d'une peine de dix ans de prison et de 150 000 euros d'amende.
La levée du secret médical devient possible lorsque les violences mettent la vie de la victime majeure en danger immédiat et que celle-ci se trouve sous l'emprise de son auteur. Le professionnel de santé doit s'efforcer d'obtenir l'accord de la victime. En cas d'impossibilité d'obtenir cet accord, il doit l'informer du signalement fait au procureur de la République.

La loi du 19 octobre 2020 visant à encadrer l'exploitation commerciale de l'image des enfants de moins de 16 ans sur les plates-formes en ligne, *JO* du 20 octobre

Avec la **loi du 19 octobre 2020 visant à encadrer l'exploitation commerciale de l'image des enfants de moins de 16 ans sur les plates-formes en ligne** (*JO* du 20 octobre 2020), l'activité des enfants de moins de 16 ans dont l'image est diffusée sur les plates-formes de vidéos en ligne est dorénavant réglementée.

Il s'agit de répondre au phénomène croissant des enfants « youtubeurs », qu'ils exercent leurs activités dans le cadre d'une relation de travail ou en dehors.

Les enfants « influenceurs » dont l'activité est considérée comme un travail bénéficient désormais des règles protectrices du code du travail, tout comme les enfants mannequins, du spectacle et de la publicité.

Avant de faire tourner leurs enfants ou de diffuser leurs vidéos, les parents doivent demander une autorisation individuelle ou un agrément auprès de l'administration. Ils sont informés des droits de l'enfant et sensibilisés sur les conséquences de l'exposition de l'image des enfants sur Internet.

Les parents ont également une nouvelle obligation financière : une partie des revenus perçus par leur enfant (le « pécule ») doit être placée à la Caisse de dépôt et consignations jusqu'à leur majorité ou leur émancipation.

La loi du 26 février 2021 ratifiant l'ordonnance du 11 septembre 2021 portant partie législative du code de la justice pénale des mineurs

La loi du 26 février 2021 ratifie l'ordonnance du 11 septembre 2021 portant partie législative du code de la justice pénale des mineurs. Ce code, à partir du 30 septembre 2021, abroge et remplace l'ordonnance du 2 février 1945 relative à l'enfance délinquante et prévoit de nouvelles dispositions au sujet des mineurs.

- Elle simplifie et accélère le jugement des mineurs délinquants et limite leur détention provisoire.

• Elle introduit une présomption de non-discernement pour les mineurs de moins de 13 ans ;
• le principe de l'intérêt supérieur de l'enfant est inscrit à l'article préliminaire du nouveau code de la justice pénale des mineurs.
• La notion du discernement du mineur est précisée dans ce nouveau code : « *Est capable de discernement le mineur qui a compris et voulu son acte et qui est apte à comprendre le sens de la procédure pénale dont il fait l'objet* ».
• La compétence du tribunal de police pour les contraventions commises par des mineurs (de la 1re classe à la 4e classe) est maintenue.
• Le principe de la spécialisation du juge des libertés et de la détention (JLD) dans les affaires impliquant les mineurs, qui doit intervenir sur le placement en détention avant le jugement sur la culpabilité, est garanti.
• La loi interdit également la visioconférence pour le placement en détention provisoire d'un mineur (sauf exceptions).
• Elle facilite le recours aux centres éducatifs fermés (CEF), dont les places doivent être plus facilement débloquées.
Le gouvernement doit remettre en septembre 2023 un rapport présentant le bilan de l'application de la réforme de la justice pénale des mineurs.

La loi du 21 avril 2021 visant à protéger les mineurs des crimes et délits sexuels et de l'inceste, *JO* du 22 avril

Avec la **loi du 21 avril 2021 visant à protéger les mineurs des crimes et délits sexuels et de l'inceste** (*JO* du 22 avril 2021), quatre nouvelles infractions sont créées dans le code pénal pour punir les actes sexuels sur les enfants :
• le crime de viol sur mineur de moins de 15 ans, puni de 20 ans de réclusion criminelle ;
• le crime de viol incestueux sur mineur (de moins de 18 ans), puni de 20 ans de réclusion criminelle ;
• le délit d'agression sexuelle sur mineur de moins de 15 ans, puni de 10 ans de prison et de 150 000 euros d'amende ;
• le délit d'agression sexuelle incestueuse sur mineur (de moins de 18 ans), puni de 10 ans de prison et de 150 000 euros d'amende.

Les juges n'ont plus à établir une violence, une contrainte, une menace ou une surprise pour constater et punir le viol ou l'agression sexuelle. La question du consentement de l'enfant ne se pose donc plus en dessous de l'âge de 15 ans et de 18 ans dans les affaires d'inceste.
Une clause dite « Roméo et Juliette » a été introduite afin de préserver les relations sexuelles lorsque l'auteur et le mineur ont moins de cinq ans d'écart d'âge.
La loi ne modifie pas le délai de prescription des crimes sexuels sur mineurs, il reste fixé à 30 ans à compter de la majorité de la victime, soit jusqu'à l'âge de 48 ans.
Cependant, un principe de « prescription glissante » est introduit : le délai de prescription peut être prolongé, si l'auteur d'un viol sur mineur viole ou agresse sexuellement un autre enfant, avant la date de prescription du premier délit. D'autres mesures venant renforcer la protection des mineurs comme la lutte contre le phénomène de « sextorsion » (extorsion *via* Internet de faveurs sexuelles ou monétaires) ou la prostitution des mineurs complètent ce texte.

+ Info

Pour faciliter la libération de la parole, depuis le 3 mai 2021, le GIP Enfance en danger a mis en place le Tchat 119. Il est destiné aux mineurs et jeunes majeurs de moins de 21 ans qui trouvent conseils et aides lorsqu'ils sont en danger.

La loi du 8 juin 2021 visant à sécuriser les droits à la protection sociale des assistants maternels et salariés à domicile, *JO* du 9 juin

La **loi du 8 juin 2021 visant à sécuriser les droits à la protection sociale des assistants maternels et salariés à domicile** (*JO* du 9 juin 2021) s'appliquera au 1er janvier 2022.
Ce texte vise à simplifier le circuit de gestion des cotisations protection sociale complémentaire pour créer un circuit unique de recouvrement, ce qui simplifie les démarches administratives des employeurs.

La gestion de ce circuit est confiée à l'Association paritaire nationale interbranches (APNI).
La collecte comprend les cotisations sociales relatives à la santé au travail, la nouvelle prime de départ à la retraite et les cotisations patronales.
La déclaration des salariés se fait *via* chèque emploi service universel (CESU) ou par le biais de Pajemploi (qui est le relais entre la CAF, l'URSSAF et les parents qui emploient une assistante maternelle agréée afin de faciliter leur rôle d'employeur).

Projet de loi protection de l'enfance (loi Taquet), examiné et adopté en première lecture le 8 juillet 2021 (pas encore promulgué)

Le **projet de loi relatif à la protection de l'enfance (loi Taquet) examiné et adopté en première lecture le 8 juillet 2021** n'a pas encore été promulgué. Ce projet tend à améliorer la situation des enfants placés à l'ASE : interdiction de placements à l'hôtel, normes d'encadrement des foyers, mesures pour les MNA (mineurs non accompagnés), modernisation du métier des familles d'accueil (assistants familiaux).

Pour répondre à ces objectifs, les mesures suivantes ont été adoptées.
- Renforcement de la protection des enfants contre les violences par un contrôle systématique de tous les professionnels intervenant auprès des enfants placés avant leur prise de fonction et au cours de leur exercice.
- Les signalements se feront désormais sur la base d'un référentiel unique partagé pour l'ensemble du territoire et mis en place par la Haute Autorité de santé (HAS).
- Pour les MNA, deux critères de répartition sont ajoutés en tenant compte des spécificités socio-économiques des départements (niveau de pauvreté) et de leur action en faveur des MNA majeurs (nombre de bénéficiaires de contrats jeunes majeurs).

En ce qui concerne l'évaluation de la minorité, tous les départements devront utiliser le « fichier d'aide à l'évaluation de la minorité » (AEM) pour éviter les évaluations successives par les départements.
• Création d'un Fichier national des agréments des assistants familiaux afin de mieux contrôler s'ils exercent dans plusieurs départements ou s'ils changent de département (retrait d'agrément).

Deux amendements ont été votés dans le cadre de ce projet de loi. Il est désormais interdit :
• de séparer les fratries (sauf si contraire à l'intérêt de l'enfant) ;
• d'effectuer des sorties sèches de l'ASE en garantissant une solution d'accompagnement pour tout jeune issu de l'ASE. La Garantie jeune sera systématiquement proposée ainsi que des contrats jeune majeur. Ces jeunes sont un « public prioritaire » pour l'accès au logement social.

Le 20 octobre 2021, le Sénat a adopté en 1re lecture la proposition de loi relative à l'adoption (pas encore promulguée). Plusieurs mesures en découlent.
• Elle ouvre l'adoption aux couples liés par un PACS et aux concubins.
• L'adoption simple est valorisée.
• Le statut de pupille de l'État est renforcé.

Depuis le 1er juillet 2021, le congé adoption a été allongé de 10 à 16 semaines.

Rôle de l'ASS

Dans le cadre de ses missions au conseil départemental, en matière de protection de l'enfance, l'assistant de service social interviendra pour ce qui est de la prévention et de la protection.

Ses différentes missions sont les suivantes :
• caractériser et évaluer les situations dans leur environnement (indicateurs de risques pouvant compromettre le développement des enfants sur les plans social, sanitaire, éducatif, psychologique, affectif) dans le cadre d'un travail en équipe pluridisciplinaire (PMI : sage-femme, puéricultrice ; ASE : éducateur, psychologue) ;

• apporter un soutien aux parents dans leur fonction éducative : soutien à la parentalité, groupe de parole, prise en compte des besoins des enfants : halte-jeux ou soutien scolaire ;
• favoriser et accompagner l'accès aux droits (prestations sociales, accès au logement, insertion, formation...).

Il lui est nécessaire d'avoir une bonne connaissance du territoire et des acteurs concernés.

Le travail partenarial est réaffirmé dans le cadre du partage d'informations dans l'intérêt de l'enfant qui autorise des moments d'évaluation et d'échange entre plusieurs professionnels de disciplines différentes autour des facteurs de risques afin de proposer un accompagnement à la famille et à l'enfant selon les besoins et les compétences de chacun.

L'assistant de service social fonde ses actions sur les règles éthiques et déontologiques : relation de confiance, respect de la personne, de ses références culturelles...

Des possibilités d'action collective en interne avec les services de PMI ou de l'ASE ou en associant des partenaires du territoire associatifs : REAAP, CCAS, centres sociaux, écoles, CAF... ou organismes de logement social.

3/ Les mineurs non accompagnés (MNA)

Les MNA (anciennement MIE, mineurs isolés étrangers) sont au croisement des lois sur la protection de l'enfance, des lois sur l'immigration et du droit des étrangers en France (sur ce dernier sujet, voir la partie VIII sur Le droit des étrangers. L'immigration. Le droit d'asile).

Les MNA arrivent dans un pays marqué par l'histoire de l'immigration. La France a toujours accordé la protection à des mineurs étrangers, notamment aux enfants juifs durant la guerre. Les troubles géopolitiques, les guerres de Yougoslavie ont vu, dès les années 1980, le départ de jeunes de leur pays, puis, dans les années 1990, le génocide du Rwanda, les guerres du Congo ont fait fuir des mineurs d'Afrique subsaharienne. Aujourd'hui, des mineurs arrivent du Maghreb, voire du Moyen-Orient.
En quête d'un avenir meilleur, ils sont rapidement confrontés à la question de leur statut et à la complexité des politiques d'immigration.

Définition : Un mineur est déclaré non accompagné s'il arrive sur le territoire français sans être accompagné d'un adulte, s'il est privé temporairement ou définitivement de la protection de sa famille, ou bien s'il s'agit d'un mineur laissé seul sur le territoire français. Les MNA arrivent souvent au terme d'un voyage long et périlleux, parfois accompagnés d'un membre présumé de la famille qui les abandonne dès leur arrivée, parfois d'un passeur auprès duquel le jeune a une dette à régler.
La minorité est un statut juridique qui nécessite un régime de protection. La notion d'isolement fait référence à une idée de danger, d'où le besoin de protection. Le MNA est souvent étranger, ce qui signifie qu'il vit en France mais ne possède pas la nationalité française.
Plus de 17 000 MNA ont été recensés sur le territoire français, selon le rapport d'activité 2018 du ministère de la Justice. L'arrivée en tant que mineur sur le sol français permet la protection et la prise en charge.

Différents textes apportent des clés de compréhension à la situation du MNA, dans le cadre de la protection de l'enfance :

• L'article 20 de la Convention internationale des droits de l'enfant, loi du 20 novembre 1989, précise que « *tout enfant qui est temporairement ou définitivement privé de son milieu familial, ou qui dans son propre intérêt ne peut être laissé dans ce milieu, a droit à une protection et une aide spéciales de l'État. À cette fin, les États collaborent pour protéger et aider les enfants, et pour rechercher les père et mère ou autres membres de la famille de tout enfant réfugié* ».

• La loi du 4 mars 2002 relative à l'autorité parentale oblige à la nomination d'un administrateur *ad hoc*. « *Lorsqu'un étranger mineur non accompagné d'un représentant légal n'est pas autorisé à entrer en France, le procureur de la République, avisé immédiatement par l'autorité administrative, lui désigne sans délai un administrateur* ad hoc. *Celui-ci assiste le mineur durant son maintien en zone d'attente et assure sa représentation dans les démarches.* »

• La loi du 5 mars 2007 pose le président du conseil départemental comme chef de file de la protection de l'enfance et lui confère une obligation de recueil, traitement et évaluation des informations préoccupantes, relatives aux mineurs en danger ou en risque de l'être ; ce qui est le cas du MNA qui, compte tenu de son isolement, est la proie potentielle de divers réseaux. Sa santé, sa sécurité, sa moralité sont donc en danger.

• La loi du 26 novembre 2003 « relative à la maîtrise de l'immigration au séjour des étrangers en France et à la nationalité » précise les conditions d'accès à la nationalité française. Pour les MNA accueillis en France, 3 ans de prise en charge par les services de l'ASE et un projet professionnel avant l'âge de 18 ans peuvent permettre de demander la nationalité française, ou un titre de séjour renouvelable, ce qui veut dire que le mineur doit avoir été pris en charge à l'âge de 15 ans.

• La loi du 16 juin 2011, CESEDA (code d'entrée et du séjour des étrangers et du droit d'asile) précise que le jeune qui, depuis l'âge de 16 ans, a suivi une formation professionnelle de manière sérieuse et réelle, et sur l'avis favorable de la structure d'accueil, peut dans l'année suivant ses 18 ans solliciter « la carte de salarié » ou « travailleur temporaire ». Le préfet peut, pour ceux qui souhaitent poursuivre des études, délivrer une carte étudiante. Néanmoins, si le jeune n'obtient pas de statut à l'âge de 18 ans, il sera sous la menace de l'expulsion.

• La circulaire Taubira du 31 mai 2013, entrée en vigueur le 1er juin 2013, affiche la volonté de protéger l'enfant en danger et d'en finir avec un système fortement générateur d'inégalités dans la prise en charge.
Les objectifs sont :
- d'éviter la concentration, dans certains départements, du flux d'arrivée des mineurs ;
- d'apporter aux mineurs toutes les garanties liées à leur intérêt, leur droit et leur statut ;
- d'harmoniser les pratiques des départements en matière d'évaluation et d'orientation.
En effet, 50 % des MNA arrivent sur le territoire français par l'Île-de-France (aéroport de Roissy) et beaucoup y restaient alors. Désormais, la circulaire Taubira précise la responsabilité de chacun *via* un protocole signé entre l'État et les départements, elle prévoit un dispositif national de mise à l'abri, d'évaluation et d'orientation des MNA qui doivent être répartis entre tous les départements français selon une grille nationale.

Les MNA doivent bénéficier de la même protection que les mineurs français, comprenant la santé, la scolarisation et l'hébergement.
L'État assure la prise en charge financière durant la période des 5 jours d'identification avérée de leur statut de minorité. À l'issue des 5 jours, ceux reconnus mineurs sont répartis dans les départements à partir « d'une cellule nationale » créée par le ministère de la Justice qui pilote le système.
La cellule nationale aide à la décision des parquets par l'actualisation de la grille de placement et la mise à disposition d'informations leur permettant de savoir quel département peut accueillir les mineurs. Elle recense les mineurs isolés étrangers, aide à la recherche des familles en lien avec les antennes consulaires et les ONG des pays d'origine, et représente la France dans les rencontres internationales sur cette problématique.

Dans le cadre de la circulaire de 2013, c'est le procureur de la République qui est le pivot du dispositif. La circulaire apporte une clarification entre le rôle du juge pour enfants et celui du juge des affaires familiales. Les missions d'accueil à l'ASE sont mises en place par le conseil départemental dans le cadre du protocole fixé par la législation.

Le protocole comporte 2 phases :

- phase administrative, de mise à l'abri et d'évaluation. Le conseil départemental accueille le jeune dans la limite des 5 jours de l'accueil provisoire d'urgence pour évaluer la situation du jeune et s'assurer de sa minorité et de son isolement. La prise en charge financière est assurée par l'État. Si la situation de danger et la minorité sont avérées, cela entraîne la saisine du procureur de la République ;
- phase judiciaire, saisine du parquet après les 5 jours d'accueil provisoire. Le parquet prend une OPP (ordonnance de placement provisoire) soit pour orienter le jeune vers un autre département, soit pour prolonger de 8 jours maximum la phase d'évaluation dans le département d'arrivée. À l'issue de cette prolongation, il peut procéder à l'orientation vers un autre département ou saisir le juge pour enfants si la phase d'évaluation n'a toujours pas abouti.

La durée d'évaluation est donc de 5 jours et peut être élargie à 13 jours (5 + 8). Elle doit permettre une première évaluation sociale. La circulaire prévoit une trame commune pour les conseils départementaux sur les points suivants : présentation du jeune, de sa famille, sa fratrie – son mode de vie – sa scolarisation dans son pays d'origine – son parcours jusqu'à son arrivée en France – son projet en France. Les examens d'âge osseux doivent être requis par le parquet et réalisés exclusivement dans une UMJ (unité médico-judiciaire).

Le rôle du juge pour enfants est réaffirmé car le mineur est en danger en raison de l'absence d'un référent adulte chargé d'assurer sa protection ; il doit donc prononcer une assistance éducative pour le protéger. Le juge aux affaires familiales pourra intervenir pour prononcer l'ouverture d'une tutelle confiée à l'ASE ou pour une délégation de l'autorité parentale (DAP).

Dans le cadre général de la protection de l'enfance de la loi du 14 mars 2016, un décret du 24 juin 2016 met le focus sur les mineurs non accompagnées (MNA), avant appelés mineurs isolés étrangers (MIE). L'organisation de l'accueil reste la même, mais la notion de MIE est remplacée par MNA. Le législateur rappelle que les enfants et adolescents relèvent du dispositif de protection de l'enfance. Cette notion de MNA montre ainsi que l'origine géographique importe peu, il s'agit de prendre en charge un enfant privé de ses parents.

Par un **arrêté du 23 juillet 2018**, l'État apporte un financement exceptionnel aux départements ayant accueilli un nombre supplémentaire de MNA au 31 décembre 2017 par rapport au 31 décembre 2016. Ce montant est fixé à 12 000 euros par jeune supplémentaire pris en charge par l'ASE.

Le **décret du 30 janvier 2019** relatif aux modalités d'évaluation des personnes se déclarant mineures et privées temporairement ou définitivement de la protection de leur famille autorise la création d'un traitement de données à caractère personnel relatif à ces personnes.
Ce décret s'applique par un renforcement du concours de l'État à l'évaluation de la minorité et une contribution de l'État à l'identification de la personne, le traitement des données relevant du ministère de l'Intérieur.

MNA – Instruction du 21 septembre 2020 du ministère de l'Intérieur sur les modalités de l'examen anticipé des demandes de titres de séjours des MNA confiés au service départemental de l'aide sociale à l'enfance

La présente instruction veut généraliser l'examen anticipé du droit au séjour des MNA de manière à éviter des ruptures de droits à leur majorité alors qu'ils sont engagés dans un parcours professionnalisant.
Il est donc dans l'intérêt du mineur d'anticiper les formalités pour clarifier la question de son droit de séjour afin de prévenir des ruptures de parcours.
L'instruction prévoit de « *confier à un cadre du service de l'immigration la signature des autorisations de travail délivrées aux mineurs non accompagnés*

étrangers confiés à l'ASE », en lieu et place des services de la main-d'œuvre étrangère (SMOE) de la DIRECCTE (direction régionale des entreprises, de la concurrence, de la consommation, du travail et de l'emploi).
S'agissant d'une demande de titre de séjour, la première phase de l'examen anticipé, durant laquelle le MNA peut être accompagné par un personnel de l'ASE, consistera en la vérification de l'état civil et de la nationalité de l'intéressé. L'instruction précise toutefois que cet examen anticipé doit être proposé et non pas imposé puisque, l'intéressé étant mineur, il n'est pas tenu de détenir un titre de séjour. En outre, l'autorisation de travail lui sera délivrée en tout état de cause (sauf si une fraude est établie), dès lors qu'il présente un contrat.
Cependant, des préoccupations sécuritaires sont présentes. Aussi, le 29 septembre, le ministre de l'Intérieur a adressé aux préfets un courrier leur demandant de « *reconduire systématiquement les étrangers* » ayant commis des « *infractions graves* » ou « *représentant une menace grave pour l'ordre public* ».

+ Info

La Convention internationale des droits de l'enfant (CIDE) exige des États la garantie des droits fondamentaux de l'enfant. L'enfant n'est pas seulement un être à protéger mais aussi un sujet de droits. On observe que la précarité génère de la vulnérabilité sociale pour les enfants, par le biais de l'accroissement des inégalités sociales, et que par conséquent ils n'ont pas tous les mêmes chances dans la vie.

Pour aller plus loin

Bibliographie

- *L'Enfant en miettes. L'aide sociale à l'enfance, bilan et perspectives*, Pierre Verdier, Paris, Dunod, 2004.
- *La Réforme de la protection de l'enfance. Une politique publique en mouvement*, Pierre Naves, Paris, Dunod, 2007.

QCM n° 5 : La protection de l'enfance

Sujet

1. « Enfant » vient du latin *infans* qui signifie :
a) « celui qui n'obéit pas ».
b) « celui qui ne parle pas ».
c) « celui qui ne grandit pas ».

2. Au XIXe siècle, une loi prévoit « *la protection des enfants maltraités et moralement abandonnés* ». Elle date de l'année :
a) 1875.
b) 1879.
c) 1889.

3. Au XXe siècle, le législateur privilégie la prééminence de l'éducatif sur le répressif par l'ordonnance du :
a) 2 février 1945.
b) 2 février 1948.
c) 2 février 1950.

4. La majorité est fixée à 18 ans et non plus à 21 ans depuis :
a) 1972.
b) 1974.
c) 1981.

5. Jusqu'en 1970, on parlait de « puissance paternelle ». Désormais le législateur prévoit :
a) l'autorité paternelle.
b) l'autorité parentale conjointe.
c) le partage de l'autorité paternelle.

6. Le rôle du département dans la protection de l'enfance a été renforcé par la loi du :
a) 10 juillet 1989.
b) 10 juillet 1990.
c) 10 juillet 1992.

7. Cette loi prévoit notamment la mise en place sur tout le territoire d'un service d'accueil téléphonique gratuit. Le numéro vert est le :
a) 118.
b) 119.
c) 120.

8. Que signifie le sigle ONED ?
a) Œuvre nationale de l'enfance délinquante
b) Organisme national de l'enfance désœuvrée
c) Observatoire national de l'enfance en danger

9. Au terme d'une très large concertation de la santé et du champ social, une nouvelle loi très attendue a émergé, il s'agit de :
a) la loi du 5 mars 2007.
b) la loi du 5 mai 2007.
c) la loi du 5 mars 2008.

10. Cette loi privilégie :
a) la pénalisation.
b) la judiciarisation.
c) la prévention.

11. Cette loi substitue la notion d'enfant maltraité à celle :
a) d'enfant en danger ou en risque de danger.
b) d'enfant à protéger.
c) d'enfant victime de mauvais traitements.

12. Que signifie ASE ?
a) Action sociale de l'enfance
b) Aide sociale à l'enfance
c) Action au service de l'enfance

13. Que signifie PMI ?
a) Protection maternelle et infantile
b) Prévention maternelle et infantile
c) Prise en charge maternelle et infantile

14. Quel est le chef de file de la protection de l'enfance dans un département ?
a) Le préfet
b) Le commissaire de police
c) Le président du conseil départemental

15. La loi du 5 mars 2007 prévoit le « *recueil, évaluation et traitement* » des informations dites :
a) préoccupantes.
b) inquiétantes.
c) graves.

16. Afin d'éviter la déperdition de ces informations, elles doivent être centralisées par :
a) la cellule départementale.
b) le centre départemental.
c) la commission départementale.

17. Que signifie le sigle TISF ?
a) Technicien d'intervention sociale et familiale
b) Technicien d'intervention sanitaire et familiale
c) Technicien d'intervention sociale française

18. Afin d'accompagner les familles dans leurs difficultés parentales, on peut faire appel au REAAP qui désigne :
a) une réunion éducative d'aide et d'appui parental.
b) un réseau d'écoute, d'appui et d'accompagnement des parents.
c) une rencontre d'écoute, d'aide et d'accompagnement des parents.

19. La Convention internationale des droits de l'enfant a été ratifiée par :
a) 153 pays.
b) 192 pays.
c) 215 pays.

20. En 1995, le Parlement français a créé la Journée nationale de défense et de promotion des droits de l'enfant devenue en 2000 européenne puis internationale. On célèbre cette journée le :
a) 15 août.
b) 18 octobre.
c) 20 novembre.

21. Une circulaire du 31 mai 2013 (circulaire Taubira) affiche une volonté de protéger l'enfance en danger. Quel public concerne-t-elle ?
a) Les moins de 20 ans
b) Les mineurs non accompagnés
c) Les orphelins

22. Que veut dire ONPE ?
a) Observatoire national de protection de l'enfance
b) Orientation nationale de protection de l'enfance
c) Œuvre nationale de prévention de l'enfance

23. Que signifie le sigle MNA ?
a) Majeur non accompagné
b) Mineur non accompagné
c) Mineur nominativement abandonné

24. De quand date la loi relative aux violences éducatives ordinaires ?
a) 5 mars 2020
b) 30 juillet 2020
c) 10 juillet 2019

25. Quelle loi remplace l'ordonnance du 2 février 1945 (relative à l'enfance délinquante) ?
a) La loi du 26 février 2021
b) La loi du 19 octobre 2020
c) La loi du 30 juillet 2020

Corrigé

1. Réponse b) ; « Celui qui ne parle pas. »
2. Réponse c) ; 1889.
3. Réponse a) ; ordonnance du 2 février 1945.
4. Réponse b) ; 1974.
5. Réponse b) ; l'autorité parentale conjointe.
6. Réponse a) ; 10 juillet 1989.
7. Réponse b) ; le numéro vert est le 119.
8. Réponse c) ; ONED : Observatoire national de l'enfance en danger.
9. Réponse a) ; la loi du 5 mars 2007.
10. Réponse c) ; la prévention.
11. Réponse a) ; notion d'enfant maltraité substituée à notion d'enfant en danger ou en risque de danger.
12. Réponse b) ; ASE : aide sociale à l'enfance.
13. Réponse a) ; PMI : protection maternelle et infantile.
14. Réponse c) ; le chef de file est le président du conseil départemental.
15. Réponse a) ; informations dites préoccupantes.
16. Réponse a) ; la cellule départementale.
17. Réponse a) ; TISF : technicien d'intervention sociale et familiale.
18. Réponse b) ; REAAP : réseau d'écoute, d'appui et d'accompagnement des parents.
19. Réponse b) ; 192 pays.
20. Réponse c) ; on la célèbre le 20 novembre.
21. Réponse b) ; les mineurs non accompagnés (MNA).
22. Réponse a) ; ONPE : Observatoire national de protection de l'enfance.
23. Réponse b) ; MNA : mineur non accompagné.
24. Réponse c) ; loi relative aux violences éducatives ordinaires : 10 juillet 2019.

15. Réponse a) ; loi du 26 février 2021 qui porte partie législative du code de la justice pénale des mineurs, qui remplace au 30 septembre 2021 l'ordonnance du 2 février 1945.

LA FAMILLE

Partie VI

1/ Contexte sociologique

C'est surtout à partir des années 1930 que les pouvoirs publics ont introduit une politique familiale. Elle s'est concrétisée par des aides liées à la naissance, au logement, à la femme au foyer, à l'enfant handicapé. Puis au cours des changements sociétaux, la politique familiale prend en compte le statut de la femme (congé maternité, modes de garde) et l'évolution de la famille (autorité parentale, réforme du divorce). C'est aussi la lutte contre les inégalités (revalorisation des prestations, atténuation des discriminations fondées sur la taille et les ressources des familles). L'enfant est au centre de la famille, d'où la nécessité d'accompagner la fonction parentale, et de favoriser l'épanouissement de l'enfant (soutien à la parentalité, médiation familiale).

Depuis le XXIe siècle, afin de répondre aux mutations de la famille, les politiques sociales et familiales s'adaptent, car les modèles familiaux changent et se diversifient. On assiste à une reconnaissance juridique des différentes formes d'union et de filiation.

2/ Contexte législatif

La politique familiale est un ensemble de dispositifs publics visant à faciliter l'exercice des responsabilités parentales.

- **Naissance de la politique familiale : 11 mars 1932,** la loi Landry généralise le principe des sursalaires familiaux pour tous les salariés de l'industrie et du commerce ayant au moins deux enfants.

- **1938 :** loi qui a généralisé les allocations familiales à toutes les familles.

- **1941, le gouvernement de Vichy (maréchal Pétain) :** orientation nataliste, création de l'allocation de salaire unique pour encourager les mères de famille à rester au foyer élever leurs enfants.

- **Depuis 1945,** la politique familiale est fondée sur deux grands courants d'idées. Le premier, nataliste, le second, familialiste, considérant la famille comme la cellule de base de la société.

- **3 mars 1945 :** création par ordonnance de l'Union nationale des associations familiales (UNAF) et départementales (UDAF).

- **4 octobre 1945 :** ordonnance qui établit le nouveau régime de la Sécurité sociale et qui crée les CAF chargées du paiement des prestations familiales.

- **31 décembre 1945 :** loi de finances qui instaure le quotient familial (QF). Il consiste à diviser les ressources mensuelles d'une famille en tenant compte de la composition familiale.

- **Loi du 22 août 1946 qui définit les quatre prestations de la branche famille :** allocations familiales versées sans conditions de ressources à partir du deuxième enfant, allocation de salaire unique versée dès le premier enfant, allocations prénatales, allocation de maternité.

• **1er septembre 1948 :** création de l'allocation logement sous conditions de ressources (pour compenser les effets de la libération des loyers).

+ Info

Jusqu'au milieu des années 1950, les politiques familiales étaient surtout centrées sur une dimension nataliste. Sous l'effet du *baby-boom*, l'inquiétude démographique s'apaise et, à partir des années 1970, c'est l'objectif de redistribution dans une dimension de réduction des inégalités sociales qui est engagée.

• **31 juillet 1963 :** création de l'allocation d'éducation spéciale (AES) des mineurs infirmes.

• **13 juillet 1965 :** loi portant réforme des régimes matrimoniaux, qui rend effective la capacité juridique de la femme mariée (le mari ne peut plus s'opposer à l'exercice par son épouse d'une profession séparée, chaque époux peut ouvrir un compte bancaire en son nom propre).

• **28 décembre 1967 :** loi Neuwirth qui établit le droit à la contraception.

• **4 juillet 1970 :** loi qui substitue l'autorité parentale conjointe à la notion de « chef de famille » (puissance paternelle).

• **23 décembre 1970 :** création de l'allocation orphelin.

• **13 juillet 1971 :** création de l'AAH.

• **3 janvier 1972 :** allocation pour frais de garde.

• **16 juillet 1974 :** allocation de rentrée scolaire (ARS pour les enfants scolarisés, de 6 à 16 ans).

• **17 janvier 1975 :** loi Veil qui légalise l'interruption volontaire de grossesse.

• **11 juillet 1975 :** loi portant réforme du divorce, qui modifie les conditions (par consentement mutuel, sur demande acceptée, pour faute, pour rupture de la vie commune).

• **9 juillet 1976 :** création de l'allocation de parent isolé.

• **3 janvier 1977 :** création de l'APL.

• **1980 :** assurance veuvage.

+ Info

Dans les années 1980, les préoccupations démographiques réapparaissent mais dans une dimension de conciliation vie familiale/vie professionnelle.

• **Loi du 17 juillet 1980 :** augmentation des allocations pré et post-natales, allongement de la durée du congé maternité (26 semaines pour le troisième enfant).

• **1981 :** premier secrétariat d'État à la Famille.

• **4 janvier 1985 :** loi qui crée l'APJE (allocation pour jeune enfant) et l'APE (allocation parentale d'éducation).

• **29 décembre 1986 :** création de l'AGED (allocation de garde d'un enfant à domicile).

• **1987 :** la loi Malhuret étend l'exercice de l'autorité parentale par les deux parents aux couples non mariés et divorcés.

• **Loi du 6 juillet 1990 :** création de l'AFEAMA (aide à la famille pour l'emploi d'assistante maternelle agréée).

• **1994 :** développement des réseaux d'aide à la parentalité (REAAP).

• **15 novembre 1999 :** loi relative au PACS (pacte civil de solidarité).

• **12 décembre 2001 :** loi de financement de la Sécurité sociale, qui instaure le congé paternité (permet aux pères de cesser leur activité pendant une période maximale de 11 jours). Ces 11 jours sont cumulables avec les 3 jours dont bénéficiaient déjà les salariés.

• **18 janvier 2005 :** la loi de cohésion sociale, dans son volet sur l'égalité des chances, propose d'accompagner les élèves en difficultés dans le cadre du PRE (programme de réussite éducative).

+ Info

La loi du 18 janvier 2005, dans son volet « égalité des chances », propose un accompagnement des élèves en difficulté scolaire (dans les domaines éducatif, périscolaire, culturel, social et sanitaire) dès la maternelle. Le programme de réussite éducative (PRE) doit intervenir sur le volet santé, la prévention de l'absentéisme scolaire et le décrochage, dans les domaines de la prise en charge des élèves exclus et du soutien à la parentalité. Elle crée également des internats de réussite éducative pour promouvoir l'égalité des chances, c'est-à-dire permettre aux collégiens et lycéens motivés ne bénéficiant pas d'un environnement propice aux études de réaliser leur parcours scolaire.

• **31 mars 2006 :** la loi pour l'égalité des chances crée un contrat de responsabilité parentale en cas d'absentéisme scolaire, de troubles apportés au fonctionnement scolaire. Ce contrat rappelle aux parents leurs devoirs et propose des mesures d'aide. La loi met également en place des réseaux « ambition réussite » qui substituent une logique de public à une logique de zone.

- **5 mars 2007 :** loi sur la protection de l'enfance (ASE).

- **5 mars 2007 :** loi relative à la délinquance des mineurs (PJJ).

+ Info

C'est l'Union nationale des caisses d'allocations familiales (UNCAF) qui gère le versement de l'ensemble des prestations. En 2010, les CAF ont géré 74 milliards d'euros pour la branche famille.

- **2008 :** dispositif « Espoir banlieue » redynamisé par la circulaire du 8 juillet 2010 avec ouverture de nouveaux internats d'excellence.

- **Loi du 12 mai 2009 :** création de l'école de la seconde chance.

- **Loi du 28 septembre 2010 :** elle vise la lutte contre l'absentéisme scolaire, prévoit de sanctionner les familles par la suspension des allocations familiales au-delà de quatre demi-journées d'absence non justifiées sur un mois.

- **Circulaire du 9 février 2011 sur la lutte contre le décrochage scolaire :** elle vise l'amélioration et le repérage des jeunes de 16 ans et plus, l'échange d'informations avec les acteurs de l'insertion sociale et professionnelle.

- **Circulaire du 8 juin 2011 :** contrat local d'accompagnement à la scolarité (CLAS) pour permettre aux enfants d'être accompagnés hors de l'école par un tiers, et pour soutenir les parents dans le suivi de la scolarité de leurs enfants.

- **Développement des ULIS** (unités localisées pour l'inclusion sociale) qui accueillent de petits groupes d'élèves handicapés au collège et lycée. Pour y accéder, les familles doivent constituer un dossier auprès de la MDPH. C'est la CDAPH qui propose l'orientation (cf. le chapitre sur le handicap).

• **1er juillet 2014 :** jusqu'à cette date, le congé parental était de 6 mois pour le 1er enfant accompagné du versement du CLCA (complément libre choix d'activité) versé par la CAF, et d'un an à partir du 2e enfant.
La loi prévoit une période de 6 mois supplémentaire dès le 1er enfant pour le second parent, afin d'inciter l'autre parent à prendre un congé parental, de favoriser le retour des femmes vers l'emploi et d'améliorer la répartition des responsabilités dans le couple.

• **Loi « justice du XXIe siècle », volet « famille » :** elle a pour ambition de rendre la justice « plus efficace, plus simple, plus accessible et plus indépendante ». Dans le volet « famille », on trouve trois objectifs :
- simplifier les démarches des usagers ;
- faciliter la tâche des officiers d'état civil ;
- recentrer les juridictions sur leurs missions essentielles.

Ainsi, la loi favorise le règlement des litiges en créant une « médiation familiale préalable » (articles 6 à 8). Il s'agit de tenter une médiation familiale avant la saisine du juge chargé des affaires familiales (JAF) pour permettre aux parents de trouver une solution pour gérer les modalités de l'autorité parentale, contribution à l'entretien et éducation des enfants... Le juge homologue les dispositions convenues lors de la médiation. La médiation familiale ne s'applique pas en cas de violences intrafamiliales commises par l'un des parents. Cette obligation de médiation à titre expérimental s'est fait depuis le 16 mars 2017 et jusqu'au 31 décembre 2019 dans 11 tribunaux de la métropole. Afin de faciliter les démarches des usagers, la loi allonge de 3 à 5 jours le délai de déclaration de la naissance d'un enfant auprès des services de l'état civil.

En cas de divorce par consentement mutuel sans juge (article 50), les époux qui s'entendent sur la rupture de leur mariage et ses effets peuvent consentir mutuellement à leur divorce sans recourir au juge aux affaires familiales. Ils scellent, assistés chacun d'un avocat, leur accord dans une convention, qui prend la forme d'un acte sous signature privée, contresignée par leurs avocats.

La convention doit être déposée au rang des minutes d'un notaire. Le dépôt donne à la convention une date certaine et une force exécutoire. Bien que la procédure ne se déroule plus devant une juridiction, les personnes peuvent prétendre au bénéfice de l'aide juridictionnelle.

Pour ce qui est de l'enregistrement du PACS en mairie, depuis le 1er novembre 2017, le pacte civil de solidarité est transféré du tribunal d'instance aux officiers d'état civil. L'enregistrement, les modifications, les dissolutions de PACS sont effectués par l'officier d'état civil de la commune, dans laquelle les partenaires fixent leur résidence.

Dans le souci de simplifier les démarches, la loi « justice du XXIe siècle » a créé le SAUJ (service d'accueil unique du justiciable), après avoir été expérimenté entre octobre 2014 et mai 2016 dans certaines juridictions. Le service d'accueil unique du justiciable permet à tous les citoyens d'effectuer leurs démarches depuis le tribunal le plus près de chez eux. À la fois service d'accueil centralisé et point d'entrée procédural, il est un accès polyvalent à la justice pour les justiciables et les professions du droit.
Il est le lieu où tout justiciable doit pouvoir :
- obtenir des informations sur les procédures en général ;
- accéder aux informations d'une affaire le concernant en particulier ;
- effectuer des actes de procédure pouvant relever d'une autre juridiction.
Aujourd'hui, grâce au service d'accueil unique, le citoyen peut s'informer auprès de la juridiction la plus proche de son domicile ou de son lieu de travail. À terme, quelle que soit la juridiction compétente, il pourra saisir une juridiction par Internet, déposer une demande d'aide juridictionnelle et suivre son affaire. De même, les avocats et les huissiers auront la possibilité d'effectuer auprès du service d'accueil unique les démarches et les dépôts d'actes destinés à d'autres juridictions.

• **Loi de programmation 2018-2022 et de réforme pour la justice du 23 mars 2019 :** elle impacte le droit de la famille (loi du 23 mars 2019). Ses dispositions sont entrées en vigueur le 25 mars 2019. Il s'agit des dispositions suivantes.

– Développer le recours à la médiation à n'importe quel stade de la procédure, pour favoriser les modes amiables de résolution des différends. Cette disposition est voulue comme une mesure d'accompagnement.
– Pour un changement de régime matrimonial, la loi supprime le délai de 2 ans après le mariage.
– L'article 31 intègre de nouvelles mesures : médiation post-sentencielle pour favoriser l'exécution amiable de la décision, statuant sur les modalités d'exercice de l'autorité parentale.
– L'astreinte peut assortir tant la décision du JAF (juge aux affaires familiales) qu'une décision antérieure.
– L'amende civile, d'un montant maximum de 10 000 euros, peut être imposée afin de sanctionner un parent qui fait délibérément obstacle de façon grave ou renouvelée à l'exécution d'une décision.
– Le recours à la force publique doit être exceptionnel et doit concerner la fixation de résidence de l'enfant ou le droit de visite et d'hébergement.
– Attribution de la jouissance provisoire du logement de la famille à un parent non marié : le JAF peut attribuer la jouissance du logement de la famille à un concubin, ou à un partenaire de PACS en présence d'enfants. La durée de l'attribution est provisoire et ne peut excéder 6 mois renouvelable.

• **Loi du 23 mars 2019 sur la réforme du divorce** (dont l'entrée en vigueur était prévue au 1er septembre 2020), applicable au 1er janvier 2021. Les changements notoires à retenir sont :
• la suppression de la phase de conciliation dans un but de simplification de la procédure de divorce. En conséquence, les époux auront directement accès à la phase de jugement ;
• la demande introductive d'instance, qui remplace la phase de conciliation préalable obligatoire, devra rappeler la possibilité de recours à une médiation familiale ou à la procédure participative (qui se définit comme la « *convention par laquelle les parties à un différend qui n'a pas encore donné lieu à la saisine d'un juge ou d'un arbitre s'engagent à œuvrer conjointement et de bonne foi à la résolution amiable de leur différend.* ») ;

• le divorce pour acceptation du principe de la rupture est ouvert aux personnes placées sous un régime de protection telle que la tutelle ou la curatelle notamment ;
• s'agissant du divorce pour altération définitive du lien conjugal, le changement est là aussi majeur puisque le délai de la séparation entre les époux passe de deux ans à une année.

• **Décret publié au *JO* le 1er octobre 2020.** À cette date, la CAF met en place le service initialement prévu en juin 2020 pour pallier les problèmes des pensions alimentaires non versées entre ex-conjoints.
La CAF collectera tous les mois la pension alimentaire auprès de l'ex-conjoint pour la reverser automatiquement au parent concerné. Le service est ouvert aux personnes qui ont un ou plusieurs enfants, qui sont séparés de leur conjoint et qui font face à des problèmes (retard ou non-paiement) concernant le versement d'une pension fixée dans un titre exécutoire (jugement du tribunal judiciaire, titre exécutoire CAF ou MSA, convention de divorce devant avocat déposée chez le notaire).
Le parent lésé pourra saisir la CAF ou la MSA (selon le régime dont il dépend) qui se chargera de payer une allocation de 116 euros par mois avant de se retourner vers le mauvais payeur et d'endosser le rôle d'intermédiaire de manière pérenne. Le dispositif sera élargi à tous les couples séparés à partir de janvier 2021.
Ces possibilités de recours existaient déjà. L'Agence de recouvrement des impayés de pensions alimentaires, liée à la CAF, permet ainsi, depuis sa création en 2017, d'engager une procédure à l'encontre de l'ex-conjoint mauvais payeur. Elle peut aussi se substituer à lui et verser, à titre d'avance, une allocation de soutien familial pour parent isolé. Cependant, ces procédures étaient insuffisamment connues et donc peu utilisées.

Créé en 2002, le congé paternité est allongé le 1er juillet 2021, passant de 14 jours à 28 jours. Auparavant, les pères bénéficiaient de 11 jours de congé paternité et de 3 jours de congé de naissance. Cette nouvelle mesure permet donc aux jeunes papas de prendre 7 jours de congé de naissance au moment de la naissance de l'enfant et 21 jours de congé paternité. C'est une mesure qui est favorable à l'égalité entre les femmes et les hommes. En effet, il est important qu'il y ait, dans un couple, une plus grande égalité dans le partage des tâches dès les premiers jours de l'enfant. Cette mesure fait suite au rapport du neuropsychiatre Boris Cyrulnik sur les « *1 000 premiers jours de l'enfant* ».

• **1er janvier 2021 : naissance d'une cinquième branche de la Sécurité sociale dédiée à l'autonomie.** Elle vient s'ajouter à la maladie, la famille, les accidents du travail et la retraite.
Souci de simplification car auparavant les prestations étaient gérées pour certaines par les départements, ou par l'État ou par la Sécurité sociale.
La gestion de cette 5e branche est confiée à la Caisse nationale de solidarité pour l'autonomie (CNSA) créée en 2003 pour gérer les fonds récoltés grâce à la journée solidarité.
L'allocation d'éducation de l'enfant handicapé (AEEH) gérée par la branche famille rejoindra cette 5e branche.

• **29 juin 2021 : vote de la loi bioéthique, dont la mesure la plus emblématique est l'ouverture de la PMA.** Par décret du 28 septembre 2021, sont fixées « *les conditions d'organisation et de prise en charge des parcours d'assistance médicale à la procréation* ». La PMA pour toutes les femmes est désormais possible : femmes seules et couples de femmes.

Travail

• **Loi du 2 août 2021 pour renforcer la prévention en santé au travail :** elle renomme les services de santé au travail en « services de prévention et de santé au travail ».
Extension des missions du médecin du travail :
- introduction de la pratique sportive dans la promotion de la santé au travail ;
- permettre aux professionnels de santé des services de prévention et de santé au travail d'accéder au dossier médical partagé. Il est conditionné au consentement exprès du travailleur.

Mieux accompagner certains publics notamment vulnérables, et lutter contre la désinsertion professionnelle : l'article 14 prévoit la création d'une cellule de prévention de la désinsertion professionnelle au sein des services de prévention et de santé au travail interentreprises, afin qu'une collaboration s'installe avec l'ensemble des services de l'assurance maladie impliqués dans l'accompagnement des assurés au titre de la prévention de la désinsertion professionnelle, au-delà des seuls services du contrôle médical. Collaboration également prévue avec les acteurs de la compensation du handicap, de la pré-orientation, de la réadaptation professionnelle et ceux en charge de l'emploi accompagné.
La loi prévoit un aménagement des modalités de l'organisation du retour des travailleurs à leur poste après une absence de longue durée.

Désormais, compétence est octroyée au seul médecin du travail pour réaliser la visite de reprise après un congé de maternité, une absence pour cause de maladie professionnelle ou une absence d'au moins trente jours pour cause d'accident du travail, de maladie ou d'accident non professionnel.

• **29 septembre 2021 : décret fixant l'entrée en vigueur des nouvelles dispositions de l'assurance chômage à compter du 1er octobre**
- La durée d'affiliation pour ouvrir ou recharger un droit passe de 4 à 6 mois.
- La dégressivité de l'allocation pour les salariés de moins de 57 ans ayant un revenu antérieur supérieur à 4 518 euros bruts par mois qui intervenait au 9e mois, interviendra au 7e mois.

Énergie

• Annonce du Premier ministre du 21 octobre 2021 : création d'une « indemnité inflation » de 100 euros, défiscalisée. Elle sera versée par l'employeur qui se remboursera en réduisant d'autant le montant de ses cotisations sociales.

• Chèque énergie : créé par la loi du 17 février 2013 sur la transition énergétique, généralisé le 1er janvier 2018, c'est une aide financière destinée aux familles aux faibles revenus. Pour en bénéficier en 2021, le revenu fiscal de référence annuel ne doit pas dépasser 10 800 euros pour une personne seule. Exceptionnellement, en 2021 : un chèque énergie exceptionnel d'un montant de 100 euros est adressé aux 5,8 millions de ménages qui gagnent moins de 2 000 euros par mois pour faire face à la hausse exceptionnelle des prix d'énergie.

Aides spécifiques pour les étudiants et lycéens

La bourse d'enseignement supérieur

Elle est attribuée sur critères sociaux. Son montant, compris entre 1 020 et 5 612 euros par an, dépend :

- du revenu brut global (RBG) de la famille (pour l'année universitaire 2020-2021, il s'agit de ceux de 2018) ;
- du nombre d'enfants comptés à charge (4 points de charge pour chaque frère et sœur inscrit dans le supérieur, 2 points pour les autres) ;
- de la distance entre le domicile familial et l'établissement dans lequel l'étudiant est inscrit (1 point de charge pour une distance entre 30 et 249 km, 2 points au-delà).

Son maintien est soumis à des conditions de progression dans les études, d'assiduité aux cours et de présence aux examens. Le statut de boursier permet d'être exonéré des frais d'inscription dans les établissements publics et de la contribution de vie étudiante et de campus (CVEC).
La bourse est versée en dix mensualités, de septembre à juin, le 5 de chaque mois, à partir d'octobre (le paiement de la mensualité de septembre est effectué fin août si l'ensemble des démarches ont été effectuées avant le 25 de ce même mois). Pour certains étudiants (orphelins, pupilles de la Nation, réfugiés...), son versement peut être maintenu pendant les grandes vacances. Il est possible de déposer une demande de bourse à tout moment mais son octroi n'est pas rétroactif. Le droit à la bourse est ouvert à compter du mois suivant celui du dépôt du dossier complet.

Les aides à la mobilité

Les lycéens boursiers qui ont accepté un vœu sur Parcoursup pour une formation située hors de leur académie peuvent bénéficier d'une aide de 500 euros. Les étudiants boursiers peuvent bénéficier d'une aide de 1 000 euros s'ils sont inscrits en première année de master dans une académie différente de celle où ils ont obtenu leur licence.
Les boursiers partant à l'étranger pour leur stage ou dans le cadre d'un programme d'échange peuvent obtenir une bourse de 400 euros par mois. Elle est attribuée pour une période comprise entre deux et neuf mois.

L'aide au mérite

L'aide au mérite est un complément de la bourse sur critères sociaux accordé aux étudiants ayant obtenu la mention Très bien au baccalauréat. Son montant s'élève à 900 euros versés en neuf mensualités de 100 euros.
Un cumul est possible. En effet, l'aide au mérite est cumulable avec une aide à la mobilité internationale et une aide spécifique ponctuelle.

L'allocation spécifique annuelle

Cette aide est destinée aux étudiants ayant des difficultés financières qui ne bénéficient pas déjà d'une bourse sur critères sociaux. Pour en faire la demande auprès du CROUS, il faut être âgé de moins de 35 ans et être inscrit dans une formation d'un établissement public ou privé.
Les étudiants atteints d'un handicap reconnu par la commission des droits et de l'autonomie des personnes handicapées (CDAPH) n'ont aucune limite d'âge.

Peut bénéficier de cette aide la personne se trouvant dans l'une des situations suivantes :
• en situation d'autonomie avérée et qui ne bénéficie pas du soutien matériel de ses parents (attestation d'un domicile séparé, avis fiscal séparé, revenus réguliers d'un montant annuel au moins égal à trois SMIC net : 3 657 euros net en 2020) ;

- âgée de plus de 28 ans et étant en reprise d'études ;
- en rupture familiale ;
- élevée par un membre de sa famille sans décision judiciaire (oncle, tante, grands-parents par exemple).

Cette allocation annuelle est versée pendant l'année universitaire à raison de six mensualités minimum. Son montant, qui correspond à l'un des échelons de la bourse, se situe entre 1 020 euros et 5 612 euros par an.
À noter : l'aide spécifique annuelle donne droit à l'exonération des frais d'inscription à l'université.

L'aide spécifique ponctuelle

Les étudiants qui rencontrent des difficultés financières au cours de l'année universitaire peuvent bénéficier d'une aide spécifique ponctuelle auprès du CROUS. Pour en faire la demande, il faut être âgé de moins de 35 ans et être inscrit en formation initiale auprès d'un établissement ouvrant droit au régime de Sécurité sociale étudiante. Il n'y a pas de limite d'âge pour les étudiants atteints d'un handicap.
L'aide est versée en une seule fois. Son montant maximum est de 1 687 euros. Si plusieurs aides sont accordées au cours de l'année, leur montant cumulé ne peut pas dépasser 3 374 euros. Un versement anticipé de 200 euros maximum peut être versé.

L'allocation pour la diversité dans la fonction publique

Cette allocation peut être attribuée aux étudiants préparant un ou plusieurs concours de la fonction publique de catégorie A ou B, inscrits dans un institut de préparation à l'administration générale (IPAG), un centre de préparation à l'administration (CPAG) ou suivant une préparation organisée par une école du service public ou un employeur public. Les ressources ne doivent pas dépasser certains plafonds qui diffèrent selon des points de charge, déterminés en fonction des charges de famille et de l'éloignement entre le domicile et le lieu d'étude. L'allocation, d'un montant de 2 000 euros, est attribuée par les préfets dans le cadre d'un contingent régional.

3/ Acteurs

Au niveau national

• L'État légifère et vote les lois qui orientent les politiques familiales. Il apporte les financements qui sont redistribués au travers des prestations versées par la CNAF (Caisse nationale d'allocations familiales).

• L'Éducation nationale est un acteur incontournable car les équipes pédagogiques sont en première ligne pour approcher les jeunes au quotidien.

• La Caisse de Sécurité sociale (branche famille), la Caisse nationale d'assurance vieillesse (retraite).

Au niveau départemental

Le conseil départemental est compétent en matière de famille, de personnes handicapées, de personnes âgées au travers de ses missions d'insertion, de lutte contre les exclusions, de protection de l'enfance et des personnes vulnérables. Les divers services du conseil départemental interviennent en matière de politique familiale, le service social départemental, la protection maternelle et infantile, l'aide sociale à l'enfance, mais également la MDPH (handicap), les services APA (personnes âgées), les services qui gèrent le FSL (accès et maintien dans le logement), la lutte contre les expulsions (service RSA/insertion).

Au niveau local

• Les mairies sont mobilisées dans le cadre de l'organisation du temps périscolaire, des modes de garde, et pour la mise en place de soutien spécifique envers les personnes handicapées ou personnes âgées.

• De nombreuses associations interviennent dans le cadre de soutien à la parentalité, de médiation conjugale, loisirs, insertion...

4/ Prestations légales

La politique familiale comporte les prestations légales et l'action sociale familiale qui s'articulent autour de trois objectifs : les aides aux familles (prestations familiales et action sociale familiale), les aides au logement (familles et personnes isolées), les minima sociaux.

Afin d'aider les familles dans le quotidien, des prestations légales variées ont été mises en place : allocations familiales, complément familial, allocation de soutien familial, allocation pour l'éducation d'un enfant handicapé, allocation de rentrée scolaire, allocation de présence parentale (l'allocation de parent isolé n'existe plus car elle a été intégrée dans le RSA). Certaines allocations sont destinées au jeune enfant : prestation d'accueil du jeune enfant (PAJE), allocation d'adoption, aides pour les modes de garde (AGED, AFEAMA), le complément de libre choix d'activité.

L'action sociale familiale peut être une intervention directe : elle concerne l'aide aux vacances, loisirs, conseil conjugal, médiation familiale, ou le versement de financement aux communes, associations pour le financement de crèches, haltes-garderies, formation des assistantes maternelles...

Les aides au logement

Il peut s'agir d'une allocation logement à caractère familial (ALF), ou d'une allocation logement à caractère social (ALS) : aide au déménagement, à l'installation dans un logement, à l'amélioration de l'habitat, aide personnalisée au logement (APL).

- 1er janvier 2021 : réforme du calcul des APL (aides personnalisées au logement), de l'ALF (allocation de logement familiale) et de l'ALS (allocation de logement sociale), voir p. 175.
- Leur montant sera actualisé tous les trimestres et non plus une fois par an. Par contre, les changements de situation (mariage, naissance, séparation, déménagement...) devront être signalés par l'allocataire.

• Le versement reste mensuel et à dates fixes : le 25 du mois pour les allocataires en HLM, et le 5 du mois pour les autres allocataires.
• 24 octobre 2020, plan d'urgence contre la pauvreté : Sur le front du logement, le plan hivernal commence le 18 octobre au lieu du 1er novembre.
(Pour plus d'informations, voir la partie III sur Le logement, p. 153)

Les minima sociaux

Ce sont des prestations d'État gérées par les CAF, comme l'allocation aux adultes handicapés ou le RSA.

+ Info

Les jeunes adultes demeurent plus tardivement à la charge de leurs parents, cependant la limite d'âge pour le versement des prestations familiales est de 20 ans et, pour les aides au logement, de 21 ans.

Rôle de l'ASS

Le travail social contribue, sur le plan individuel, à accompagner les familles fragilisées : ouverture des droits, aides financières, pour les soutenir dans leur logement, la protection de l'enfant, l'insertion, en collaboration avec des partenaires dans le respect des compétences de chacun, et de l'éthique et de la déontologie.

Dans le cadre collectif, l'assistant de service social peut envisager des actions qui concourent au développement social local et ainsi être acteur de changements, en initiant un travail avec les citoyens et les partenaires, les collectivités locales, en favorisant un projet ou la création de structures.

L'assistant de service social peut mener des groupes en associant des partenaires ciblés, pour consolider le lien familial autour du soutien à la parentalité, de la réussite éducative, ou pour accompagner les familles dans leur autonomie (gestion budgétaire, aménagement du logement...).

5/ Lutte contre les violences conjugales

La violence conjugale est un phénomène de société. Elle touche toutes les catégories sociales, toutes les cultures à travers le monde. En France, une femme sur dix est victime de violences conjugales. Depuis le 17 décembre 1999, l'assemblée générale des Nations unies a proclamé le 25 novembre Journée internationale pour l'élimination de la violence à l'égard des femmes. Les violences conjugales se définissent comme un processus au cours duquel, dans une relation de couple, un partenaire exerce des comportements violents à l'égard de l'autre afin de le contrôler et de le dominer.

• **1994 :** le code pénal reconnaît circonstance aggravante les violences commises par le conjoint ou concubin.

• **26 mai 2004 :** la loi relative au divorce met en place la mesure d'éviction du conjoint violent du domicile conjugal.

• **Premier plan triennal 2005/2007** qui avait pour objectif l'accompagnement des femmes victimes pour leur permettre le retour à l'autonomie, et le renforcement de la coordination des acteurs.

• **4 avril 2006 :** loi qui élargit le champ d'application de la circonstance aggravante aux auteurs concubins ou pacsés, mais aussi lorsque les fautes sont commises par l'ancien conjoint, concubin ou pacsé ; éloignement du domicile pour tout auteur de violence ; également reconnaissance du viol entre époux, et extension de la répression de l'excision aux cas commis à l'étranger sur une mineure résidant habituellement en France.

• **2007 :** lancement du numéro national vert 39 19.

• **Deuxième plan triennal 2008/2010 :** il a pour projet de lancer des actions en direction de l'entourage des victimes, afin de protéger les femmes victimes et leurs enfants en tout point du territoire.

• **9 juillet 2010 :** loi qui renforce les volets protection et prévention. Les mesures phares concernent la création du délit de violences psychologiques, la création d'une ordonnance de protection qui peut être délivrée en urgence par le JAF, le bracelet électronique, le mariage forcé, la protection des femmes étrangères. Dans cette loi, le développement du volet prévention des violences est prévu : formation à tous les stades de la scolarité consacrée à l'égalité entre les hommes et les femmes, à la lutte contre les préjugés sexistes.

• **2011-2013 :** 3e plan triennal (ministère de Roselyne Bachelot) avec 3 priorités : « Protection – Prévention – Solidarité ».

• **2014-2016 :** 4e plan triennal (annoncé le 25 novembre 2014 à l'occasion de la Journée internationale pour l'élimination de la violence à l'égard des femmes fixée par l'ONU) par la ministre des Droits des femmes Najat Vallaud-Belkacem. L'objectif est de ne laisser « aucune violence déclarée sans réponse pénale sanitaire et sociale ». Ce plan est plus ambitieux que le précédent avec un budget de 66 millions d'euros pour 3 ans, contre 31,6 millions pour le 3e plan.
Les mesures principales :
– 39 19 devient le « n° de référence d'accueil » des victimes mis à disposition 7 jours sur 7,
– limiter les mains courantes au profit des dépôts de plaintes, déploiement de 350 intervenants sociaux dans les commissariats et brigades d'ici 2017,
– 1 650 solutions d'hébergement d'urgence d'ici 2017,
– un kit de constatation d'urgence des viols sera disponible en 2015,
– le téléphone grand danger sera généralisé pour protéger les femmes.

• **2019-2022 :** plan de prévention et de lutte contre les violences faites aux femmes. Le 3 septembre 2019, lancement d'un Grenelle et de mesures fortes pour lutter contre les violences conjugales. Ce Grenelle implique différents ministères, les élus locaux, les associations, les familles, les avocats, les forces de l'ordre, etc. Il s'articule autour de 3 grands axes (prévenir, protéger et prendre en charge, punir pour mieux protéger), chacun recelant plusieurs mesures.

Protéger les femmes en les mettant à l'abri :
- 1 000 nouvelles places d'hébergement et logements temporaires seront créées en 2020, dont 250 en centre d'hébergement d'urgence pour mises en sécurité immédiates.
- Accès des femmes victimes de violences à la garantie Visale : garantie locative (voir p. 159) ;
- lancement d'une plate-forme de géolocalisation à destination des professionnels, afin d'identifier rapidement les places d'hébergement réservé disponibles à proximité ;
- loi ÉLAN du 24 novembre 2018 qui prévoit depuis début 2019 qu'une victime de violences conjugales poussée à quitter le logement n'a pas à être redevable du loyer commun. En effet, la solidarité du locataire victime et de la personne qui s'est portée caution prend fin. La victime en informe le bailleur par lettre recommandée avec AR.

Protéger les femmes en les éloignant de leurs agresseurs :
- mise en place d'un dispositif électronique anti-rapprochement, dans les 48 heures après le prononcé de la mesure, dans le cadre d'une ordonnance de protection ou d'un contrôle judiciaire. L'auteur a un bracelet électronique avec un appareil de localisation GPS, la victime est dotée d'un récepteur. En cas de rapprochement de l'auteur trop près de la victime, les forces de l'ordre sont alertées pour intervenir.

Garantir aux femmes victimes une protection tout au long de la chaîne pénale :
- lancement d'un audit de 400 commissariats et gendarmeries (sur 500 femmes) pour permettre de détecter les dysfonctionnements qui existeraient et d'y remédier ;
- mise en place d'une grille d'évaluation du danger dans tous les services de police et de gendarmerie, ce qui évitera les mains courantes et encouragera les dépôts de plainte ;
- généralisation de la possibilité de déposer plainte dans les hôpitaux ;
- mise en place d'un « Retex » (retour d'expérience) au niveau local suite à un féminicide.

Protéger la mère et ses enfants en limitant l'exercice de l'autorité parentale par le père violent :
- possibilité pour le juge pénal de suspendre ou d'aménager l'exercice de l'autorité parentale ;
- suspension de plein droit de l'autorité parentale en cas de féminicide dès la phase d'enquête ou d'instruction.

+ Info

La violence conjugale n'est pas toujours facile à déceler. La victime peut taire la vérité et minimiser la gravité de la situation. Elle redoute les conséquences des démarches : crainte du placement des enfants et d'éventuelles représailles du conjoint violent. Mais les violences ne diminuent pas : en 2018, 121 féminicides ont été commis en France selon les chiffres du ministère de l'Intérieur.

Les travailleurs sociaux doivent savoir repérer les situations de violence, accompagner et orienter la victime, et prendre en compte la situation des enfants exposés à la violence au sein de la famille car des conséquences directes ou indirectes influent sur leur développement. La prise en charge des conjoints auteurs de violences conjugales apparaît comme une dimension incontournable.

• **Loi du 28 novembre 2019** (*JO* du 29 novembre 2019) : à l'issue du Grenelle contre les violences faites aux femmes, cette loi vise « *à agir contre les violences au sein de la famille* ».
Elle énonce trente nouvelles mesures qui visent à prévenir les violences, mieux protéger les victimes, mettre en place un suivi et une prise en charge des auteurs de violences.

Éduquer à la non-violence et à l'égalité entre les filles et les garçons :
• mise en place d'un module de formation initiale et continue rendu obligatoire sur l'égalité à destination des personnels de l'Éducation nationale (enseignants, personnels d'éducation, cadres, etc.) ;

• création d'une culture de prévention et de sensibilisation auprès des élèves ;
• diffusion dans tous les établissements d'un document unique de signalement et un guide réflexe à destination des personnels des établissements ;
• mise en place d'un module obligatoire sur la prévention des violences conjugales dans le cadre du service national universel.

Libérer la parole des victimes et favoriser la révélation des violences :
• le 39 19 sera ouvert 24 h/24 et 7 j/7 et rendu accessible aux personnes en situation de handicap ;
• les professionnels de santé pourront lever le secret médical en cas de danger immédiat pour la victime et de risque avéré de renouvellement des violences ;
• mise à disposition d'outils à destination des professionnels de santé leur permettant d'évaluer la dangerosité des situations et d'orienter les victimes vers une prise en charge adaptée.

Protéger les victimes dès le dépôt de plainte :
• d'ici 2021, création de 80 postes supplémentaires d'intervenants sociaux dans les commissariats et gendarmeries bénéficiant d'un financement de l'État ;
• distribution d'un document d'information à toute victime se rendant dans un commissariat ou une gendarmerie ;
• instauration d'un parcours renforcé de formation initiale et continue à l'accueil des femmes victimes de violences conjugales pour les policiers et les gendarmes.

Une prise en charge médico-sociale renforcée : financer des structures dédiées à la prise en charge sanitaire, psychologique et sociale des femmes victimes de violences.

Une justice plus protectrice :
• interdire la médiation pénale comme alternative aux poursuites en cas de violences conjugales, ou comme alternative à une décision en cas de litige devant le juge aux affaires familiales ;

• mieux garantir l'accompagnement des victimes par l'assistance d'un avocat, prendre en compte l'impact des violences conjugales sur les enfants et sur les liens familiaux ;
• décharger les descendants de leur obligation alimentaire envers le parent condamné pour homicide volontaire de l'autre parent ;
• demander systématiquement un état de la situation à l'aide sociale à l'enfance en cas de violence conjugale et, à défaut, une évaluation administrative de la situation familiale ;
• développer les espaces-rencontres, lieux neutres protégeant les mères et leurs enfants en cas de séparation des parents ;
• généraliser les unités d'accueil médico-judiciaires pédiatriques (UAMJP) afin de recueillir, dans de bonnes conditions, la parole de l'enfant ;
• reconnaître le phénomène du « suicide forcé » avec la mise en place d'une nouvelle circonstance aggravante pour les auteurs de violences en cas de harcèlement ayant conduit au suicide ou à une tentative de suicide de la victime.

Un suivi et une prise en charge des auteurs pour traiter le problème des violences conjugales dans sa globalité et mieux prévenir le risque de récidive :
• évaluer la dangerosité criminologique des auteurs ;
• renforcer les mesures de suivi de l'auteur et de prévention de la récidive ;
• encadrer les permis de visite en détention ;
• mieux connaître les profils socio-démographiques des auteurs à travers un projet de recherche d'une équipe de l'université de Bordeaux ;
• prévenir et prendre en charge les violences conjugales liées aux addictions ;
• ouvrir deux centres par région de prise en charge des auteurs de violences.

Protéger les femmes victimes de violences y compris au travail :
• ouvrir le droit aux victimes sous ordonnance de protection de débloquer leur épargne salariale de façon anticipée pour ce motif ;
• actualiser le guide relatif à l'égalité professionnelle à destination des TPE-PME afin d'y intégrer la problématique des situations de violences conjugale ;
• intégrer la problématique des violences conjugales aux plans de santé au travail (PST) et aux plans régionaux de santé au travail (PRST) ;

• proposer dès la fin de cette année, aux partenaires sociaux membres de la commission du label égalité professionnelle, d'intégrer au cahier des charges de ce label un axe relatif à la prise en compte des violences conjugales.

Protéger les victimes de violences en situation de handicap :
• déployer dans chaque région un centre ressource pour accompagner les femmes en situation de handicap dans leur vie intime, sexuelle et leur parentalité ;
• rappeler à l'ensemble des établissements et services médico-sociaux la nécessité du respect de l'intimité et des droits sexuels et reproductifs des femmes accompagnées ;
• lancer une formation en ligne certifiante pour faire monter en compétence un nombre important de différents professionnels qui interviennent notamment dans les établissements et services médico-sociaux.

Rappel des mesures d'urgences annoncées en septembre dernier :
• sortir du silence : le numéro d'urgence 39 19 reçoit désormais 600 appels par jour contre 150 avant le Grenelle ;
• mettre à l'abri les victimes de violences conjugales : 1 000 nouvelles solutions de logement et d'hébergement seront ouvertes à partir de janvier 2021 ;
• accueillir de façon irréprochable les femmes victimes de violences : une grille unique d'évaluation du danger est diffusée à toutes les brigades et commissariats. Elle permet aux policiers et aux gendarmes d'appréhender avec précision les risques encourus et de proposer une protection et un accompagnement adaptés ;
• faciliter la prise de plainte pour les victimes de violences conjugales dans l'incapacité de se déplacer, notamment lorsqu'elles sont hospitalisées : des travaux de coordination entre police/gendarmerie et les directions des hôpitaux et des cliniques, en liaison avec les agences régionales de santé, ont été engagés ; des conventions ont été signées dans une dizaine de départements dans lesquels la prise de plainte dans les hôpitaux est désormais possible ;
• protéger les femmes en empêchant l'auteur des violences de les approcher : l'utilisation des bracelets anti-rapprochement a été adoptée par l'Assemblée, 1 000 bracelets seront déployés en 2020 ;

• protéger les enfants : suspension automatique de l'autorité parentale du parent auteur d'un homicide conjugal et possibilité pour le juge d'aménager ou suspendre l'autorité parentale du conjoint violent dans le cadre d'une condamnation pénale ;
• juger plus vite, plus efficacement : les « chambres de l'urgence » sont en cours de déploiement, elles permettront d'accélérer le traitement des procédures et de mieux coordonner l'ensemble des acteurs judiciaires.

+ Info

Plus d'1 milliard d'euros est consacré à l'égalité entre les femmes et les hommes en 2020. Sur ce milliard, plus de 360 millions d'euros sont dédiés exclusivement à l'action contre les violences faites aux femmes.

6/ Violences sexistes et sexuelles

• **La loi du 6 août 2012** relative au harcèlement sexuel instaure une nouvelle définition plus large et plus précise du harcèlement sexuel, conforme au droit européen et assortie de sanctions plus lourdes. Elle harmonise ainsi les dispositions législatives relatives au harcèlement sexuel applicables aux plans civil et pénal. Elle élargit la protection contre les discriminations et renforce l'obligation de prévention qui incombe à l'employeur.

• **La loi du 5 août 2013** « portant diverses dispositions d'adaptation dans le domaine de la justice en application du droit de l'Union européenne et des engagements internationaux de la France » transpose en droit interne la définition juridique de la traite des êtres humains.

• **La loi du 22 mai 2014** vise à « lutter contre le sexisme dans l'espace public et à lutter contre la discrimination entre les hommes et les femmes » afin de pénaliser l'acte de discrimination. L'objectif de cette loi est de renforcer les réglementations déjà existantes afin de lutter, d'une part, contre les phénomènes sexistes et, d'autre part, contre les discriminations fondées sur le sexe. Le sexisme a été défini par la loi comme étant *« tout geste ou comportement qui a manifestement pour objet d'exprimer un mépris à l'égard d'une personne, en raison de son appartenance sexuelle, ou de la considérer, pour la même raison, comme inférieure ou comme réduite essentiellement à sa dimension sexuelle et qui entraîne une atteinte grave à sa dignité. »*

• **Le 4 juillet 2014**, la France ratifie la Convention du Conseil de l'Europe sur la prévention et la lutte contre la violence à l'égard des femmes et la violence domestique, qui entre en vigueur le 1er novembre 2014.

• **La loi du 4 août 2014** « pour l'égalité réelle entre les femmes et les hommes » :
- inscrit une obligation de formation initiale et continue de l'ensemble des professionnels concernés ;

- renforce l'ordonnance de protection en n'imposant pas comme condition de délivrance le dépôt de plainte ;
- limite strictement la médiation pénale en cas de violences au sein du couple, pose le cadre de l'attribution du « téléphone grave danger » en direction des femmes victimes de violences au sein du couple ou de viol ;
- prévoit la gratuité des titres de séjour accordés aux victimes ;
- renforce la lutte contre le harcèlement psychologique, y compris le cyberharcèlement ;
- crée une procédure de dépaysement pour sanctionner les faits de harcèlement sexuel à l'université ainsi qu'un arsenal de protection contre le harcèlement dans les armées.

• **La loi du 13 avril 2016** vise à renforcer la lutte contre le système prostitutionnel et à accompagner les personnes prostituées ; elle prévoit :
- l'instauration d'un parcours de sortie de la prostitution et d'insertion sociale et professionnelle ;
- le développement de la réduction des risques relatifs à la prostitution et la prévention de l'entrée dans la prostitution et sanctionnant l'achat de services sexuels.

• **La loi du 27 janvier 2017** relative à l'égalité et à la citoyenneté fait du sexisme une circonstance aggravante des crimes et des délits, étend la notion d'agissements sexistes aux fonctionnaires et inscrit les femmes menacées de mariages forcés parmi la liste des publics prioritaires pour l'obtention d'un logement social. Elle reconnaît aux associations œuvrant sur le champ de la lutte contre les violences sexistes et sexuelles la possibilité d'exercer les droits reconnus à la partie civile en cas de crime, dans la mesure où elles peuvent justifier avoir reçu l'accord des ayants droit de la victime.

• **La loi du 3 août 2018** renforce « la lutte contre les violences sexistes et sexuelles » ; elle :
- modifie ou complète certaines dispositions pénales existantes (prescription, infractions sexuelles sur mineurs, harcèlement sexiste et sexuel de groupe…) ;

- crée de nouvelles infractions (outrage sexiste, captation d'images intimes, administration de substances) ;
- renforce la prise en compte des violences *via* la formation de divers professionnels (handicap, éducation), l'extension de compétence (ASE) ou dans l'élaboration d'outils de planification (santé).

Pour aller plus loin

Bibliographie

- *Les Politiques familiales*, Julien Darmon, Paris, PUF, coll. « Que sais-je ? », 2006.
- « Politiques familiales et redistribution », *Solidarité-santé-études statistiques*, n° 2-3, Paris, La Découverte, 1998.
- *Les Politiques familiales. Du natalisme à la solidarité*, Michel Messu, Paris, L'Atelier, 1992.
- « Lutter contre les violences passe avant tout par la protection des victimes », Muriel Salmona, *La Revue géopolitique*, 26 décembre 2009.
- *Vivre sans violence ? Dans les couples, les institutions, les écoles*, Michel Silvestre, Micheline Christen, Toulouse, Érès, 2004.
- *Violences parentales et violence conjugale*, Claire Chamberland, Paris, Interventions sociales, coll. « Problèmes sociaux », 2003.

QCM n° 6 : La famille

Sujet

1. Le XXe siècle a vu apparaître une politique de la famille. La loi qui généralisa les allocations familiales à toutes les familles fut promulguée en :
a) 1935.
b) 1938.
c) 1945.

2. Afin d'encourager les mères de famille à rester au foyer, qui créa, en 1941, l'allocation de salaire unique ?
a) Le président Vincent Auriol
b) Le maréchal Pétain
c) Le président Charles de Gaulle

3. Quelle est l'année qui porte réforme des régimes matrimoniaux et rend effective la capacité juridique de la femme ?
a) 1960
b) 1965
c) 1968

4. En quelle année la loi Neuwirth promulgue-t-elle le droit à la contraception ?
a) En 1966
b) En 1967
c) En 1968

5. Avant de parler d'« autorité parentale », on disait :
a) chef de famille.
b) autorité du père.

6. Quelle ministre porta la loi légalisant l'IVG ?

a) Édith Cresson
b) Simone Veil
c) Martine Aubry

7. En quelle année cette loi fut-elle promulguée ?

a) En 1972
b) En 1975
c) En 1977

8. Quand fut créée l'allocation veuvage ?

a) En 1980
b) En 1985
c) En 2000

9. Comment s'appelle l'allocation versée aux familles pour les enfants scolarisés de 6 à 16 ans ?

a) Allocation d'aide à la scolarité
b) Allocation pour la reprise scolaire
c) Allocation de rentrée scolaire

10. Qu'est-ce que l'AFEAMA ?

a) L'aide à la famille pour l'emploi d'assistante maternelle agréée
b) L'allocation familiale éducative auxiliaire ménagère
c) L'allocation familiale pour l'emploi d'assistante maternelle

11. Quel est l'âge limite pour le versement des prestations familiales pour un jeune adulte faisant des études et vivant chez ses parents ?

a) 18 ans
b) 20 ans
c) 25 ans

12. Que signifie PACS ?
a) Protection civile solidaire
b) Pacte civil de solidarité
c) Pacte couple solidaire

13. Quelle est l'année de promulgation du PACS ?
a) 1998
b) 1999
c) 2002

14. Qu'est-ce que le PRE prévu dans la loi du 18 janvier 2005 ?
a) Plan de renouveau éducatif
b) Programme de réussite éducative
c) Programmation de réunion éducative

15. À partir de combien de demi-journées d'absence non justifiées sur un mois les familles peuvent-elles voir la suspension des allocations familiales ?
a) Trois journées et demie
b) Quatre journées et demie
c) Six journées et demie

16. Que signifie le sigle ULIS ?
a) Union locale d'inscription scolaire
b) Unité légère d'indication scolaire
c) Unité localisée pour l'inclusion scolaire

17. La violence conjugale est un phénomène de société qui a conduit à la création d'une Journée internationale pour l'élimination de la violence à l'égard des femmes. Cette journée a lieu le :
a) 15 février.
b) 20 octobre.
c) 25 novembre.

18. Quel nouveau type de délit la loi du 9 juillet 2010 reconnaît-elle ?
a) Les violences physiques
b) Les violences morales
c) Les violences psychologiques

19. Quel numéro vert peut-on appeler pour des violences conjugales ?
a) 36 15
b) 36 18
c) 39 19

20. En 2010, quel a été le montant des prestations gérées par les CAF pour la branche famille ?
a) 60 milliards d'euros
b) 74 milliards d'euros
c) 85 milliards d'euros

21. Comment s'appelle le plan 2014-2016 ?
a) Le 3e plan triennal
b) Le 4e plan triennal
c) Le 5e plan triennal

22. Que signifie « Retex » ?
a) Rétention
b) Retrait d'expérimentation
c) Retour d'expérience

23. À quoi est dédiée la 5e branche de la Sécurité sociale ?
a) À la dépendance
b) À l'autonomie
c) À la vieillesse

24. Quelle date a vu la naissance de cette 5e branche ?

a) 1er janvier 2021

b) 31 décembre 2020

c) 1er février 2021

25. À quelle date la loi bioéthique (élargissant notamment le recours à la PMA) a-t-elle été votée ?

a) 1er janvier 2021

b) 29 juin 2021

c) 1er juillet 2021

Corrigé

1. Réponse b) ; la loi généralisant les allocations familiales : 1938.
2. Réponse b) ; le maréchal Pétain (gouvernement de Vichy).
3. Réponse b) ; réforme des régimes matrimoniaux : 1965.
4. Réponse b) ; loi Neuwirth : 1967.
5. Réponse a) ; avant de parler d'autorité parentale on disait chef de famille.
6. Réponse b) ; la légalisation de l'IVG : Simone Veil.
7. Réponse b) ; date de la loi de légalisation de l'IVG : 1975.
8. Réponse a) ; date de l'allocation veuvage : 1980.
9. Réponse c) ; ARS : allocation de rentrée scolaire.
10. Réponse a) ; AFEAMA : aide à la famille pour l'emploi d'assistante maternelle agréée.
11. Réponse b) ; jeune âgé de 20 ans.
12. Réponse b) ; PACS : pacte civil de solidarité.
13. Réponse b) ; date du PACS : 1999.
14. Réponse b) ; PRE : programme de réussite éducative.
15. Réponse b) ; quatre journées et demie d'absence.
16. Réponse c) ; ULIS : unité localisée pour l'inclusion scolaire.
17. Réponse c) ; journée du 25 novembre.
18. Réponse c) ; délit de violences psychologiques.
19. Réponse c) ; le numéro vert est le : 39 19.
20. Réponse b) ; en 2010 : 74 milliards d'euros.
21. Réponse b) ; le 4e plan triennal.
22. Réponse c) ; Retex : retour d'expérience.
23. Réponse b) ; 5e branche dédiée à l'autonomie.
24. Réponse a) ; 5e branche de la Sécurité sociale : 1er janvier 2021.
25. Réponse b) ; loi bioéthique : 29 juin 2021.

LA POLITIQUE DE LA VILLE

Partie VII

La politique de la ville consiste en un ensemble d'actions de l'État visant à revaloriser certains quartiers urbains et à réduire les inégalités sociales entre territoires. Initiée il y a plus de 30 ans, la politique de la ville regroupe des dispositifs spécifiques d'intervention des pouvoirs publics et les programmes d'action adoptés pour répondre à la dégradation des conditions de vie dans certains quartiers et lutter contre l'exclusion de leur population. La politique de la ville est la pièce majeure des politiques de lutte contre toutes les formes d'exclusion en milieu urbain face aux difficultés socio-économiques associées à des territoires en difficulté. C'est une approche globale sociale, économique et urbanistique des problèmes de la ville.

1/ Contexte sociologique

L'histoire de la politique de la ville n'est pas linéaire et s'est structurée autour de points de tensions. On peut faire remonter les prémices dans les années 1970. En 1973, Olivier Guichard, ministre de l'Équipement, met fin à la construction des grands ensembles par une circulaire dite « barres et tours ». En 1977, Jacques Barrot, secrétaire d'État au Logement, décide du dispositif « habitat et vie sociale » (HVS) pour lutter contre la ségrégation de certains quartiers et réhabiliter certaines cités HLM dégradées, avec notamment la mise en place des opérations programmées de l'amélioration de l'habitat (OPAH). La politique de la ville demeure plus que jamais un enjeu pour la cohésion des territoires et la réussite des quartiers prioritaires, c'est une priorité absolue du gouvernement qui fait progresser les moyens dans les contrats de ville.

2/ Contexte législatif

Les années 1980, marquées par les premières émeutes urbaines (les Minguettes à Vénissieux), mettent en évidence les problématiques liées au chômage, à la dégradation du bâti... Sur ces quartiers, les procédures de développement social des quartiers (DSQ) vont être mises en place. Ces programmes sont financés par l'État et la région, et voient le jour en 1983. Placées sous l'autorité du maire, les DSQ ont pour vocation de traiter les problèmes dans les dimensions éducatives, sociales et économiques. Pour le contexte législatif de la partie VII - La politique de la ville, reportez-vous également à celui de la partie III - Le logement.

• **1981 :** le rapport Savary entraîne le développement des ZEP, la mise en place des missions locales, les conseils communaux et départementaux de prévention de la délinquance.

• **1983 :** la mission « Banlieues 89 » est lancée pour mettre en œuvre des projets de réhabilitation, d'aménagement et de désenclavement des quartiers tout en réintroduisant l'esthétique dans ces quartiers.

• **1988 :** la délégation interministérielle de la ville voit le jour.

• **1990 :** après les troubles de Vaux-en-Velin et de Mantes-la-Jolie, le président Mitterrand annonce la création d'un ministère de la Ville et la loi d'orientation pour la ville (LOV du 13 juillet 1991) pose le principe du contrat ville, voté pour cinq ans, afin de coordonner l'ensemble des actions menées par des ministères différents : politique en faveur de l'emploi et du développement économique des quartiers, santé, éducation, mesures pour le logement, transport, sécurité et prévention de la délinquance, volet culturel, afin de favoriser la cohésion sociale et de faire disparaître le phénomène de ségrégation. Ce dispositif implique un partenariat entre l'État et les collectivités territoriales concernées, dans le cadre de contrats conclus avec les communes et les autres acteurs locaux : contrats de ville, contrats urbains de cohésion sociale. Cette action repose sur une cartographie qui identifie les quartiers dits « zones urbaines sensibles » (ZUS).

• **L'année 1991** voit l'adoption de la loi sur la solidarité financière créant la dotation de solidarité urbaine (DSU), dotation versée par les communes riches aux communes pauvres en charge d'un parc de HLM important.

• **La loi du 14 novembre 1996** relative à la mise en œuvre du pacte de relance pour la ville donne une définition de la politique de la ville : « *La politique de la ville et du développement social urbain est conduite par l'État et les collectivités territoriales dans le respect de la libre administration de celles-ci, selon les principes de la décentralisation et dans le cadre de la politique d'aménagement du territoire.* » Elle formalise le pacte de relance pour la ville, qui prévoit 68 nouvelles mesures dans les domaines de l'économie, l'emploi, l'éducation, la lutte contre la délinquance. Une nouvelle catégorie de zone est créée : la zone de redynamisation urbaine (ZRU), qui bénéficie de mesures fiscales spécifiques et d'exonération de cotisations sociales.

• **En juillet 1998,** la loi d'orientation relative à la lutte contre les exclusions et les dispositifs de la politique de la ville se complètent.

• **En décembre 2000,** la loi relative à la solidarité et au renouvellement urbain, dite loi SRU, énonce le principe de mixité de la LOV car elle oblige les communes de plus de 3 500 habitants à disposer de 20 % de logements sociaux (paiement d'amendes pour les communes qui ne satisfont pas à cette obligation).

Après le rapport très critique de la Cour des comptes sur la politique de la ville de 2002 :
• **le 1er août 2003,** la loi d'orientation et de programmation pour la ville et la rénovation urbaine (loi Borloo) met en place le programme national de rénovation urbaine (PNRU) qui crée un guichet unique avec l'ANRU. Ce programme comprend : réhabilitation, démolition, production de logements, d'équipements publics ou collectifs, réorganisation d'espaces d'activités économiques et commerciales, afin de restructurer les ZUS dans un souci de mixité sociale et de développement durable ;

• **18 janvier 2005 :** la loi de programmation pour la cohésion sociale agit dans le domaine du logement, de l'emploi, de l'égalité des chances ;
• **31 mars 2006 :** loi pour l'égalité des chances, création de l'Agence pour la cohésion sociale et l'égalité des chances (ACSÉ) qui participe à l'intégration des populations immigrées. Lutte contre les discriminations et l'illettrisme et mise en place du service volontaire (CIVIS) ;
• **13 juillet 2006 :** loi portant engagement national pour le logement (loi ENL) ;
• **2007 :** remplacement des contrats de ville par le contrat urbain de cohésion sociale (CUCS) d'une durée de trois ans, reconductibles. Financés par l'ANRU, ils devaient expirer en 2011, et sont prolongés jusqu'en 2014. Les CUCS se définissent autour de cinq priorités : accès à l'emploi ; amélioration de l'habitat ; réussite éducative, égalité des chances ; citoyenneté, prévention de la délinquance ; accès à la santé ;
• **2008 :** « Dynamique espoir banlieue », dont les grandes lignes avaient été annoncées par Fadela Amara, chargée de la politique de la ville, comme le nouveau plan « Marshall ». Ce plan tourne autour de cinq secteurs clés : l'égalité des chances, l'éducation, la sécurité, les transports, les associations et le logement social afin de réduire les écarts entre les quartiers. Pour la mise en place de ce plan, le président Nicolas Sarkozy souhaitait une synergie entre l'Éducation nationale, la police et la sécurité intérieure, le développement durable, les élus locaux, le milieu associatif, les entreprises... Le bilan n'a pas été à la hauteur des espoirs faute d'engagements des partenaires et du manque de financements ;
• **2012 :** grande concertation nationale qui a conduit à la **loi du 21 février 2014** – loi de programmation pour la ville et la cohésion urbaine – autour de 5 grands objectifs :
- refonte de la géographie prioritaire,
- nouveau programme de renouvellement urbain,
- participation des habitants,
- contrat unique intégré,
- meilleure mobilisation du droit commun qui associe un grand nombre de partenaires (mobilisation de l'ensemble des politiques sociales sur un quartier).

La refonte de la géographie prioritaire permet d'être au plus près des réalités locales, elle est définie sur la base d'un critère unique de pauvreté (revenu médian : 1 280 euros/habitant en Île-de-France) et prévoit 3 niveaux de quartier à mieux définir (quartier réglementaire, vécu, en veille).
Le nouveau programme de renouvellement urbain est dans la continuité du PNRU, mais on raisonne en concentrant les efforts sur les quartiers qui en ont le plus besoin.
La participation des habitants renforce la place du citoyen acteur, ainsi dans chaque quartier prioritaire, il y aura un conseil citoyen, indépendant des pouvoirs publics ; le but, « faire avec les habitants pour améliorer la vie des citoyens ».
Le contrat unique et intégré permet une meilleure mobilisation du droit commun : l'ensemble des partenaires qui participent en transversalité font partie de l'ensemble des politiques de la ville. Chaque ministère a signé avec le ministère de la Ville des objectifs. Ainsi, le ministère de l'Emploi doit faire autant pour tous, c'est-à-dire donner les mêmes moyens à chaque ville en matière de dotation. C'est la notion du droit commun, si besoin, la politique de la ville peut décider de moyens supplémentaires afin d'établir un concept d'égalité et d'équité malgré les différences entre les quartiers. De cette manière, si La Courneuve a plus de difficultés en matière d'emploi que Rambouillet, il est alors nécessaire de trouver une équité.
On peut dire que la politique de la ville ne désigne pas seulement des moyens supplémentaires, mais aussi le fait de pouvoir décider ensemble ce que l'on veut pour un territoire, et comment s'organiser.

• **Circulaire interministérielle du 25 mars 2015** relative à la mise en œuvre des mesures en faveur des quartiers prioritaires de la politique de la ville dans le champ du développement économique et de l'emploi.
La nouvelle géographie d'intervention de la politique de la ville décide de concentrer ses efforts sur les quartiers les plus pauvres, soit 1 300 quartiers contre 2 600 auparavant, avec la mise en place de nouveaux contrats-villes, dont l'un des piliers est le développement économique et l'emploi, priorités du gouvernement.

En effet, dans ces quartiers, à niveau de diplôme égal, le taux de chômage est deux fois et demi supérieur à celui du reste du territoire. Le gouvernement a fixé 5 orientations pour favoriser l'accès à l'emploi :

- mobiliser le service public de l'emploi : Pôle emploi et la mission locale, qui doivent repérer, accueillir et faire bénéficier les habitants des quartiers prioritaires de leur offre de services. Les missions locales désigneront un correspondant « contrat de ville » ;
- renforcer les dispositifs existants qui bénéficient particulièrement aux jeunes des quartiers prioritaires ;
- montée en puissance de la « garantie jeunes » (voir la partie I sur L'exclusion) ;
- augmenter le nombre de jeunes accueillis au sein des écoles de la 2e chance ;
- développer de nouvelles réponses pour l'accès à l'emploi des jeunes en difficultés :

- les CUI (contrat unique d'insertion dans le secteur non-marchand) et CIE (contrat initiative emploi) seront pris en charge à 45 % pour les jeunes de moins de 30 ans avec l'une des caractéristiques suivantes : résider en quartier prioritaire de la politique de la ville, ou être bénéficiaire du RSA, ou demandeur d'emploi de longue durée, ou travailleur handicapé, ou avoir été suivi dans le cadre d'un dispositif (garantie jeunes, école de la 2e chance),
- l'AFPA (Association pour la formation professionnelle des adultes) développera une prestation intégrant hébergement, formation, appui social et animation citoyenne. Les dispositions doivent s'inscrire dans le volet « développement de l'activité économique et de l'emploi » des contrats de ville.

- **22 janvier 2019 :** dans le cadre de la loi de finances pour 2019, une circulaire du 22 janvier prolonge la durée des contrats de ville jusqu'en 2022, par un « *protocole d'engagements renforcés et réciproques* ».

Pour cela les préfets doivent associer les conseils de citoyens, les associations, les entreprises. Ils doivent décliner dans leur territoire le PAQTE, « pacte avec les quartiers pour toutes les entreprises ».

Le Premier ministre fournit aussi un point d'étape sur la feuille de route adoptée en juillet 2018. Elle était composée de 40 mesures classées en

5 programmes : sécurité – éducation – emploi – logement – lien social, et 26 mesures ont été atteintes en 2019. Les conséquences de ces contrats de ville sont les suivantes.

– Champ emploi : 3 600 emplois francs ont été signés.
– Champ éducation : depuis la rentrée 2018-2019, près de 190 000 élèves de CP et CE1 des écoles en REP étudient dans des classes dédoublées à 12 élèves.
– Champ sécurité : depuis septembre 2018, déploiements d'effectifs de police supplémentaires dans 15 quartiers, qui vont se poursuivre.

À savoir : on parle d'emploi franc lorsque l'employeur embauche pour une durée déterminée ou indéterminée, un demandeur d'emploi qui réside dans un quartier prioritaire de la politique de la ville. Celui-ci peut bénéficier d'une prime. Le montant de la prime pour un emploi franc est de 5 000 euros par an pendant 3 ans pour un CDI, et de 2 500 euros par an pendant 2 ans pour un CDD d'au moins 6 mois.
Les QPPV (quartiers prioritaires de la politique de la ville) ont remplacé depuis 2015 la dénomination des ZUS et des ZRU. Les 1 300 QPPV bénéficient d'avantages fiscaux jusqu'au 31 décembre 2022.

+ Info

La politique de la ville s'est structurée par à-coups autour de quatre logiques : politique globale – transversalité, partenariat –, politique initiée par l'État à travers plusieurs ministères et contractualisée avec les collectivités territoriales signataires de contrats, politique d'innovation, logique d'une politique locale adaptée au territoire.

Le ministère chargé de la Ville (qui dépend du ministère de la Cohésion des territoires) a donné les grands axes de la **politique de la ville pour 2021-2022** et alloué des budgets.
Le gouvernement se fixe un objectif prioritaire, l'amélioration du quotidien et du cadre de vie des Français avec un plan de relance d'1 milliard d'euros pour investir massivement dans la transition écologique.

Il souhaite continuer de développer les quartiers de reconquête républicaine (QRR), les premiers ayant été créés il y a 3 ans. C'est un dispositif de la police de sécurité du quotidien pour lutter contre la délinquance et les trafics en déployant des moyens de police supplémentaire.
Cela passe par :
- le renforcement des forces de l'ordre ;
- la lutte contre l'économie souterraine en démantelant les réseaux liés au trafic de drogue, casser les circuits de blanchiment de l'argent... ;
- le renforcement de la répression des rodéos urbains.

Le préfet gère 3 instances visant à suivre les individus radicalisés ou en voie de radicalisation.

Le ministère de la Ville veut amplifier le nouveau programme national de renouvellement urbain (NPNRU) prévu sur la période 2014-2030 (10 milliards d'euros) pour réduire les écarts de développement entre les quartiers et attirer des investisseurs privés (*exemple* : TVA à taux réduit pour l'accession à la propriété en zones ANRU).

Le ministère de la Ville a plusieurs objectifs :
- faire vivre la République et ses valeurs dans le quotidien et rendre concrète la promesse républicaine d'égalité par des actions de lutte contre les discriminations ;
- démocratiser l'accès à la culture ;
- favoriser la réussite éducative des enfants dès leur plus jeune âge.

Ainsi, le Premier ministre et le ministre de l'Éducation nationale ont annoncé l'objectif d'atteindre la labellisation de 200 cités éducatives d'ici 2022.
La **cité éducative** s'appuie sur une alliance de l'ensemble des acteurs pour offrir aux élèves des quartiers prioritaires un cadre d'apprentissage et d'épanouissement renforcé de l'enfance jusqu'à l'insertion professionnelle.

Dans les quartiers prioritaires de la politique de la ville (QPPV), le taux de chômage est 3 fois supérieur à la moyenne nationale. Les **cités de l'emploi** proposent une collaboration renforcée des opérateurs de l'emploi, pilotée par le préfet avec les collectivités locales.

Ces cités de l'emploi ont vocation à se déployer à l'échelle d'un contrat ville pour encourager la synergie des moyens et des acteurs de l'insertion et de l'emploi, c'est une démarche partenariale. Cet accompagnement s'intéresse à lever un maximum de freins qui empêchent une personne issue du QPV d'accéder ou de revenir vers l'emploi.

3/ Acteurs et partenaires

La politique de la ville est une politique transversale qui prend en compte tous les aspects de la vie quotidienne : vie locale qui s'adapte aux situations du territoire identifié, et vie participative qui prône la nécessité d'associer les habitants par des modalités de consultation à l'élaboration, à la mise en œuvre et au suivi des programmes d'action qui doivent être explicitement définis dans les contrats ville.

Acteurs

Au niveau national

L'État légifère et mobilise l'ensemble des ministères au travers du Conseil national des villes et du développement urbain. Cette instance crée, sous la responsabilité du Premier ministre, un Comité interministériel des villes et du développement urbain (CIV) avec les ministères et secrétariats d'État à la Ville, l'Éducation nationale, l'Économie et les Finances, l'Équipement, le Logement, la Justice, l'Intérieur, les Transports, la Formation professionnelle, la Santé, la Jeunesse et les Sports, qui arrête les orientations, définit les programmes et répartit les moyens au niveau national.

La DIV veille à l'exécution des décisions du CIV. Elle assure la mobilisation des acteurs de la politique de la ville dans un souci de cohérence, et le suivi de l'exécution du CUCS.

L'ANRU, qui est un établissement public d'intérêt collectif (EPIC), désigne les territoires éligibles, selon les priorités du Conseil national.

Au niveau de la région

Le préfet de région établit le contrat de plan État-région.

Au niveau du département et des collectivités territoriales

Le préfet valide les CUCS au nom de l'État. La notion de géographie prioritaire est au cœur de la politique de la ville, les CUCS sont établis au bénéfice de quartiers en décrochage, aussi tous les services déconcentrés sont-ils largement impliqués : Éducation nationale, police, justice, équipement, culture, jeunesse et sports... dans le cadre de leurs missions respectives. Éducation nationale dans le cadre de l'égalité des chances et de l'éducation prioritaire (programme de réussite éducative, mise en œuvre de l'accompagnement éducatif dès la maternelle, lutte contre le décrochage scolaire...). L'Éducation nationale a un rôle dans la lutte contre les discriminations, lutte contre le sexisme... Mise en place des CEL (contrats éducatifs locaux).

Les missions locales proposent un accompagnement spécifique pour les jeunes de 18 à 26 ans de ces quartiers.

La police nationale et municipale participe à la lutte contre la délinquance, la violence (renforcement des services) ; certaines villes s'équipent de caméras de surveillance. Mise en place des CLSPD (contrats locaux de sécurité et de prévention de la délinquance).

L'action des mairies est primordiale, tant dans le domaine de l'urbanisme avec les bailleurs sociaux, du transport pour désenclaver certains quartiers, pour favoriser l'installation de commerce (zones franches), pour développer l'accès à la culture et à la santé (atelier santé-ville).

Dans le cadre du développement social urbain (DSU), les communes œuvrent dans les quartiers pour l'amélioration du cadre de vie, le financement du projet MOUS (maîtrise d'œuvre urbaine et sociale) en associant les habitants à la réflexion.

Le conseil départemental est présent sur tous les territoires avec les services sociaux départementaux qui ont pour mission la protection de l'enfance, l'insertion, la lutte contre les exclusions, les services de PMI et de l'ASE...

La CAF intervient sur les quartiers autour de projets ayant trait à la petite enfance.

Partenaires

Compte tenu des domaines d'intervention vastes de la politique de la ville, les partenaires et les associations de proximité interviennent dans les domaines :
- de l'emploi : Pôle emploi, missions locales et associations qui participent à l'insertion, PLIE (plans locaux pour l'insertion et l'emploi) ;
- de la réussite éducative : REAAP, soutien à la parentalité, accès à la culture (bibliothèques), culture du cœur ;
- de la lutte contre les discriminations : associations culturelles, médiatrices culturelles, Fonds d'action et de soutien pour l'intégration et la lutte contre la discrimination (FASILD) ;
- de la prévention de la délinquance/citoyenneté : associations de quartiers qui proposent des loisirs, des salles de réunion, associations sportives ;
- de l'habitat : mixité sociale que doivent mettre en place les bailleurs sociaux ;
- de la santé : permanence médicale, dépistage, prévention, association de la médecine libérale.

ASS et DSL

Selon l'ODAS, le développement social local est la mise en œuvre d'une dynamique de rentabilisation du tissu social, par la mobilisation de toutes les politiques publiques et l'encouragement d'initiatives favorisant la prise en compte collective par la population des problématiques sociales dans un cadre de très grande proximité.

L'assistant de service social peut intervenir à différents moments et dans plusieurs instances sur un quartier ou une commune :
- informer les habitants, relayer pour exprimer les souhaits des habitants ;
- effectuer des partenariats, un travail en réseau : dans les quartiers, il s'agit d'organiser des projets autour de besoins identifiés au travers d'ateliers ou autres initiatives ;

• faire émerger chez les usagers le désir de prendre leur place de citoyens, de sujets acteurs ;
• favoriser l'expression collective ;
• organiser et (ou) participer à des assemblées publiques avec les habitants, les élus, les divers professionnels (Éducation nationale, police...) ;
• mener des actions d'insertion, de recherche d'emploi (forum des métiers, mission locale, association d'insertion) ;
• participer à des groupes de travail en rapport avec l'emploi, l'insertion, le système éducatif, la prévention de la délinquance (accompagnement à la parentalité, médiation familiale, culturelle) ;
• mettre en œuvre un programme de réussite éducative (avec les collèges, lycées...).

Pour la réalisation de ces projets, l'assistant de service social peut être dans le comité de pilotage ou dans le comité technique, apportant ses connaissances dans les thématiques proposées. Il peut intervenir dans la phase diagnostic, relayant la demande des familles qu'il accompagne au quotidien, auprès des décideurs, pour la mise en place du projet.

La politique de la ville engage l'ensemble des partenaires de l'intervention sociale et du développement local afin d'articuler les volets social et urbain. Elle repose sur un diagnostic partagé entre tous les acteurs qui mettent en commun leurs connaissances et leurs pratiques afin d'aborder les problèmes de façon transversale.

+ Info

En décembre 2021, selon l'INSEE, on recense 717 zones sensibles en France métropolitaine. Elles se distinguent en deux catégories : les ZRU (zones de redynamisation) et les ZRR (zones de revitalisation rurale).
Ces quartiers regroupent 5,4 millions d'habitants dont 40 % ont moins de 25 ans, population plus jeune que dans le reste de la France.

4/ Politique de la ville et famille

Réseaux d'écoute, d'appui et d'accompagnement des parents

L'évolution de la société, mais aussi de multiples mutations touchant les familles, les relations conjugales et les rôles parentaux, rendent parfois difficile l'exercice de la parentalité et l'éducation des enfants. La multiplication des informations, voire des injonctions, ne facilite pas la tâche des parents. Tous les parents ont besoin de savoir qu'ils ne sont pas seuls face aux interrogations qui peuvent apparaître au cours des différentes étapes du développement de leur enfant.

C'est pourquoi la conférence de la famille de 1998 a créé, *via* la **circulaire du 9 mars 1999**, les réseaux d'écoute, d'appui et d'accompagnement des parents (REAAP) qui permettent la mise en réseau d'actions visant à conforter, à travers le dialogue et l'échange, les compétences des parents et la mise en valeur de leurs capacités dans le respect et le soutien.

L'enjeu des REAAP est de promouvoir une coopération entre les responsables de l'action sociale. Ces réseaux sont impulsés par l'État et s'inscrivent au plan local dans le cadre d'un partenariat entre les différentes institutions et associations intervenant dans le champ de la parentalité. Ceci est essentiel pour créer des synergies et mettre en œuvre une mutualisation des pratiques, afin d'être au plus près des familles dans les domaines de l'aide aux parents en conflit ou en cours de séparation, pour accompagner les parents de jeunes enfants, de préadolescents et d'adolescents, pour faciliter les relations familles et écoles, l'articulation vie familiale/vie professionnelle.

Ces réseaux d'acteurs de terrain sont un outil important de la politique familiale, ils répondent aux préoccupations des familles et les accompagnent dans leur fonction parentale.

Les familles se réunissent dans des lieux de la localité : centre social, salle municipale, ludothèque, local associatif... autour d'activités diverses : groupes de parole, débat, activités parents/enfants, avec l'appui des professionnels du secteur pour permettre le dialogue et l'échange.

Les actions de soutien à la responsabilité se différencient des dispositifs de responsabilisation parentale qui ont pour objet d'inciter sinon d'obliger les parents à assumer leurs responsabilités éducatives.

Programmation pour la cohésion sociale : programme de « réussite éducative »

Le plan de cohésion sociale (programmes 15 et 16) s'articule autour de trois piliers : emploi, logement et égalité des chances. C'est dans ce dernier pilier que s'inscrit le dispositif de réussite éducative, définit par la loi du 18 janvier 2005, qui vise à donner leur chance aux enfants et aux adolescents ne bénéficiant pas d'un environnement social, familial et culturel favorable à leur réussite. Les modes d'intervention cherchent à prendre en compte la globalité de leur environnement par un accompagnement personnalisé et adapté à chaque situation familiale. Il convient de mettre en œuvre, avec les parents et hors du temps scolaire, une prise en charge à caractère social, sanitaire, éducatif et culturel de manière individuelle et collective. Le repérage des enfants et adolescents est fait par les établissements scolaires, les RASED (réseaux d'aide aux élèves en difficultés), les conseillers d'orientation, les assistants de service social en santé scolaire, les infirmières, la PMI, l'inter-secteur de pédopsychiatrie, l'aide sociale à l'enfance...

Dans un espace local, les partenaires se mobilisent dans un projet « éducatif » qui souligne le fait de ne pas se limiter à la problématique scolaire : le fonctionnement local coordonne un collectif de professionnels dans le cadre d'un partenariat institué au sein d'une structure juridique. L'ensemble des institutions sont représentées en fonction de leurs missions, la commune dans le cadre de la politique de la ville, le conseil départemental pour ses compétences en matière sociale et de protection de l'enfance, le préfet en lien avec la politique de la ville autour de la culture, la jeunesse, le sanitaire, l'inspecteur d'académie, la Caisse d'allocations familiales, le secteur associatif reconnu pour ses compétences dans les domaines de la culture, du sport, les associations de parents d'élèves, etc. Ce partenariat permet la constitution d'une équipe pluridisciplinaire réunie autour d'un coordonnateur avec des professionnels de différentes spécialités (enseignants, éducateurs, assistants de service social, animateurs, psychologues, intervenants sportifs, culturels...).

Prévention de la délinquance

La loi du 31 mars 2006 pour l'égalité des chances a introduit le contrat de responsabilité parentale repris par la **loi du 5 mars 2007** relative à la prévention de la délinquance en proposant trois instruments de responsabilisations :

- **le conseil des droits et devoirs des familles** (CDDF), obligatoire dans les communes de plus de 50 000 habitants, présidé par le maire : y sont présents les acteurs de l'action sociale, sanitaire, éducative, prévention, insertion. Le CDDF peut entendre la famille et lui adresser des recommandations par la mise en place d'un accompagnement parental à l'initiative du maire, lorsque la sécurité ou l'ordre public est menacé en raison d'un défaut de surveillance ou d'assiduité scolaire d'un mineur ;
- **le contrat de responsabilité parentale** (CRP) : le président du conseil départemental rappelle leurs obligations aux titulaires de l'autorité parentale, procède par contractualisation qui comporte toutes les mesures et aides qui sont proposées à la famille ;
- **le stage de responsabilisation des parents** sur leurs missions d'éducation afin de leur apporter un soutien éducatif sur un temps limité : c'est une mesure alternative aux poursuites susceptibles d'être engagées à l'encontre des parents défaillants. Cette mesure n'empiète pas sur les missions du juge des enfants en assistance éducative et de lutte contre la délinquance des mineurs, dès lors qu'elle apparaît liée à des carences familiales graves.

Loi de finances de 2020

La loi de finances de 2020 a statué sur la répartition des crédits du programme de la politique de la ville.

- Le premier pilier : la cohésion sociale, bénéficie de 75 % des crédits
- Le second : développement économique et emploi, de 17 %
- Le troisième : cadre de vie et renouvellement urbain, de 3 %
- Le quatrième : ingénierie et équipes projets, de 5 %

Mesures phares :

• le pilier cohésion sociale regroupe les actions en matière d'éducation, de santé, d'actions aux soins, de parentalité, de culture, de participation citoyenne et de lutte contre les discriminations.
La novation est la création des cités éducatives qui consiste à fédérer les différents acteurs locaux autour de la réussite scolaire des élèves en les suivant jusqu'à l'âge de 25 ans, c'est-à-dire jusqu'à leur insertion professionnelle. L'objectif est de garantir une continuité éducative en impliquant les parents, les éducateurs et travailleurs sociaux. Quatre-vingts territoires ont été labellisés début septembre ;

• dans le pilier développement économique et emploi, le dispositif adulte-relais est ajusté. Leur rôle est de développer la médiation sociale au sens large par le dialogue social pour améliorer et faciliter les relations entre les habitants et l'école, les services publics, le logement et l'emploi. Dans les espaces publics de jour et de nuit, il facilite le lien social entre générations et participe à améliorer le cadre de vie.
Les contrats adultes-relais sont réservés à des personnes d'au moins 30 ans, sans emploi ou en contrat aidé, issues des quartiers prioritaires de la politique de la ville. Le CDI ou CDD peut-être de 3 ans, renouvelable une fois, à temps plein ou temps partiel. L'employeur est un organisme de droit privé à but non lucratif : collectivités territoriales, établissements publics d'enseignement, de santé, offices publics, HLM, etc.

Circulaire du 5 mars 2020 : stratégie nationale de prévention de la délinquance et de prévention de la radicalisation pour les années 2020-2024 (PNPR)

Elle s'articule autour de 4 axes principaux :

• agir plus tôt et aller plus loin dans la prévention des jeunes (le précédent plan visait un public de 12/25 ans. Désormais, la prévention doit cibler aussi les moins de 12 ans.) ;

• aller vers les personnes vulnérables pour mieux les protéger : démarche du « aller vers » qui s'adresse notamment aux personnes âgées, aux personnes en situation de handicap, aux femmes victimes de violences, aux mineurs exposés et en danger, aux victimes de discrimination ;

- s'appuyer sur la population, nouvel acteur de la prévention de la délinquance, dans le cadre de démarches participatives ;
- créer une gouvernance rénovée et efficace, le maire est le pilote mais la stratégie du gouvernement encourage les articulations entre le niveau intercommunal et communal en lien étroit avec le préfet du département.

(Pour plus d'informations, voir la partie V sur La protection de l'enfance, p. 213)

5/ Politique de la ville et santé

La politique de la ville est un ensemble d'actions de l'État visant à réduire les inégalités sociales entre les territoires, et à lutter contre toutes les formes d'exclusion. Elle apporte des réponses en matière de santé en s'inscrivant dans des démarches impulsées au niveau national qui s'appuient sur les dynamiques locales.

Contexte social

Dans les années 1970, s'opère une prise de conscience de la part des pouvoirs publics de la nécessité de proposer des dispositifs spécifiques : ce sont les prémices de la politique de la ville. En 1977, Jacques Barrot, secrétaire d'État au Logement – suite au rapport Peyrefitte qui émet des inquiétudes –, décide de la première opération HVS (habitat et vie sociale) qui vise à l'amélioration de l'habitat. Les années 1980, marquées par les premières émeutes urbaines (été 1981), mettent en évidence les problématiques liées à ces quartiers tant sur le plan du chômage, que de la dégradation du bâti vis-à-vis de la salubrité. De nombreuses études et réflexions, entre 1981 et 1984, entraîneront la mise en place de nouveaux dispositifs.

Contexte législatif

En 1984, les procédures de développement social des quartiers (DSQ) sont mises en place sous l'autorité des maires et ont pour vocation de traiter des problèmes dans leurs dimensions éducative, sociale et économique. Suit la création du contrat interministériel pour les villes (CIV) : c'est la première étape de la « politique de la ville » qui met en en avant la nécessité des interventions multi-partenariales et transversales avec des contrats État/région/département/commune. Cette dimension est renforcée en 1988 par la création de la direction interministérielle à la ville (DIV) et par les premiers contrats de ville afin de simplifier et de déconcentrer les procédures : responsabilité au niveau départemental. C'est aussi un transfert de l'action vers les collectivités territoriales.

En 1987, le père Joseph Wresinski, dans son rapport sur la précarité, avait interpellé les pouvoirs publics sur les exclus du système de santé et les difficultés d'accès aux soins pour les plus démunis.
Une deuxième étape est amorcée avec la loi de lutte contre les exclusions du 29 juillet 1998 qui prend en compte un volet santé avec notamment une mesure phare : la création du programme régional d'accès à la prévention et aux soins pour les plus démunis (PRAPS). C'est la loi de 1998 qui a posé le cadre du volet santé de la politique de la ville avec le développement des ateliers santé ville (ASV) dans le cadre d'une coopération entre l'État et l'échelon communal. L'objectif des ASV était de réduire les écarts entre les quartiers, la santé étant apparue comme l'une des priorités.

En 1999, sont créées la couverture maladie universelle (CMU) et la couverture maladie universelle complémentaire (CMU-C).

La loi de 2003 (Borloo) donne priorité au renouvellement urbain avec la création de l'Agence nationale de rénovation urbaine (ANRU) qui améliore les conditions d'insonorisation, d'isolation, l'aménagement de l'environnement du cadre de vie et participe à l'amélioration de la santé des habitants.

La circulaire du 23 novembre 2005 prévoit la mise en place d'équipes mobiles « psychiatrie précarité » qui interviennent à l'extérieur de l'établissement, au plus prés des lieux de vie des personnes défavorisées et des acteurs sociaux qui les accompagnent.

Depuis 2006, la santé est l'une des cinq thématiques prioritaires de la politique de la ville et la loi du 31 mars 2006 met en place l'Agence nationale pour la cohésion sociale et l'égalité des chances (ACSÉ) qui finance les contrats urbains de cohésion sociale (CUCS) mis en place en 2007 et remplaçant les contrats de ville, notamment en matière de santé *via* les ASV, mais qui intervient aussi dans les programmes de réussite éducative, la lutte contre l'illettrisme.

La réduction et la prise en charge des inégalités territoriales de la santé nécessitent des dispositifs qui sont impulsés au niveau national.

L'État légifère dans le cadre de la politique de la ville et de la santé en tenant compte de conclusions de rapports effectués par diverses instances et qui sont remis aux ministères compétents. Ainsi, le Haut Conseil de la santé publique est chargé d'apporter une aide à la prise de décision du ministère de la Santé.
Le Comité interministériel des villes (CIV), créé en 1984, est l'instance de décision de la politique de la ville, réunie sous l'autorité du Premier ministre ou du ministre délégué à la Ville ; tous les ministères sont concernés par cette politique, notamment le ministère de la Cohésion sociale et le ministère de l'Éducation nationale. L'Agence nationale pour la cohésion sociale et l'égalité des chances (ACSÉ ou ANCSE) assure la coordination entre les partenaires de la politique de la ville : elle a pour objectif d'« améliorer chaque jour la vie des habitants des quartiers prioritaires ». Le CIV attribue une enveloppe budgétaire aux préfets de région.
Placé sous la responsabilité du ministère de la Ville, l'Observatoire national des zones urbaines sensibles (créé par la loi de 2003) formule des propositions dans divers domaines dont la santé et assure une fonction évaluative des mesures mises en place.
Au niveau départemental, le préfet représentant de l'État assure le lien avec les instances départementales et locales. Le CD a des missions incontournables de santé par la PMI qui assure la prévention, le dépistage pour les futurs parents et les enfants jusqu'à 6 ans, les modes de garde, etc.
Par sa proximité et son accessibilité à tous, la PMI est à la croisée du médical et du social, elle a un rôle de repérage des situations de vulnérabilité.
Le conseil départemental réalise des actions de prévention (vaccinations, prévention de la tuberculose, mission bucco-dentaire...). Il impulse et coordonne les politiques sociales en faveur des personnes âgées, vulnérables, handicapées...
Les caisses primaires d'assurance maladie sont très présentes sur tous les dispositifs liés à la santé et participent activement aux projets qui sont mis en place.
Au niveau local, les communes sont le support de la politique de la ville depuis 2007. Le CUCS (contrat urbain de cohésion sociale) est un contrat signé pour 3 ans, financé par l'ACSÉ donc validé par le préfet de région et élaboré entre

le préfet du département et le maire en y associant le CD, la CAF, la CPAM, l'Éducation nationale.
La loi HPST de 2009 a créé une mesure innovante : le contrat local de santé (CLS) piloté par l'ARS qui complète le volet santé des CUCS. Il est construit à partir d'un diagnostic participatif élaboré par l'ARS, les collectivités territoriales, les partenaires, il décrit la situation sanitaire et sociale ainsi que l'offre de santé du territoire afin d'organiser ou de réorganiser les priorités et d'allouer les financements en fonction des axes prioritaires. Le CLS engage les parties pour 6 ans, il s'articule sur les quartiers prioritaires avec l'ASV qui nécessite une coordination des acteurs de santé qui programment des actions au profit des habitants d'un quartier. Le réseau local ainsi constitué permet d'aborder le public selon différents angles et pas uniquement à travers celui de la santé : accès aux droits, éducation sanitaire, alimentaire, etc.
Les communes ont également pour mission l'application du règlement national d'hygiène et de salubrité, la lutte contre le saturnisme, les problèmes environnementaux : pollution, bruits, air, eau, etc. qui peuvent générer des problématiques de santé graves.

Partenaires

L'articulation avec la médecine libérale doit être favorisée (en 2008, une étude de l'IRDES indiquait qu'un quart des médecins refusaient les patients bénéficiaires de la CMU).
La mission locale qui reçoit des jeunes suceptibles de présenter des problèmes de santé.
Les diverses associations sur lesquelles on peut s'appuyer pour des difficultés liées au cancer, à l'alcool, à la toxicomanie, etc.

Comment peut se situer un assistant de service social dans le cadre d'un atelier santé ville ? L'ASS assume des missions d'accueil, d'écoute, d'évaluation, d'accompagnement et d'orientation. Au sein de la mairie, il s'occupe des aides légales et facultatives, du logement (FSL/énergie), du RSA (selon convention), de la prise en charge des personnes âgées...

Il peut intervenir dans des communes rurales, de grands ensembles, etc. En fonction du lieu d'intervention, il fait face à différents publics : personnes jeunes ou âgées, foyers travailleurs, immigrés, personnes issues de cultures diverses.

Les ateliers santé ville animent et structurent le volet santé des CUCS en s'appuyant sur un « diagnostic local partagé » pour élaborer des actions de prévention, de promotion de la santé, d'accès aux soins de premiers secours... Dans le cadre d'un atelier santé ville, l'ASS d'une mairie participe au diagnostic élaboré dans le cadre d'un accompagnement individualisé des usagers en bénéficiant d'une réflexion avec des partenaires comme : PMI, Éducation nationale, dispensaires, hôpital, CMP, CPAM, médecine libérale...
L'ASS travaille dans la proximité avec les habitants d'un quartier spécifique, car, sur une commune, les problématiques ne sont pas forcément les mêmes selon les quartiers : il peut y avoir une zone pavillonnaire où résident des personnes vieillissantes, ou au contraire des quartiers plus récents avec de grands ensembles où vit une population beaucoup plus jeune. Quelles thématiques de santé prioritaires sont alors à cibler ? Il faut avant tout avoir une réflexion en rapport avec les moyens que l'on peut mettre en place.

Dans le cadre d'un travail partenarial concernant les jeunes : avec l'ASS scolaire et l'infirmière peuvent être repérés des problèmes de santé spécifiques aux adolescents (mal-être, dépendance aux drogues, alcool, obésité, etc.). L'ASS peut proposer des interventions de médecins spécialisés qui sont présents dans des institutions de la commune, etc. Concernant des enfants plus jeunes, il peut s'agir d'hygiène bucco-dentaire, etc.

Dans le cadre d'un travail partenarial concernant les familles : dépistage pour certaines femmes (cancer du sein...), contraception, etc. Il peut s'agir de difficultés liées aux droits : bénéficiaires de la CMU (aujourd'hui PUMa) rencontrant des problèmes avec les professionnels libéraux, par exemple, ou problèmes d'accessibilité aux établissements médicaux de proximité.

Dans le cadre d'actions préventives : coordination du travail avec les acteurs locaux à développer sur une thématique (journée sur le sida pour envisager des manifestations sur les moyens de se protéger), possibilité de réaliser des événements (forum santé pour mieux faire connaître les structures locales...). On trouve également un volet santé dans les projets locaux de réussite éducative (PRE dans le cadre de la politique de la ville), qui met en place des actions de prévention d'éducation de la santé (par exemple dans le domaine de la nutrition pour prévenir les problèmes liés à l'obésité, etc.).

Bilan

Le constat des inégalités de santé n'est plus à faire et, dans ce contexte, la mise en place de programmes territoriaux de santé publique est l'un des éléments participant à la réduction de ces inégalités. En France, la santé est une compétence de l'État, maître d'ouvrage de la politique de la santé. Cette politique nationale est déclinée au niveau régional avec l'ARS comme principal acteur, et certaines missions sont également confiées aux collectivités territoriales. Ainsi, la santé est considérée comme l'une des priorités de la politique de la ville.

L'offre de soins et de prévention est pilotée par l'ARS, établissement public autonome qui est le pivot des actions de santé de la région, et les questions de politique de la ville par l'ACSÉ, un organisme qui gère les crédits de la politique de la ville. L'ARS fixe, pour cinq ans, les objectifs qui concernent les domaines de la prévention, des soins ambulatoires en passant par les soins hospitaliers. Elle doit lutter contre les inégalités de santé d'un territoire à l'autre et agir sur les territoires prioritaires.

6/ Économie sociale et solidaire

La loi du 31 juillet 2014 « Économie sociale et solidaire » :

- encourage un changement d'échelle de l'économie sociale et solidaire ;
- fonde une stratégie de croissance plus robuste ;
- donne aux salariés le pouvoir d'agir ;
- soutient le développement durable local.

La loi ESS permet de faire connaître aux citoyens le périmètre de l'économie sociale et solidaire pour favoriser leur implication dans ce mode innovant d'entreprendre et lancer un véritable changement d'échelle. En effet, ce nouveau mode d'entreprendre permet de concilier un développement économique avec les salariés et en lien avec les territoires. La notion d'entreprise de l'ESS regroupe les acteurs historiques de l'économie sociale, à savoir les associations, les mutuelles, les coopératives et les fondations ; mais aussi de nouvelles formes d'entrepreneuriat social comme les sociétés commerciales, qui poursuivent un objectif d'utilité sociale et qui font le choix de s'appliquer à elles-mêmes les principes de l'économie sociale et solidaire.
Les principes de l'ESS sont clairement affirmés : ce n'est ni une économie de la réparation ni une vitrine sociale, mais une économie de l'exigence fondée sur les valeurs de gouvernance démocratique et participative, de lucrativité limitée et d'utilité sociale.

Elle n'est pas une sous-économie, une « économie du pauvre ». Elle est au contraire à la fois créatrice de richesses et porteuse de solutions innovantes pour les habitants des quartiers populaires, tant par ses valeurs et sa méthode, que par la logique même de développement local durable qui l'anime. Elle apporte une réponse à des besoins non couverts par l'économie classique, privilégie l'insertion et l'intégration à la rentabilité et s'appuie souvent sur des initiatives qui partent des habitants, et dont elle accompagne la structuration. Les initiatives associant acteurs/actrices, citoyen(ne)s, collectivités et réseaux d'accompagnement démontrent dans de nombreux cas la capacité de l'ESS à s'inscrire en transversalité avec la politique de la ville.

L'ESS est souvent innovante dans les réponses formulées et fortement adaptées aux spécificités territoriales. Du fait de sa dimension sociale et de son implantation locale, elle peut apporter des réponses à des besoins sociaux non satisfaits. Elle constitue de ce point de vue une réponse adaptée aux attentes des habitant(e)s des quartiers.

Depuis le véritable statut juridique de l'ESS avec la loi de 2014, les dispositifs se sont développés et adaptés.
La loi du 31 juillet 2014 a été modifiée par un décret du 31 décembre 2014 qui permet la création de sociétés coopératives et participatives (SCOP) par les salariés repreneurs d'entreprise.
Le gouvernement a annoncé en novembre 2018 « *un pacte de connaissance pour l'ESS afin de favoriser les entreprises de l'ESS* via *la commande publique* ».
Dans le cadre de la loi réforme pour la justice, un décret du 26 décembre 2019 permet à l'entreprise de l'ESS d'accueillir des personnes placées sous main de justice, astreintes à un travail d'intérêt général.

+ Info

Chaque année, en novembre, le mois de l'ESS est le rendez-vous des acteurs de l'économie sociale et solidaire sur tous les territoires. Il permet de mettre en lumière les initiatives engagées et inspirantes.

Pour aller plus loin

Bibliographie

- « La politique de la ville en France », Marie-Christine Jaillet, *Regards sur l'actualité*, n° 296, 2003.
- *Pays de malheur ! Un jeune de cité écrit à un sociologue*, Younes Amrani, Paris, La Découverte, 2004.
- *Développement social, urbain et politique de la ville*, Florence Tourette, Paris, Gualino, 2005.
- *Ghetto urbain, ségrégation, violence, pauvreté en France aujourd'hui*, Didier Lapeyronnie, Paris, Robert Laffont, 2008.
- *La Politique de la ville. Maîtriser les dispositifs et les enjeux*, Emmanuel Heyraud, Paris, Berger-Levrault, 2010.

QCM n° 7 : La politique de la ville

Sujet

1. Les prémices de la politique de la ville ont émergé en :
a) 1960.
b) 1970.
c) 1975.

2. Quel ministre mit fin à la construction des grands ensembles en 1973 ?
a) Olivier Guichard
b) Jacques Barrot
c) Jean-Louis Borloo

3. Que désigne le dispositif HVS ?
a) Habitation ville société
b) Habitat et vie sociale
c) Hébergement vacant solidaire

4. Qu'est-ce que la procédure DSQ qui voit le jour dans les années 1980 ?
a) Données sociales quantitatives
b) Direction sécurité des quartiers
c) Développement social des quartiers

5. En 1981, qui a initié le développement des ZEP ?
a) Alain Savary
b) Jacques Barrot
c) François Mitterrand

6. Que signifie le sigle ZEP ?
a) Zone d'éducation prioritaire
b) Zone d'étude première
c) Zone d'élevage principal

7. Que signifie ZUS ?

a) Zone urbaine sensible
b) Zone urgente sérieuse
c) Zone urbaine sèche

8. Que signifie le sigle DSU ?

a) Développement social urbain
b) Développement sécurité urbaine
c) Dotation de solidarité urbaine

9. Que désigne le DSU ?

a) La partie de terrain développée par les communes pour construire des logements sociaux
b) La dotation versée par les communes riches aux communes pauvres en charge d'un parc HLM important

10. Quand a été promulguée la loi Borloo d'orientation et de programmation pour la ville et la rénovation urbaine ?

a) Le 1er juillet 2002
b) Le 15 janvier 2003
c) Le 1er août 2003

11. Cette loi met en place le PNRU :

a) le plan national de restructuration urbaine.
b) le plan national de rénovation urbanistique.
c) le programme national de rénovation urbaine.

12. Quand a été promulguée la loi pour l'égalité des chances ?

a) Le 31 mars 2006
b) Le 31 mars 2007
c) Le 1er juin 2007

13. Cette loi crée l'ACSÉ :
a) l'Agence centrale de sécurité.
b) l'Agence pour la cohésion sociale et l'égalité des chances.
c) l'Assistance centralisée de cohésion sociale.

14. Que signifie le sigle CUCS ?
a) Cohésion urbaine et contrat social
b) Contrat urbain de cohésion sociale
c) Contrat uni de cohésion sociale

15. À quelle tranche d'âge s'adressent les missions locales ?
a) Aux 20-25 ans
b) Aux 18-26 ans
c) Aux 21-30 ans

16. Que signifie le sigle PLIE ?
a) Programme léger d'insertion et d'emploi
b) Programme local d'insertion et d'éducation
c) Plan local pour l'insertion et l'emploi

17. Que signifie le sigle DSL ?
a) Développement de la sécurité locale
b) Développement social local
c) Développement social léger

18. Que signifie le sigle ODAS ?
a) Organisation départementale de l'action sociale
b) Organisation développement de l'action sociale
c) Observatoire de l'action sociale décentralisée

19. Selon l'INSEE, quel est le pourcentage de la population française vivant dans les zones urbaines sensibles ?

a) 4 %
b) 7 %
c) 11 %

20. Quel pourcentage de la population des ZUS les jeunes de moins de 20 ans représentaient-ils ?

a) 25,5 %
b) 33,7 %
c) 39,9 %

21. Que veut dire ESS ?

a) Éducation sanitaire et sociale
b) Économie sociale et solidaire
c) Économie sociale et sécuritaire

22. Quel est le nom du dispositif pour la réussite des enfants ?

a) Cité de la joie
b) Cité éducative
c) Club éducatif

23. Comment s'appelle le dispositif pour réduire le taux de chômage dans les QPPV ?

a) Groupement de l'emploi
b) Cité du travail
c) Cité de l'emploi

Corrigé

1. Réponse b) ; 1970.
2. Réponse a) ; Olivier Guichard.
3. Réponse b) ; HVS : habitat et vie sociale.
4. Réponse c) ; DSQ : développement social des quartiers.
5. Réponse a) ; Alain Savary.
6. Réponse a) ; ZEP : zone d'éducation prioritaire.
7. Réponse a) ; ZUS : zone urbaine sensible.
8. Réponse c) ; DSU : dotation de solidarité urbaine.
9. Réponse b) ; DSU : dotation versée par les communes riches aux communes pauvres en charge d'un parc HLM important.
10. Réponse c) ; 1er août 2003.
11. Réponse c) ; PNRU : programme national de rénovation urbaine.
12. Réponse a) ; 31 mars 2006.
13. Réponse b) ; ACSÉ : Agence pour la cohésion sociale et l'égalité des chances.
14. Réponse b) ; CUCS : contrat urbain de cohésion sociale.
15. Réponse b) ; 18-26 ans.
16. Réponse c) ; PLIE : plan local pour l'insertion et l'emploi.
17. Réponse b) ; DSL : développement social local.
18. Réponse c) ; ODAS : Observatoire de l'action sociale décentralisée.
19. Réponse b) ; 7 %.
20. Réponse c) ; 39,9 %.
21. Réponse b) ; ESS : économie sociale et solidaire.
22. Réponse b) ; cité éducative : pour la réussite des enfants.
23. Réponse c) ; cité de l'emploi : pour réduire le taux de chômage dans les QPPV.

LE DROIT DES ÉTRANGERS L'IMMIGRATION LE DROIT D'ASILE

Partie VIII

Le droit des étrangers. L'immigration. Le droit d'asile

Les questions d'immigration, d'intégration, d'asile et de nationalité alimentent les tensions, et les gouvernements successifs ont assoupli ou durci les conditions d'accueil des étrangers sur le territoire français. Mus par des inégalités économiques, démographiques, climatologiques et des conflits politiques, nombreux sont ceux qui quittent leur pays d'origine. Une analyse rétrospective montre que le nombre de migrants internationaux a doublé ces trente dernières années. Il s'agit donc de mettre en place une politique de migration européenne cohérente et globale.

Cependant, en France, les crédits alloués aux questions migratoires au sein du projet de loi pour 2021 augmentent de 2 %, essentiellement pour renforcer les capacités d'hébergement des demandeurs d'asile.

Nous aborderons tout d'abord les droits des étrangers de manière générale, puis l'immigration.

1/ Droit des étrangers

Le droit des étrangers réglemente l'entrée des ressortissants étrangers sur le territoire français, mais aussi leur séjour et leur sortie. Le droit d'asile est un droit fondamental garanti par la Constitution et la Convention de Genève.

Un étranger doit être muni d'un visa pour entrer sur le territoire, à l'exception des ressortissants des pays de l'Union européenne et ceux avec lesquels la France a passé des accords. Un pays peut refuser la délivrance d'un visa. Si l'étranger n'en possède pas, il ne sera pas autorisé à entrer sur le territoire. Cependant, si l'étranger est déjà sur le territoire, il peut être placé en zone d'attente.

Le visa est une autorisation provisoire d'être sur le territoire pour une durée qui n'excède pas trois mois. Au-delà, si l'étranger non ressortissant de l'espace Schengen souhaite rester en France, il doit obtenir un titre de séjour ou une carte de résident. À défaut, il est considéré comme étant en situation irrégulière et désigné comme « sans-papiers » (espace Schengen, libre circulation des hommes, signé en 1990, qui concerne actuellement 26 pays).

Il existe diverses cartes de séjour :
• carte de séjour temporaire pour un an renouvelable avec un statut : vie privée et familiale (elle donne accès à l'emploi), études, etc. ;
• carte bleue européenne valable trois ans, renouvelable ;
• carte de séjour « compétences et talents » valable trois ans, renouvelable ;
• carte de résident valable dix ans, renouvelable ;
• carte de séjour « retraité » valable dix ans, renouvelable.

Le droit d'asile

Il est accordé aux étrangers qui justifient des risques dans leur pays d'origine.

Le travail

Depuis la loi de 2003, dite de maîtrise de l'immigration, les étrangers qui sont possesseurs d'un visa les autorisant à séjourner et qui travaillent alors qu'ils n'ont pas de permis de travail peuvent faire l'objet de poursuites. Par ailleurs, même avec un titre de travail, certaines professions ne sont pas ouvertes aux étrangers car elles nécessitent d'avoir la nationalité française ou un diplôme français.

La protection sociale

Tout étranger, même sans titre de séjour, hébergé sur le territoire peut être soigné dans le cadre de l'AME. Pour bénéficier de l'AME, le demandeur doit justifier qu'il réside sur le territoire de manière ininterrompue depuis plus de trois mois de manière stable, et il est soumis à un plafond de ressources (comme la PUMa). Le bénéfice de l'AME concerne la personne, ses ayants-droit, et toute personne étrangère placée en rétention administrative.

Par ailleurs, toute personne étrangère ayant des enfants peut accéder à un soutien financier dans le cadre de l'aide sociale à l'enfance du fait de la Convention internationale des droits de l'enfant.

Le demandeur d'asile bénéficie de l'aide temporaire d'attente (ATT), prestation versée par Pôle emploi.

Pour bénéficier du RSA, il doit être titulaire d'une carte de résident de dix ans ou d'une carte de séjour « vie privée et familiale », et justifier de cinq ans sur le territoire français de manière ininterrompue.

Lorsqu'un étranger est sur le territoire sans titre de séjour, il peut faire l'objet d'une mesure d'éloignement :
- reconduite à la frontière de son pays ;
- expulsion (si son comportement constitue une atteinte à l'ordre public) ;

- extradition (personne suspectée par un autre État qui demande qu'elle lui soit livrée).

Lorsque la mesure d'éloignement ne peut pas être exécutée immédiatement, l'étranger peut être assigné à résidence ou placé dans un centre de rétention.

En septembre 2012, Manuel Valls, ministre de l'Intérieur, a annoncé l'abrogation du « délit de solidarité ». Permettant de poursuivre « *toute personne qui aura par aide directe ou indirecte facilité ou tenté de faciliter l'entrée, la circulation ou le séjour irrégulier d'un étranger* », il servait de moyen d'intimidation auprès des bénévoles et a été très décrié par le milieu associatif.

Il convient de s'attarder sur le mineur étranger isolé (ou MNA depuis 2016), dont l'arrivée est surtout significative depuis le début des années 1990. Les principaux pays d'origine de ces mineurs se situent sur le continent africain (Congo, Rwanda, Burundi, Sierra Leone, Angola), asiatique (Afghanistan, Sri Lanka), et européen (Europe de l'Est), et il s'agit en grande majorité de garçons (huit garçons pour deux filles). Certains fuient une région en guerre, d'autres sont mandatés pour envoyer de l'argent à leur famille restée au pays, d'autres encore sont exploités (réseaux de prostitution, activités délictuelles).

La Convention relative aux droits de l'enfant du 20 novembre 1989 (art. 20) énonce que « *tout enfant qui est temporairement ou définitivement privé de son milieu familial a droit à une protection et une aide spéciale de l'État* » car avant de bénéficier de cette mesure, les mineurs étrangers isolés sont en danger, d'où l'intervention du parquet, du juge pour enfants et de l'aide sociale à l'enfance.

+ Info

Tout au long du siècle dernier, la figure dominante de l'étranger était celle du travailleur immigré, et l'immigration s'est structurée en termes d'immigration choisie et d'immigration subie, ce qui a abouti à plusieurs réformes législatives.

2/ Immigration

Définition

L'immigration désigne l'entrée dans un pays de personnes étrangères qui viennent pour s'y installer ou y séjourner. Le mot « immigration » vient du latin *migratio* : « passage d'un lieu à l'autre ».

L'immigration peut avoir plusieurs raisons : professionnelle, politique, économique (habitant cherchant un meilleur niveau de vie), personnelle, familiale. La France est un pays d'immigration depuis la seconde moitié du XIXe siècle et, jusqu'en 1945, il n'y a pas de politique d'immigration. La première ordonnance est du 2 novembre 1945.

Contexte législatif

• **De 1945 à 1975 :** pendant les Trente Glorieuses, la France accueillait assez largement les migrants, bien qu'une ordonnance de 1945 en réglementait le flux. Elle était basée sur trois logiques : logique de police, si l'étranger n'est pas dangereux, il est admis à séjourner sur le territoire ; logique de main-d'œuvre, volonté de faire appel à la main-d'œuvre étrangère pour répondre aux besoins des entreprises ; logique de population valorisant les étrangers selon leur pays d'origine et considérés comme les plus assimilables. De ce fait, il existait une certaine hiérarchie entre les migrants. Dans les années 1950, les Italiens sont valorisés par rapport aux Espagnols et aux Portugais. À partir de 1960, avec l'arrivée des premiers immigrés venus du Maghreb, les Portugais sont mieux accueillis que les migrants d'Afrique. Pendant les Trente Glorieuses, les étrangers sont souvent célibataires et représentent seulement une main-d'œuvre n'ayant pas vocation à s'installer en France.

• **De 1975 à aujourd'hui,** de nombreuses modifications de la législation sont intervenues, notamment en raison des alternances politiques, ce qui montre bien que la politique migratoire est un enjeu national. Une politique d'intégration va lentement se mettre en place dans les années 1980 et 1990.

L'intégration est définie par le Haut Conseil à l'intégration (HCI) comme un processus dynamique et inscrit dans le temps d'adaptation à notre société par l'étranger qui a l'intention d'y vivre. L'intégration se fait dans le respect des différences et des particularités de l'individu, alors que l'assimilation tend à faire disparaître toute spécificité culturelle.

• **Dans les années 1980,** paradoxalement, il y a une baisse des entrées mais l'immigré n'est plus seulement envisagé comme une force de travail : il peut faire venir sa famille et il devient un habitant de la cité. Apparaissent alors la notion de politique d'intégration et la création, en 1990, du HCI.

• **1981 :** lancement d'une procédure de régularisation jusqu'en 1983 (132 000 étrangers régularisés sur 150 000 demandes).

• **Sous le gouvernement Rocard en 1984 :** la loi Joxe crée la carte de résident de dix ans et, en 1988, le terme d'intégration s'impose. 1989 voit la nomination d'un secrétaire général à l'Intégration.

• **1995 :** mise en application des accords de Schengen ; ouverture des frontières entre pays signataires de l'accord.

• **1998 :** la politique d'intégration est complétée par un volet consacré à la lutte contre les discriminations (à la suite d'un rapport du HCI) ; elle reconnaît la carte vie privée, vie familiale, ainsi que les raisons médicales d'immigration.

• **2003 :** la loi de maîtrise de l'immigration, dite loi Sarkozy (alors ministre de l'Intérieur), va dans le sens d'un durcissement des conditions d'entrée et de séjour des étrangers. La loi Villepin durcit les conditions d'admission des demandeurs d'asile.

• **2006 :** mise en œuvre d'une immigration choisie, c'est-à-dire de la possibilité de sélectionner la main-d'œuvre selon les besoins de l'économie française. Elle rend obligatoire le contrat d'accueil et d'intégration. Elle met fin à la régularisation de droit au bout de dix ans passés sur le territoire. Elle crée le statut des CADA.

• **2007 :** la loi relative à la maîtrise de l'immigration, à l'intégration et à l'asile, dite loi Hortefeux, a pour objet de lutter contre l'immigration irrégulière, de limiter les conditions d'entrée et de séjour en France et de maîtriser l'immigration familiale.

• **25 mars 2009 :** la loi de mobilisation pour le logement et la lutte contre l'exclusion crée l'OFII (Office français de l'immigration et de l'intégration), qui succède à l'ANAEM.

• **16 juin 2011 :** la loi relative à l'immigration, à l'intégration et à la nationalité modifie les règles relatives au séjour de diverses catégories d'étrangers :
- étrangers malades : désormais, pour l'attribution d'une carte de séjour à un étranger malade, il sera simplement tenu compte de la présence ou de l'absence d'un traitement approprié dans le pays d'origine ;
- droit au séjour des victimes de violences conjugales : dès lors que la femme étrangère bénéficie d'une ordonnance de protection judiciaire, le préfet procède dans les plus brefs délais à la délivrance de plein droit d'une carte de séjour temporaire « vie privée et familiale » ;
- droit au court séjour des ressortissants communautaires : nécessité de justifier qu'on dispose de ressources et de moyens d'existence suffisants afin de subvenir à ses besoins même pour une durée de trois mois. Le recours à l'assistance sociale ne peut justifier une remise en cause du droit de séjour ; il appartient au préfet d'examiner si un tel recours n'est pas constitutif d'une charge déraisonnable de nature à remettre en cause le droit au séjour ;
- droit au séjour des mineurs isolés devenus majeurs : l'étranger qui a été confié à l'aide sociale à l'enfance entre 16 et 18 ans peut se voir délivrer une carte de séjour temporaire portant la mention « salarié » ou « travailleur

temporaire » dans l'année qui suit son 18e anniversaire. L'intéressé doit justifier qu'il suit depuis au moins six mois une formation qualifiante ;
- droit au séjour des conjoints de Français : carte de résident accordée à l'étranger marié depuis au moins trois ans avec un ressortissant français. L'étranger doit justifier qu'il séjourne régulièrement en France ;
- pénalisation des « mariages gris » : lorsqu'un des deux conjoints a été abusé et trompé, la notion d'escroquerie sentimentale est retenue, c'est-à-dire de mariage contracté en toute bonne foi par un ressortissant français avec un étranger, lequel n'aurait en revanche d'autre but que d'obtenir un titre de séjour ou de nationalité française ;
- maintien du droit au séjour si la rupture de vie résulte du décès du conjoint français : le renouvellement du titre de séjour interviendra de plein droit.

• **Loi du 29 juillet 2015 :** relative à la réforme du droit d'asile, la loi du 29 juillet 2015 (*JO* du 30 juillet 2015) transpose de nouvelles directives européennes adoptées en juin 2013 (« paquet asile ») et réforme le droit d'asile selon 2 axes :
• renforcer les garanties des personnes ayant besoin d'une protection internationale ;
• statuer rapidement sur les demandes d'asile avec une procédure qui doit permettre :
- un enregistrement plus rapide de la demande. Après le passage en préfecture, le demandeur reçoit l'ADA (attestation de demande d'asile) valant droit de séjour pendant la durée d'instruction de sa demande. Il est à préciser que l'ADA ne permet pas au demandeur de circuler librement dans les autres pays de l'Union européenne. L'OFPRA (Office français de protection des réfugiés et apatrides), placée sous tutelle du ministère de l'Intérieur, dispose de 6 mois pour statuer en procédure normale, dans certains cas la demande peut être placée en procédure accélérée (l'OFPRA doit alors statuer sous 15 jours),
- la présence d'un conseil lors de l'entretien, avec un officier de protection. Ce dernier pose des questions sur les motifs de la demande d'asile à partir du récit de vie.

Les procédures d'examen des demandes doivent être plus rapides, tant celles opérées par l'OFPRA que par la CNDA (Cour nationale du droit d'asile) et, dans le cadre d'une procédure de recours, elles doivent se faire sous le contrôle en droit du Conseil d'État.
Dans le cas où l'OFPRA n'a pas statué sur la demande d'asile dans les 9 mois, un amendement autorise l'accès au marché du travail des demandeurs d'asile.

Parmi les motifs d'asile, celui des « violences faites aux femmes » est explicitement reconnu.

L'OFPRA peut rendre une décision favorable à la demande d'asile, le demandeur obtient alors le statut de réfugié, ou peut rejeter la demande d'asile. Dans le second cas, le demandeur a le droit contester cette décision devant la CNDA (délai d'un mois). S'il n'y a pas de demande de recours, le droit au maintien sur le territoire prend fin et la personne, désormais en situation irrégulière, doit quitter la France.
La CNDA peut confirmer la décision de l'OFPRA ou l'annuler, en accordant soit la protection subsidiaire soit la qualité de réfugié au demandeur.
La décision de l'OFPRA peut également faire l'objet d'un recours en cassation devant le Conseil d'État (cette procédure nécessite un avocat spécialisé et le Conseil d'État réexamine seulement les questions juridiques).

Un dispositif d'hébergement contraignant permet d'affecter le demandeur d'asile dans une région autre que celle où il se présente. En cas de refus de cet hébergement, il perd le droit aux allocations.

La loi du 29 juillet 2015 a également créé l'allocation pour demandeur d'asile (ADA), elle a remplacé, à partir du 1er novembre 2015, l'allocation temporaire d'attente (ATA) et l'allocation mensuelle de subsistance (AMS). C'est l'OFII qui est chargée de la gestion de cette allocation. Pour en bénéficier, il faut :
- être titulaire de l'attestation de demande d'asile, ou d'un titre de séjour (relevant de la procédure Dublin III), ou bénéficiaire de la protection temporaire, ou encore victime de la traite des êtres humains ou de proxénétisme ;
- être âgé de 18 ans.

L'allocation est calculée à partir d'un barème qui tient compte de la composition familiale, du mode d'hébergement et des ressources.

Le chiffre communément admis est de 1 million de personnes ayant franchi irrégulièrement les frontières de l'Europe en 2015.

• **La loi du 7 mars 2016** relative au droit des étrangers (promulguée le 8 mars 2016) poursuit 3 objectifs :
• améliorer l'accueil et l'intégration des étrangers régulièrement admis au séjour ;
• renforcer l'attractivité de la France en facilitant la mobilité des talents internationaux ;
• lutter plus efficacement contre l'immigration irrégulière.

Pour répondre à ces objectifs, les dispositifs sont les suivants :
• la loi généralise le titre de séjour pluriannuel (2 ou 4 ans) pour les étrangers après 1 an de séjour en France. Ils devront justifier de leur assiduité, du sérieux de leur participation aux formations prescrites par l'État dans le cadre d'un contrat d'intégration républicaine, et n'auront pas manifesté le rejet des valeurs essentielles de la société française et de la République ;
• un nouveau parcours d'intégration avec renforcement du niveau de langue ;
• le passeport « talent », valable 4 ans pour l'étranger et sa famille, sera proposé pour les investisseurs, les chercheurs, artistes... ;
• de nouveaux cas de délivrance de carte de résident de plein droit (art. 23) :
- au conjoint et aux enfants d'un étranger titulaire de la carte de résident, autorisés à séjourner au titre du regroupement familial (voir focus ci-dessous),
- à l'étranger père ou mère d'un enfant français qui réside en France, et qui est titulaire depuis au moins 3 années de la carte de séjour temporaire, « vie privée, vie familiale »,
- à l'étranger marié depuis au moins 3 ans avec un ressortissant de nationalité française.

+ Info

Ce qu'il faut retenir de la loi du 7 mars 2016

• Intégration : renforcement du niveau de langue requis (dans le cadre d'un contrat d'intégration républicaine).

• Généralisation de la carte de séjour pluriannuelle (de 2 ou 4 ans), après un an de séjour en France (art. 17).

• La loi précise le droit au séjour des étrangers malades, en prenant en compte la capacité du système de soins du pays d'origine, au regard de la pathologie.

• La loi ouvre le droit à la carte de séjour « vie privée, vie familiale » aux personnes victimes de violences « familiales » (et non plus seulement conjugales). Elle prévoit sa délivrance aux personnes menacées d'un mariage forcé (art. 16).

• Les personnes titulaires d'une carte de séjour « retraité » qui justifient de leur volonté de s'établir en France, et d'y résider à titre principal, auront une carte de résident délivré de plein droit.

Focus à propos du regroupement familial

Le demandeur devra :

• séjourner de manière régulière depuis au moins 18 mois sur le territoire (au lieu d'un an avant) ;

• justifier de ressources stables et suffisantes pour subvenir aux besoins de sa famille. Dans le calcul des ressources, les prestations familiales ne sont pas prises en compte ;

• disposer d'un logement considéré comme « normal » pour une famille comparable ;

• se conformer aux principes essentiels de la vie familiale, posés par les lois de la République, notamment le respect de la monogamie.

La demande s'effectue à la préfecture du département de résidence du demandeur, lors du dépôt de la demande, l'OFII délivre une attestation de dépôt. La préfecture doit donner une réponse dans le délai de 6 mois.

• **Communiqué du 1er août 2016 :** promulgué par les ministères de l'Intérieur et du Logement, il va dans le sens de la loi de mars 2016. Il abolit le clivage entre légalité et illégalité.
Il prévoit une « charte de fonctionnement des CAO » (centres d'accueil et d'orientation), afin de leur permettre de jouer pleinement leur rôle d'accueil temporaire. Le CAO est destiné à apporter des réponses à la pression migratoire, et à être un sas d'accueil et d'orientation vers d'autres solutions de prises en charge.
Le public accueilli est constitué de personnes migrantes adultes sans abri, quel que soit leur statut au regard du droit au séjour, et à la demande d'asile.
Les migrants sont en droit de bénéficier d'une évaluation juridique, sociale, médicale ou psychique s'ils le souhaitent.
Pour les personnes n'ayant engagé aucune démarche, après un mois de séjour en CAO, ou qui refusent les orientations proposées, une fin de prise en charge devra être envisagée.

• **10 septembre 2018 : Loi 2018-778 promulguée « Loi pour une immigration maîtrisée, un droit d'asile effectif et une intégration réussie ».**
La loi poursuit 3 objectifs :
- la réduction des délais d'instruction de la demande d'asile ;
- le renforcement de la lutte contre l'immigration irrégulière ;
- l'amélioration de l'accueil des étrangers admis au séjour pour leurs compétences et leurs talents.

La loi vise à réduire à 6 mois les délais d'instruction de la demande d'asile et à faciliter la reconduite à la frontière pour les déboutés.
Les étrangers arrivant en France disposeront de 90 jours à compter de leur arrivée pour déposer une demande d'asile, contre 120 précédemment.
Un recours contre une décision d'asile ne permettra plus de suspendre une décision d'expulsion pour les personnes originaires de pays dits « sûrs ».

La rétention pour « vérification du droit de séjour d'un étranger » passera de 16 à 24 heures, c'est la procédure qui permet de retenir une personne qui n'est pas en mesure de présenter un titre de séjour ou un visa.

Si la personne n'est pas en situation régulière, elle peut faire l'objet d'une OQTF (obligation de quitter le territoire français) et être touchée par la rétention administrative, c'est-à-dire qu'elle est assignée à résidence ou placée en centre de rétention dans l'attente de son expulsion durant 90 jours à compter de l'entrée effective sur le territoire français (auparavant c'était 45 jours). La personne retenue a droit à un avocat et peut bénéficier de l'aide juridictionnelle.

La loi prévoit des échanges d'information entre l'OFII et les services d'hébergement d'urgence concernant les demandeurs d'asile et les réfugiés.

La loi donne la possibilité au préfet de refuser le droit de séjour d'un étranger, alors que les médecins considèrent que son état de santé impose la poursuite des soins en France. Le préfet devra prendre une décision « spécialement motivée ».

Par ailleurs, la loi prévoit une protection renforcée pour les jeunes filles et femmes exposées aux risques de mutilations sexuelles, et des dispositions protectrices pour les victimes de violences conjugales.

La loi apporte des améliorations au droit de séjour des réfugiés vulnérables avec l'instauration d'un titre de séjour de 4 ans pour certains réfugiés.

Les conditions de reconnaissance de la filiation sont durcies pour les couples non mariés, afin de lutter contre les reconnaissances frauduleuses. Ainsi, le parent français devra prouver qu'il contribue bien à l'entretien et à l'éducation de l'enfant. De plus, dans le cadre de la reconnaissance de la filiation, la personne devra justifier son identité et son domicile pour pouvoir reconnaître l'enfant.

L'aide au séjour ou à la circulation d'un étranger en situation irrégulière ne pourra plus être poursuivie, si elle a consisté à fournir des conseils, accompagnements juridiques, linguistiques ou sociaux, ou toute autre aide apportée dans un but exclusivement humanitaire. Par contre, l'aide à la rentrée sera sanctionnée.

La loi étend le passeport talent aux salariés d'entreprises innovantes.
De même, la mobilité des étudiants et chercheurs entre leur pays d'origine et la France sera facilitée. Des nouveautés apparaissent :
- une carte de séjour temporaire « étudiant étranger-programme de mobilité » est créée. Ce titre de séjour permet de travailler dans la limite de 60 % de la durée annuelle de travail ;
- l'autorisation provisoire de séjour (APS) est remplacée par une carte qui portera la mention « recherche d'emploi ou création d'entreprise » ;
- une carte de séjour « jeune au pair » est intégrée dans le code du séjour des étrangers et du droit d'asile.

• 1er mars 2019 : entrée en vigueur de trois décrets d'application concernant la loi 2018-778.

Ils apportent les aménagements suivants :
– double demande asile/droit au séjour : dans le cadre d'une personne déboutée du droit d'asile, jusque-là aucun délai n'était prévu pour bénéficier d'un autre droit au séjour, et la personne attendait la réponse à sa demande pour entreprendre une nouvelle démarche. Désormais, le délai commence lors de l'enregistrement de sa demande d'asile au GUDA (guichet unique pour demandeur d'asile, lieu où est délivré le formulaire de demande d'asile à renvoyer à l'OFPRA. Il existe 38 guichets répartis sur le territoire), ainsi le demandeur d'asile peut déposer une demande pour un autre titre dans les 2 mois suivant sa première demande, et 3 mois pour un titre « étranger malade » ;
– reconnaissance de paternité ou maternité : afin de lutter contre les reconnaissances frauduleuses, la loi exige désormais que tout auteur d'une reconnaissance justifie son identité en présentant pièce d'identité et justificatif de domicile de moins de 3 mois. Instauration d'un contrôle préalable dont l'officier d'état civil est garant. Si des indices sérieux laissent présumer une fraude, l'officier d'état civil saisit sans délai le procureur de la République ;
– régularisation concernant les parents d'enfants français : pour obtenir un titre de séjour comme parent d'enfant français, la loi exige désormais la justification de la contribution à l'entretien et à l'éducation de l'enfant (preuves à fournir).

Elle est étendue au parent français pour la régularisation de l'autre parent ;
– les membres de la famille du bénéficiaire d'une protection internationale ou apatride se voient désormais octroyer de plein droit une carte de résident ou carte pluriannuelle.

Un nouveau débat sur l'immigration a été ouvert le 7 octobre 2019 par le Premier ministre à l'Assemblée nationale : « *nous n'avons pas atteint nos objectifs, [il est] nécessaire de réviser nos logiciels* », déclare-t-il. Édouard Philippe a développé « *six orientations* » dont une réflexion sur les prestations sociales, et entend « *faire plus et mieux en matière d'intégration* ».

• **Arrêté du 1er juillet 2020 du Conseil d'État :** concerne les conséquences de l'acquisition de la nationalité française par une personne ayant la qualité de réfugié et ses effets sur la situation de son conjoint qui devient bénéficiaire du même statut, en vertu du principe d'unité de la famille.

• **Arrêté du 5 mai 2020** publié au *JO* du 12 mai : modifie la durée initiale de validité de l'attestation de demande d'asile :
– elle est portée à 10 mois au lieu d'un mois lorsque l'OFPRA statue en procédure normale ;
– à 6 mois lorsque l'OFPRA statue en procédure accélérée.
Ensuite, dans les deux cas, elle est renouvelée par période de 6 mois.

Pour rappel : l'attestation de demande d'asile est délivrée au demandeur du droit d'asile par la préfecture et l'OFII (guichet unique). Elle permet de rester sur le territoire et d'ouvrir des droits en attendant l'entretien à l'OFPRA et sa décision.

+ Info

L'OFPRA (Office français de protection des réfugiés et apatrides) est l'administration qui examine les demandes d'asile. Elle peut donner le statut de réfugié ou le bénéfice de la protection subsidiaire qui est l'autre forme de protection. Elle est attribuée à l'étranger qui ne remplit pas les conditions d'obtention du statut de réfugié et qui prouve qu'il est exposé dans son pays à l'un des risques suivants :

• peine de mort ou exécution ;
• torture, peines ou traitements inhumains ou dégradants ;
• menace grave et individuelle contre sa vie ou sa personne en raison d'une violence qui peut s'étendre à des personnes sans considération de leur situation personnelle et résultant d'une situation de conflit armé interne ou international.

L'OFII (Office français de l'immigration et de l'intégration) s'occupe de l'accueil des demandeurs d'asile (trouver un hébergement, délivrer l'ADA : allocation pour demandeur d'asile...). Il aide les immigrés qui ont obtenu un titre de séjour à s'intégrer en France ou ceux qui le souhaitent à retourner dans leur pays d'origine.

À compter du 1er janvier 2019, la loi prévoit la répartition directive des demandeurs d'asile selon le schéma national d'accueil qui est décliné en schéma régional d'accueil : c'est-à-dire que, lorsque la part des demandeurs d'asile dans une région excède les capacités d'accueil, le demandeur d'asile peut être orienté vers une autre région. C'est l'OFII qui détermine la région de résidence.

• **1er mai 2021 :** Les étrangers peuvent désormais effectuer une demande de titre de séjour en ligne.
Titres de séjours concernés :
- titres de séjour avec la mention étudiant ou étudiant-programme de mobilité ;
- certificats de résidence algériens avec la mention étudiant ;
- titres de séjour pluriannuels avec la mention passeport talent, passeport talent-carte bleue européenne, passeport talent-chercheur ou passeport talent-chercheur programme mobilité ;
- titres de séjour pluriannuels avec la mention passeport talent (famille) ;
- titres de séjour pluriannuels avec la mention passeport talent pour les étrangers qui exercent la profession d'artiste-interprète ;
- demandes de duplicatas de titre de séjour et de changement d'adresse ;
- titres de séjour temporaires avec la mention visiteur ;
- certificats de résidence algériens avec la mention visiteur.

• **28 septembre 2021 :** la France décide de diviser par deux le nombre de visas accordés aux ressortissants de l'Algérie, du Maroc et de la Tunisie.

En 2021

Comment régulariser un sans-papiers en France ?
La loi exige des parents avoir 5 ans de présence en France et un enfant scolarisé depuis au moins 3 ans.

Comment obtenir la nationalité française ?
Il est nécessaire de faire une demande en déposant un dossier en préfecture. Les conditions à remplir sont :
- être majeur ;
- résider en France au moins pendant cinq ans ;
- avoir un niveau raisonnable en langue française ;
- adhérer aux valeurs de la République ;
- ne pas avoir été condamné pour crime ou délit, ou à une peine supérieure à 6 mois de prison.

Comment justifier de 5 ans en France ?
Dès son arrivée en France, la personne doit conserver toutes preuves :
- preuves du Consulat : passeport, visa... ;
- preuves venant de l'administration française : document préfecture, service social, sanitaire, établissement scolaire, juridiction, aide médicale d'État, factures de consultations hospitalières... ;
- preuves venant d'institutions privées : bulletins de salaires, relevés bancaires, ordonnances de médecins, justificatifs de transport (navigo, billets de train...), carte de cours d'alphabétisation, d'association culturelle, sportive, resto du cœur...

Contexte sociologique

Dans les années 1980, le Front national fait de la lutte contre l'immigration son fer de lance, la question s'est déplacée sur le plan social : problème des banlieues. En temps de crise économique, la question du coût de l'immigration revient systématiquement.

En 1986, Pasqua, alors ministre de l'Intérieur, expulse par charter 101 Maliens en situation irrégulière. Les médias s'en font l'écho !

En 2010, 40 camps de Roms sont démantelés en 15 jours, l'objectif étant d'en supprimer 300.

L'article 14 de la Déclaration universelle des droits de l'homme précise que « *devant la persécution, toute personne a le droit de chercher asile et de bénéficier de l'asile d'autres pays* ».

Comment définit-on un demandeur d'asile ?
C'est un étranger qui vise à obtenir le statut de réfugié ou la protection subsidiaire.

Comment définit-on un réfugié ?
C'est un étranger qui a obtenu une réponse favorable à sa demande d'asile. Demandeur d'asile et réfugié ne sont ni des sans-papiers ni des migrants économiques.

Qu'est-ce que la protection subsidiaire ?
C'est une protection accordée aux personnes dont la situation ne correspond pas au statut de réfugié, mais qui ont besoin d'être protégées car elles sont exposées dans leur pays à la peine de mort, à la torture et/ou à une menace grave directe.

Qu'est-ce que la protection internationale (Convention de Genève 1951) ?
La protection internationale est la responsabilité qui incombe aux États de protéger leurs citoyens. Mais lorsque les États ne peuvent protéger leurs ressortissants ou lorsqu'ils sont eux-mêmes les persécuteurs, c'est à la communauté internationale que revient la responsabilité de leur apporter une protection.

Face au flux d'arrivée des migrants en Europe en septembre 2015, le président de la République F. Hollande s'est engagé à assurer l'accueil de 30 000 demandeurs d'asile et de réfugiés, dont 24 000 sur les deux années suivantes.

Des appels à projets sont lancés pour :
- la création de 5 000 places en CADA ;
- la création de 4 000 places de type « accueil temporaire service de l'asile » (AT-SA) et 500 places en centres provisoires d'hébergement destinés aux bénéficiaires d'une protection internationale.

+ Info

La Commission européenne propose un nouveau « pacte sur l'immigration et l'asile », qui mettrait fin au règlement dit de « Dublin » qui confie le traitement du dossier d'un demandeur d'asile à son premier pays d'entrée dans l'Union.
La France souhaite une harmonisation du système d'asile dans l'UE. Son objectif : « une seule demande d'asile pour toute l'Europe », car des personnes déboutées dans un premier pays viennent tenter leur chance dans l'Hexagone.

3/ Acteurs et partenaires

Acteurs

L'immigration traverse divers champs d'intervention qui mobilisent des acteurs à plusieurs niveaux.

Au niveau national

L'État promulgue les lois qui sont mises en application par divers ministères : ministère de l'Intérieur, de la Justice, des Solidarités et de la Santé, du Travail et de l'Éducation nationale, au travers de leurs missions respectives.

Le ministère de l'Intérieur est représenté au niveau du département par la préfecture qui est l'acteur incontournable ; en effet, c'est le préfet, avec le service des étrangers, qui est habilité à délivrer les titres de séjour, à statuer sur le droit d'asile et à instruire les demandes de naturalisation.

L'OFII a remplacé l'ANAEM, Agence nationale de l'accueil des étrangers et des migrations, anciennement OMI. Sous tutelle du ministère de l'Intérieur, il est le seul opérateur de l'État en charge de l'immigration légale. Ses missions sont la gestion des procédures de l'immigration professionnelle, le regroupement familial, le parcours d'intégration avec la signature du contrat d'accueil et d'intégration (CAI)[1] ; il propose l'aide au retour. Il est responsable du premier accueil des demandeurs d'asile, et gère le dispositif d'accueil et d'hébergement (CADA) et les centres provisoires d'hébergement (CPH).

La police est également sous la responsabilité du ministère de l'Intérieur : elle intervient au niveau des contrôles et est chargée de la reconduite à la frontière.

1. Le CAI est établi par l'OFII, signé par le préfet au nom de l'État et par l'étranger. Ce dernier s'engage à suivre des cours pour l'apprentissage du français, à suivre une formation civique et sur la vie en France. L'étranger inscrit au Pôle emploi bénéficie d'un bilan de compétences.

L'Office français de protection des réfugiés et apatrides (OFPRA) est sous tutelle du ministère chargé de l'Immigration et de l'Intégration. Depuis 2003, l'OFPRA est le guichet unique des demandeurs d'asile ou de reconnaissance de la qualité d'apatride (le terme d'« apatride » s'applique à toute personne qu'aucun État ne considère comme son ressortissant par application de sa législation). Le demandeur d'asile débouté par l'OFPRA peut déposer un recours devant la Cour nationale du droit d'asile (CNDA), juridiction administrative. En dernier lieu, il peut y avoir un pourvoi en cassation devant le Conseil d'État.

Le ministère chargé de la Santé est porteur, au travers de la CPAM, de l'attribution de l'AME ou de la CMU.

Le Pôle emploi attribue l'ATA aux demandeurs d'asile pendant la période d'instruction de leur demande d'asile.

Mise en place de classes d'accueil par le centre académique pour la scolarisation des nouveaux arrivants et des enfants du voyage (CASNAV), qui est une structure de l'Éducation nationale française vouée à l'accueil, l'orientation et la scolarisation des mineurs venant de l'étranger.

Au niveau du département

Le conseil départemental intervient dans le cadre de ses missions de protection de l'enfance (parents avec enfants, même en situation irrégulière), aide sociale à l'enfance (accueil des mineurs étrangers isolés).

Tribunal de grande instance : procureur de la République et juge pour enfants.

CPAM : guichet unique pour déposer une demande d'AME.

Partenaires

La Halde, créée en 2004 et dissoute en 2011, est remplacée par le défenseur des droits chargé de lutter contre les discriminations et de promouvoir l'égalité.

Le secteur associatif est très représenté.

• GISTI (groupe d'information et de soutien aux immigrés) : association spécialisée dans le droit des étrangers créée en 1974 (par quatre énarques anonymes) et dispensant des conseils juridiques, donnant des formations, proposant des publications.

• Cimade : association créée en 1939 pour les réfugiés et demandeurs d'asile (aide juridique aux étrangers en situation irrégulière).

• RESF (réseau éducation sans frontières) : soutien aux enfants et jeunes majeurs étrangers en situation irrégulière dans la scolarisation.

• CADA (centre d'accueil des demandeurs d'asile) : structure associative (financée par l'État au titre de l'aide sociale). Ses missions : héberger et accompagner socialement et administrativement les demandeurs d'asile.

L'ASS en milieu hospitalier et l'accompagnement des patients étrangers

Le code de la santé publique prévoit que, dans le cadre de la loi relative à la lutte contre les exclusions, chaque patient doit avoir un égal accès aux soins et une continuité des soins à sa sortie. Ainsi, chaque patient doit disposer de conditions d'existence nécessaire à la poursuite de son traitement.

La PASS doit répondre à une prise en charge médico-sociale. Le service d'urgence de l'hôpital est souvent un passage obligé qui peut repérer les personnes vulnérables et les signaler à l'assistant de service social de la PASS.
L'assistant de service social a une mission d'écoute, d'information, d'évaluation globale pour la prise en charge des difficultés du patient. Il élabore un projet en concertation avec l'équipe médicale, avec l'accord du patient, de sa famille. Il vérifiera l'ouverture des droits ou instruira une demande d'AME en urgence.

L'assistant de service social prévoit la prise en charge sanitaire et sociale adaptée à l'état du patient et à sa problématique afin que la continuité du traitement puisse se poursuivre dans les meilleures conditions. Il fera le lien avec les acteurs externes, institutionnels et associatifs d'accueil et d'accompagnement social (service social départemental, CCAS, service de psychiatrie : équipe mobile, CHRS, CADA...), qui permettront d'obtenir les soins et un hébergement.

Dans le cas d'un homme étranger isolé conduit à l'hôpital par les pompiers à la suite d'une chute sur la voie publique en état d'ébriété, l'équipe médicale repère que ce patient est dans une situation précaire. L'assistant de service social sollicité envisagera une demande d'AME pour permettre à la personne de bénéficier de soins et organisera sa sortie. Pour les soins à la sortie, il peut y avoir une orientation vers un dispensaire municipal, ou un médecin libéral. Pour un patient ne bénéficiant pas d'hébergement, l'errance ne permet pas de se soigner. Une sollicitation du 115 pour une admission en CHRS peut être envisagée. Le CHRS sera en capacité de poursuivre l'accompagnement vers l'insertion par le soin, la création de lien social.

Un signalement de personne vulnérable peut être effectué au service social du secteur ou auprès du CCAS, si le patient présente des fragilités qui peuvent le mettre en danger et dont il n'est pas en capacité de se protéger seul.

Sur le plan collectif, un travail de sensibilisation au repérage des personnes en difficulté peut être fait auprès du personnel administratif ou soignant, afin qu'une vigilance soit accrue, car le patient ne s'exprimera pas toujours sur sa problématique.

+ Info

Il semble que l'immigration soit un facteur de croissance. On estime qu'en 2030, sans nouvelle immigration, la population européenne en âge de travailler aura diminué de 12 %. Pour Cécilia Malmström, commissaire européenne, « *il ne s'agit pas d'ouvrir les portes en grand, mais de s'interroger sur la façon de faciliter une nouvelle immigration légale* ».

En 2011, 11,5 millions de personnes immigrées résidaient en France, soit 19 % de la population française. La France a toujours été une terre d'accueil, mais le Printemps arabe a bousculé l'Union européenne et remet en question les accords de Schengen, du fait de l'arrivée massive de Tunisiens et de Libyens sur les côtes italiennes.

On peut dire que l'immigration alimente les débats. Une question est récurrente depuis plus de 20 ans : le droit de vote pour les résidents étrangers.

Pour aller plus loin

Bibliographie

• *Dans la peau d'un sans-papier*, Ababacar Diop, éditions du Seuil, 1997.
• *Immigration. Un régime pénal*, Danièle Lochak, Paris, Gisti, 2012.
• *Les Droits de l'homme*, Danièle Lochak, Paris, La Découverte, coll. « Essais », 2009.
• *Immigrés sous contrôle*, Danièle Lochak, Paris, Le Cavalier bleu, 2008.
• *Histoire de l'immigration*, Marie-Claude Blanc-Chaleard, Paris, éd. du Seuil, coll. « Repères », 2001.
• *Immigrants. Un bien nécessaire*, Philippe Legrain, Genève, Markus Haller, 2009.

QCM n° 8 : Le droit des étrangers. L'immigration. Le droit d'asile

Sujet

1. Le visa est une autorisation d'être sur le territoire pour une durée qui n'excède pas :
a) un mois.
b) trois mois.
c) six mois.

2. Les accords à l'origine de la création de l'espace Schengen ont été signés en :
a) 1990.
b) 1995.
c) 2000.

3. La carte de résident est valable :
a) un an.
b) cinq ans.
c) dix ans.

4. Tout étranger, même sans titre de séjour, peut être soigné dans le cadre de :
a) l'AMI.
b) l'AMO.
c) l'AME.

5. Que désigne l'ATA versée par Pôle emploi ?
a) L'allocation transitoire de travail
b) L'aide temporaire d'attente
c) L'aide trimestrielle d'activité

6. Qui peut bénéficier de l'ATA ?
a) Le demandeur d'asile
b) Le réfugié politique
c) Toute personne étrangère

7. Quelle est la date de création de la Convention relative aux droits de l'enfant ?
a) 1975
b) 1982
c) 1989

8. À partir de quelle période situe-t-on l'arrivée des premiers immigrés venus du Maghreb ?
a) 1950
b) 1960
c) 1970

9. Qu'est-ce que le HCI ?
a) Le Haut Conseil à l'intégration
b) Le Haut Comité interministériel
c) La Haute Cour à l'immigration

10. Quelle est la date de la création du HCI ?
a) 1985
b) 1990
c) 1998

11. En quelle année la loi de maîtrise de l'immigration, dite loi Sarkozy, a-t-elle été promulguée ?
a) 1998
b) 2000
c) 2003

12. En quelle année l'immigration choisie a-t-elle été mise en œuvre ?
a) 2000
b) 2006
c) 2010

13. Que désigne la notion d'immigration choisie ?
a) La possibilité de choisir certaines nationalités privilégiées
b) La possibilité de sélectionner la main-d'œuvre selon les besoins de l'économie française
c) La possibilité de sélectionner les personnes à partir de critères d'âge

14. Que signifie le sigle OFII ?
a) Office français de l'immigration et de l'intégration
b) Œuvre française intérieure et intégrée
c) Organisation fédérale de l'immigration interne

15. À quelle date l'OFII – qui a succédé à l'ANAEM – a-t-il été créé ?
a) En 2005
b) En 2006
c) En 2009

16. De quand date la dernière loi relative à l'immigration, à l'intégration et à la nationalité ?
a) 16 avril 2010
b) 15 janvier 2011
c) 16 juin 2011

17. Que signifie le sigle CAI ?
a) Centre d'accueil et d'intégration
b) Centre d'adolescent immigré
c) Contrat d'accueil et d'intégration

18. Que signifie le sigle OFPRA ?
a) Organisation française des personnes réfugiées adultes
b) Office français de protection des réfugiés et apatrides
c) Œuvre française pour les réfugiés et demandeurs d'asiles

19. Que signifie le sigle CNDA ?
a) Centre national des demandeurs d'asile
b) Comité national du droit d'asile
c) Cour nationale du droit d'asile

20. Que signifie le sigle GISTI ?
a) Groupe d'information et de soutien aux immigrés
b) Groupement international de service technique intérieur
c) Groupement intérieur de service aux immigrés

21. À quelle date, la loi sur la réforme du droit d'asile est-elle promulguée ?
a) 25 juin 2014
b) 29 juillet 2015
c) 15 septembre 2015

22. Qu'est-ce que l'ADA, créée par la loi ci-dessus ?
a) L'aide au demandeur d'asile
b) L'assistance au droit d'asile
c) L'allocation pour demandeur d'asile

23. Que veut dire CAO ?
a) Comité d'accès et d'orientation
b) Centre d'accueil et d'orientation
c) Centre d'accompagnement et d'observation

24. De quelle durée est le passeport « talent » ?

a) 4 ans

b) 5 ans

c) 10 ans

25. Que signifie GUDA ?

a) Garde universelle demandeur d'asile

b) Guichet unique pour demandeur d'asile

c) Guichet universel pour droit d'asile

Corrigé

1. Réponse b) ; trois mois.
2. Réponse a) ; 1990.
3. Réponse c) ; dix ans.
4. Réponse c) ; l'AME.
5. Réponse b) ; ATA : aide temporaire d'attente.
6. Réponse a) ; le demandeur d'asile.
7. Réponse c) ; 1989.
8. Réponse b) ; 1960.
9. Réponse a) ; HCI : Haut Conseil à l'intégration.
10. Réponse b) ; 1990.
11. Réponse c) ; 2003.
12. Réponse b) ; 2006.
13. Réponse b) ; la possibilité de sélectionner la main-d'œuvre selon les besoins de l'économie française.
14. Réponse a) ; OFII : Office français de l'immigration et de l'intégration.
15. Réponse c) ; en 2009.
16. Réponse c) ; 16 juin 2011.
17. Réponse c) ; CAI : contrat d'accueil et d'intégration.
18. Réponse b) ; OFPRA : Office français de protection des réfugiés et apatrides.
19. Réponse c) ; CNDA : Cour nationale du droit d'asile.
20. Réponse a) ; GISTI : groupe d'information et de soutien aux immigrés.
21. Réponse b) ; 29 juillet 2015.
22. Réponse c) ; ADA : l'allocation pour demandeur d'asile.
23. Réponse b) ; CAO : centre d'accueil et d'orientation.
24. Réponse a) ; le passeport « talent » dure 4 ans.
25. Réponse b) ; GUDA : guichet unique pour demandeur d'asile.

34/38, rue Camille-Pelletan - 92309 Levallois-Perret cedex
Imprimerie Maury - 12100 Millau
Imprimé en France - 1er trimestre 2022 - N° d'imp. : A22/70691P

Service éditorial : Thomas Beddok, Charlotte Debroise,
Benjamin Dias Pereira, Deborah Lopez, Myriam Pasek
Conception graphique : Catherine Aubin

Dépôt légal à parution
ISBN 978-2-7590-4837-3